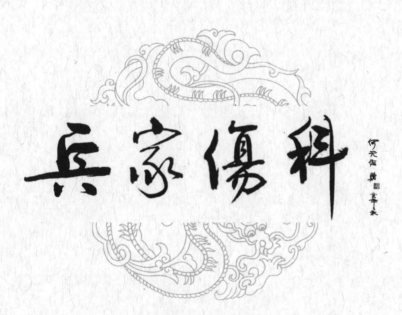

兵家伤科

何天佐 题 辛卯年

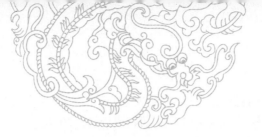

国家古籍整理出版专项经费资助项目

古代中医伤科图书集成

兵家伤科

主　　编　丁继华

副主编　余瀛鳌　施　杞

特约编委（以姓氏笔画为序）

王和鸣　王咪咪　石仰山　石关桐　邬扬清

刘柏龄　苏玉新　李同生　何天佐　秦克枫

郭维淮　萧劲夫　董福慧

编　　委（以姓氏笔画为序）

丁怀宇　王　宏　王　勇　王宏川　朱淑芬

刘　茜　刘白羽　刘福英　苏　静　苏继承

杜　宁　李　智　李飞跃　李金学　李家红

连智华　吴子明　邱德华　张世明　陈　晶

范少云　范婵娟　赵宏普　奚小冰　郭艳幸

程爱华　蔡静怡

中国中医药出版社

·北京·

图书在版编目（CIP）数据

兵家伤科 / 丁继华主编 . —北京：中国中医药出版社，2021.1
（古代中医伤科图书集成）
ISBN 978 – 7 – 5132 – 3969 – 1

Ⅰ . ①兵⋯　 Ⅱ . ①丁⋯　 Ⅲ . ①中医伤科学—古籍—汇编　 Ⅳ . ① R274

中国版本图书馆 CIP 数据核字（2017）第 006650 号

中国中医药出版社出版

北京经济技术开发区科创十三街 31 号院二区 8 号楼
邮政编码　100176
传真　010-64405721
山东临沂新华印刷物流集团有限责任公司印刷
各地新华书店经销

开本 787×1092　1/16　印张 14　彩插 1.25　字数 311 千字
2021 年 1 月第 1 版　2021 年 1 月第 1 次印刷
书号　ISBN 978 – 7 – 5132 – 3969 – 1

定价　88.00 元
网址　www.cptcm.com

社 长 热 线　010-64405720
购 书 热 线　010-89535836
维 权 打 假　010-64405753

微信服务号　zgzyycbs
微商城网址　https://kdt.im/LIdUGr
官 方 微 博　http://e.weibo.com/cptcm
天猫旗舰店网址　https://zgzyycbs.tmall.com

如有印装质量问题请与本社出版部联系（010-64405510）

《古代中医伤科图书集成》
编委会

丁继华（1932—2016），浙江奉化人氏。1954年毕业于哈尔滨医科大学，曾任中国中医研究院骨伤科研究所所长、研究员、主任医师，硕士研究生导师，中国中医骨伤科学会顾问。丁氏擅长创伤外科和中医内伤的临床医疗工作，多年潜心研究伤科理论和伤科文献，先后编撰了十余部伤科专著，并发表了数十篇学术论文。1986年，丁继华被英国剑桥传记中心录入《国际知识分子名人录》，1992年获国务院政府特殊津贴。

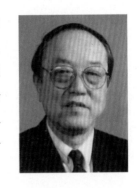

余瀛鳌，1933年生，江苏阜宁人氏。1955年毕业于上海第二医学院，曾任中国中医研究院医史文献研究所所长、研究员、主任医师，博士研究生导师，现为国务院古籍整理规划小组成员。余氏擅长中医临床工作，潜心研究中医临床文献，系我国中医医史文献学科带头人之一。余氏编撰出版了众多著作，发表学术论文170余篇。被英国剑桥国际传记中心收录入《国际知识分子名人录》，1992年获国务院政府特殊津贴。

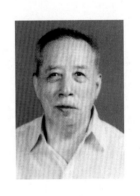

施杞，1937年生，江苏东台人氏。1963年毕业于上海中医学院，曾任上海市卫生局副局长、上海中医药大学校长，主任医师、教授，博士研究生导师，兼任中华全国中医药学会副主任委员、中医骨伤科专业委员会理事长。施氏擅长伤科临床医疗工作，主持参加了许多伤科的临床和实验研究，主编出版伤科专著60余部，发表学术论文数百篇。1993年获国务院政府特殊津贴。

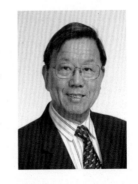

余 序

　　在人类繁衍迄今的漫长岁月中，骨伤科疾病素以常见、多发著称于世。从文献记述而言，早在《周礼·天官》中已有医学分科的载述。当时所分"食、疾、疡、兽"四科，其中的"疡科"包括了外科和骨伤科。特别是"折疡"和"金疡"，几乎可以涵盖骨伤科的所有病证，亦可视作骨伤科疾病早期分科的渊薮。

　　现存最早的骨伤科专著，则系唐·蔺道人的《仙授理伤续断秘方》（简称《理伤续断方》）。须予指出的是，《理伤续断方》虽为较早期的骨伤科专著，但其学术奠基的"深广"与"高水平"为历代医家所重视。该书载述了骨折、脱臼、跌仆损伤、出血等病症，实施牵引、手术复位、扩创、填塞、止血、缝合诸治法，并有若干经验效方；难能可贵的是，书中载述了较为成熟、切于临床实用的整骨手法及其施术步骤。从诊疗学发展的角度而言，当时我国骨伤科在世界各国处于领先地位，是毋庸置疑的。嗣后，历代不断有骨伤科著作问世，尤以明、清更为丰富多彩。举其要者，如明·薛己《正体类要》，该书重视整体施治，强调手法须与脉理和人体虚实互参以决定治法。清·钱秀昌《伤科补要》，则详审经穴，明辨骨度之长短与断裂情况，以测其预后。邵勤俊之《跌打新书》，在手法上详于擒拿、运手、点穴。另如清·吴谦《医宗金鉴·正骨心法要旨》、赵竹泉《伤科大成》、胡廷光《伤科汇纂》、江考卿《江氏伤科学》等书亦各具特色，并有较大的学术影响。

　　释、道中的骨伤科名著，如明·异远真人之《跌损妙方》，该书根据人体损伤部位，分之为七门，药用平稳，立法精审。而少林寺伤科，清代有多种编著传世。其中如《少林寺跌打损伤奇验全方》《少林真传伤科秘方》等书，列述骨折、金疮、夹打、跌损、坠压、闪挫等多种病证，其中《少林寺跌打奇验全方》载方多达 500 余首，或"以方列病"，或"以证论方"，使读者易于学用，而该书选方之多，在清以前于骨伤科专著之类亦享有盛誉。军事家如元、明之际刘基（伯温）等，曾撰著《金疮秘传禁方》等书；拳术家如清·王瑞伯，撰著《秘授伤科集验良方》等书，再如《中国医学大成》所收编之《伤科要方》（作者佚名）等书，在内容方面均各有侧重。前者详于内伤脏腑之方药治疗；后者着重指出人体 108 穴中有 36 个大穴最易伤损，如打中某穴，可见何项外证，用何方加减施治，服药后见何证可治、何证不可治等，均予备载，可谓辨证详明，切于实用。又如《沈元善先生伤科》，沈氏在清乾隆年间曾任镖师，书中介绍接骨上髎、取箭破弹、气血流行之生理病理，辨析腧穴明堂和受伤轻重，均能突出重点，并附经验效方……

　　在我国自春秋战国至明清，骨伤科专著不足 200 种（包括一些散在于民间、有较高学术和临床价值的古抄本），但综合医著及其他临床医学古籍文献中，抑或有伤科章节及散在性的伤科论述。

　　丁继华教授寝馈于中医骨伤科领域不下数十年，在学术临床方面多有建树，论著丰富。在担任中国中医研究院骨伤科研究所所长期间，广泛收集有关古代伤科的专著、章节、其他名医名著中有关骨伤科病证的载述，与国内众多的伤科专家一起，首次将伤科分成经典、儒家、道家、佛家、兵家、民族、汇通、流派、导引、杂家十类伤科，予以分别列述、阐析，明示各个学派的学术临床特点及其同中之异，突出其诊疗（治法包括手法及方药等）诸法。难能可贵的是，丁继华教授又组织全国骨伤科专家合作，将此十类伤科分别编成十册本的丛书，在"十三五"规划的感召下，由中国中医药出版社组织出版。

　　敝见认为：本套丛书具有以下学术特色：①这是一套划时代的骨伤科宏编，编著体现了继承与弘扬相结合的高水平的学术风貌。共参阅了 300

余种医籍、文献，由我国现代的伤科权威专家书写各书按语（含书法），突出了学术中继承与弘扬的编撰风格；②本套丛书始终以"学术与临床并重"作为编写的主旋律。现今存传于世的骨伤科专著颇多，但大多详于临证施治，而在学术方面论析不足。本丛书重视学理的论析，具有丰富的骨伤科病证学术内涵和丰富多彩的治法、方药。在"传其学验，阐其蕴旨"方面下了一番功夫，如此丰盈的集成之作，堪称骨伤科前所未有的宏编；③本套丛书在治法上"去粗存精，去伪存真"，作者重视反映不同学术流派的治法和方药，均足以体现其"方、术并重"的施治特色；④作者阐论诸章节，又能适当注意融贯中西医学，在某种程度上反映了当前骨伤科在治法上的改良与创新，使中西医结合治疗的综合疗效能明显提高，并将使中医骨伤科在"步出国门，面向世界"方面加快步伐，促进中医药学为世界各国人民的医疗保健做出新的贡献。我在访问日本国时，オリエント出版社社长野濑真先生对我国医学界在挖掘和整理古代文献资料方面所做的工作亦予高度赞赏。

编撰、刊行《古代中医伤科图书集成》这套伤科传世之作，是中医学术临床界的盛举。我在欣忭之余，不顾识谫学陋，引笔以为序言。

余瀛鳌

二〇一五年十二月

前　言

1983 年，卫生部责成中国中医研究院骨伤科研究所召开伤科发展座谈会，由卫生部下文给全国各省市卫生部门，分别推荐 1～3 位伤科专家来京，时任卫生部中医司田景福司长主持会议，卫生部钱信忠老部长亲临会场指导。会议达成三项共识：①尽快成立伤科学会；②尽快组办伤科杂志；③尽快开始发掘伤科古籍。

历经近三十年伤科古籍的收集，1999 年，经众多伤科专家努力，达成伤科十大分类的共识：①经典伤科：历代伤科医家公认并常引用的伤科医籍；②儒家伤科：儒医撰写的伤科论述及医籍；③道家伤科：崇尚道学的医家撰写的伤科论述及医籍；④佛家伤科：崇尚佛学的医家撰写的伤科论述及医籍；⑤兵家伤科：历代带兵的医家及军医撰写的伤科论述及医籍；⑥汇通伤科：西方医学与中医伤科相结合的伤科论述及医籍；⑦民族伤科：少数民族医家撰写的伤科论述及医籍；⑧流派伤科：流派创始人及后继掌门人撰写的伤科医籍；⑨导引伤科：从事导引的医家撰写的伤科论述及医籍；⑩杂家伤科：上述九类之外的医家撰写的伤科论述及医籍。

在国家中医药管理局第十三个五年规划感召下，中国中医药出版社按伤科十大分类编制了十册本的《古代中医伤科图书集成》丛书，它们既是医书，亦是史书。本套丛书收载了自春秋至明清的有关伤科论述、章节和专著，同时书中还载有 19—20 世纪对伤科发展有贡献、有作为的专家们的学术思想和观点、治伤经验、崇高医德和珍贵墨迹。

本套丛书共计十册，分别由名家题写书名。原卫生部部长钱信忠先生题写《经典伤科》书名、著名儒医施杞教授题写《儒家伤科》书名、道学专家李同生教授题写《道家伤科》书名、著名医家余瀛鳌教授题写《佛家伤科》书名、原八一骨科医院院长何天佐先生题写《兵家伤科》书名、我国当前汇通派掌门人唐由之教授题写《汇通伤科》书名、原伤科学会副会长李国衡先生题写《民族伤科》书名、当前补肾学派掌门人刘柏龄教授题写《流派伤科》书名、体育运动系专家何天祺教授题写《导引伤科》书名；伤科权威专家郭维淮教授题写《杂家伤科》书名。众多大家名医助阵本套丛书的出版工作，以飨读者。

丛书中不同的专辑可能出现书目的重名，如《仙授理伤续断秘方》是经典专辑，故于《经典伤科》中全文录载，但有学者因其著者名为"蔺道人"而误将其列入道家伤科。其实隋唐时期称"道人"者系指有道之人、有学问之人，而非一定是道家的道士。另如，《秘方》系头陀所传，为正视听，《秘方》在《佛家伤科》一辑中仅挂名而略文；又如《跌损妙方》系道家异远真人所撰，但又系经典著作，故其文归入《道家伤科》一辑，名挂《经典伤科》一辑等。

本套丛书内容翔实，图文并茂，对从事伤科专业的同道及骨伤科爱好者来说，不失为一套实用的工具书及参考书。

丁继华　识

丙申年三月十六日

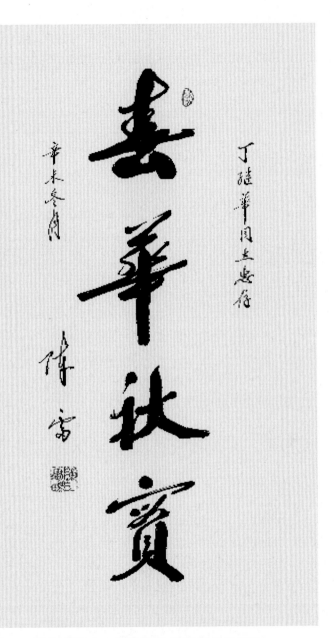

原抗联战士、黑龙江省长陈雷先生题词

"春华秋实"

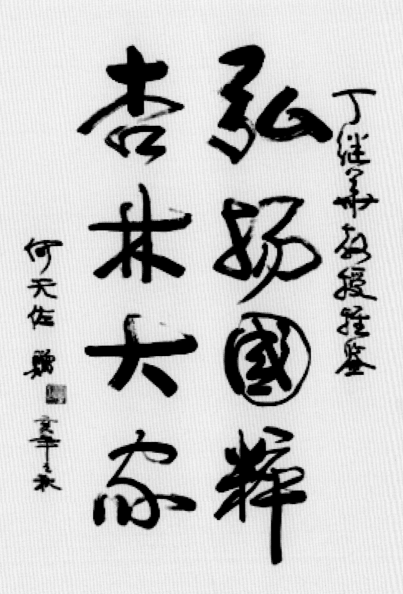

何天佐先生题词

（何天佐，我军著名中医骨伤专家）
"弘扬国粹，杏林大家"

丁继华按

丁继华（1932—2016），浙江奉化人氏。1954 年毕业于哈尔滨医科大学，曾任中国中医研究院骨伤科研究所所长、研究员、主任医师，硕士研究生导师，中国中医骨伤科学会顾问。丁氏擅长创伤外科和中医内伤的临床医疗工作，多年潜心研究伤科理论和伤科文献，先后编撰了十余部伤科专著，并发表了数十篇学术论文。1986 年丁继华被英国剑桥传记中心录入《国际知识分子名人录》，1992 年获国务院政府特殊津贴。

在人类历史中，最古老的伤病当属人类与自然界作斗争时所遭受的损害，如风雨、水火、雷电、虎豹、蛇虫等因素的伤害。待到奴隶社会时，人与人之间就产生了掠夺和战争，不可避免地要发生战伤，同时相应地要出现治创的伤科，于是，部落之争、改朝换代的战争等等就促进了伤科的发展。自春秋战国至明清的数千年中，战争从未间断，照理传统的伤科应该得到较快的发展，但为何在浩如烟海的古籍中，伤科专著却寥若晨星？如目前出土的我国最早的方书《五十二病方》，它虽非伤科专著，但其中治伤之方就有十八方，占全书 1/3 强。其中的"诸伤"就是指人体受金刃、竹木、跌打等的破伤。嗣后，直至唐代，方出现我国第一部伤科专著，即蔺道人撰写的《仙授理伤续断秘方》，但也未被《唐史》和《四库全书》所确认。以后历经宋、金、元数代，均未再现伤科专书，这可能与伤科医家均非儒医，治伤之术属江湖郎中的雕虫小技，不能登大雅之堂有关吧。

但是，社会在发展，从奴隶社会进入漫长的封建社会时期，兵器逐渐改进，伤情也有所变化，如除了刀矛以外，增加了箭镞，甚至箭头上还涂抹毒药。从隋、唐、宋、元时期的一些医书中，仍然可以看到一些治疗金刃箭镞入肉的方法和药物。孙思邈在《备急千金要方》中就单列了金疮一节；唐·王焘的《外台秘要》是一本在当时既总结当代，又归纳前人经验的著名医书，书中就收集了不少诸如"金疮禁忌序""金疮续筋骨""金疮止血、金疮生肌、金疮止痛等方"。宋代的两本代表著作《太平圣惠方》和《圣济总录》中均有专门论述金疮的章节。特别是在元朝时，成吉思汗征跨欧亚两洲，刀枪弓箭用得更多，故元朝当局还专门设置了"正骨兼金镞科"，当时著名的医家危亦林在其《世医得效方》中就撰写了一卷有关"正骨兼金镞科"的论述和治疗方法。明代的《普济方》一书中专列有"金疮门"；清代的《医宗金鉴》中关于"金疮"的许多论述放置于《外科心法要诀》中。古代在治疗战伤时，多以"损伤之证，专从血论"作为治伤的基本理论。除了战伤引起的亡血需以补法为主外，其他诸伤均以攻下为主。攻下派大医家张子和的下法在治战伤时有其独到之处，特别是大黄在治战伤上是不可缺之药味。它既可荡涤败血，又可破血逐瘀，消肿止痛，此为邪去元气自复。有些兵家伤科医家不论伤势如何，一味用大黄攻下，以致产生不少副作用。如刘纯的《玉机微义》中对打仆金刃损伤就有这样的介绍：损伤一症，专从血论，分瘀血停积与亡血过多之症，金刃伤皮出血或致亡血过多，二者不可同法而治。有瘀血者宜攻利之，若亡血者兼补而行之。在举治疗战伤的病例时：顷见围城中军士被伤，不问头面手足、胸背轻重，治者例以大黄等药利之。后大黄缺少，甚者遂以巴豆代之，以为不于初时泻去毒气，后则多致危殆……殊不知大黄之药，惟与有瘀血者相宜，其有亡血过多、元气胃气虚弱之人不可服也。此外，治战伤不可缺柴胡，因柴胡能升能降，不论伤在上、中、下何部，均应投用，柴胡为厥阴、少阳两经之引经药，具有升清阳、降浊阴之功效。战伤主要病机为血瘀和气滞，血瘀则阴气不舒，气滞则阳气不达，而柴胡治伤时为血中之气药，治经时为气分之血药。又能开郁散滞而通达上下，疏利气机，调和升降。故柴胡在治战伤中占有重要地位。另外，兵家伤科在治金疮刀斧伤时，专用白蜡涂伤处，并用布帛包裹之，二三日即愈。盖白蜡极凉，既能止血止痛，又能结口。古兵家伤科专家评曰："今军旅中无他药，惟专备此，诚妙品也。"

从上所述可以看出，在发明文字之前，就有天灾兵灾，治创经验无法记载。待有文字时，历代医书均记载和描述了治疗创伤的方法和理论，但绝大多数的论述均散录于浩如烟海的古医籍中，不便一一按述。按者选择了几本与战伤关系比较密切的医书加以评按。

史书和医书都有关于华佗治金疮的记载，关云长箭镞伤的"刮骨疗毒"是否华佗所为，仅是演义中的故事，未经考究，无法证实，但华佗曾治愈过军中李成、梅平等将领的战伤，被曹操迫使随军侍医的经历确有记载，《华佗神方》可能是托名之著，姑且将其列入兵家伤科之中。

从明代开始，在骨伤科史中，出现了第二批伤科专著，如异远真人的《跌损妙方》、刘基的《金疮秘传禁方》等，但前者虽为伤科专著，却非兵家伤科。而后者所编撰的专著确属于兵家伤科。刘基，字伯温，系元末进士。朱元璋反元打天下时，刘伯温曾任国师，为了使受伤官兵的战伤及时治愈，他号召天下的医师和百姓，为战争早日取得胜利，献出自己或家藏的治伤秘方。他虽非医师，但却亲自动手将所收集到的秘方编撰成册，供军队所用。故刘基所编撰的医书，实属野战外科，即属兵家伤科范畴。目前我们所收集到的三个本子，如《金疮秘传禁方》《刘伯温先生跌打损伤秘方》和《秘传刘伯温家藏接骨金疮禁方》等（传说民间可能还有其他版本），均署刘伯温之名，可以看出此书影响之大。

在清代诸伤科专著中，流传最多的要推少林伤科。如《少林寺伤科秘方》《少林真传伤科秘方》《少林寺跌打损伤奇验全方》《少林跌打内外伤秘方》《少林寺跌打急救方》《少林寺张人周秘传良方》《少林跌打损伤方》《少林寺真传刀伤药本》《少林寺存下班中跌打妇科万应良方》《少林寺伤科三卷》《少林伤科治要集要》和《少陵秘传》等十数本之多。有关少林伤科的专著，属于佛门医学范畴，我们将其列入佛家伤科一章中。事实上，少林伤科是少林武术的衍生产物。少林寺僧人最初习武的目的，旨在健身、护寺。由于隋代末年少林寺武僧曾助李世民打天下；明代东南倭寇侵扰中华，总制胡宗宪亦用少林僧兵抵御过外侵（史书《豫乘识小录》对隋、明二事均有记载）。少林寺遍布南北，少林武术普及中华，少林伤科广泛流传于兵营之中，故少林伤科也演变成兵家伤科了。

最近从日本复印回来佚失已久的《急救军门秘方》，为明代吴文炳所撰著的军阵伤科专作，将前人疗伤之精华汇集成犹如战伤备急手册，确系一本直接署名军阵（野战）伤科的专著。其对治疗金疮、箭镞、跌仆坠马、接骨、筋伤、战伤的感染和破伤风特殊感染等均有较大篇幅的记载。治伤的方名中也直截了当地以军方为名，如"伯颜丞相军中方"，专治刀箭刃器所伤；又如"军中一捻金"，专治金疮伤破出血。另外，诸如"军中第一方""出箭方""金枪出血方""梁阁老治金疮出血不止方"等均为专用的野战伤方。

由于军中战伤其特点为伤员成群，且多为急症并复合伤为多，故要求抢救手段简便，药源易得。如军营中战伤创口多用白蜡敷涂伤处，并用布帛包扎止血。古兵家伤科专家评曰："今军旅中无他药，惟专备此（即白蜡），诚妙品也！"有些专家认为，治疗军中损伤，亦当专从血论，主张攻下，多用大黄、芒硝、三棱、莪术来荡涤败血，破血逐瘀，消肿止痛。一时间攻下派占主导，曾有记载："围城中军士被伤，不论头面手足、胸背轻重，治者例以大黄等药利之。后大黄缺少，甚者遂以巴豆代之，以为不于初时泻去毒气，后则多致危殆。"也有些兵家伤科专家认为，"军中损伤应分瘀血停积与亡血过多之症，金刃箭镞所伤，有致皮下瘀血，亦有导致体外亡血，二者不可同法而治，有瘀血者宜攻利之，若亡血者兼补而行之。"故战伤皮破血往外出，内伤血向里流，亡血过多，元气胃气虚弱而一味强调攻下，则夺命矣。此外，不少古代的著名医家曾是行武出身，因此其著作中或多或少地反映出一些兵家伤科的治方和经验。如著名医学家张介宾，字景岳（1563—1640），原籍四川绵竹，明初以军功世授绍兴卫指挥，曾撰《景岳全书》。又如《疡科选粹》的作者陈文治，系明代医家，嘉兴人，幼学书，长而学剑，为塞外名将军。于医之一道，尤精妙如神。1628年著《疡科选粹》。《济阳纲目》的作者武之望，陕西临潼人，明·万历年间进士，与江南著名医家王肯堂同科，曾以司马，总督陕西三边军务，卒于官。又如《急救良方》的作者张时彻，浙江宁波人，生活在明代嘉靖年间，仕至兵部尚书，1550年撰《急救良方》。清代的医家郑芝龙，福建南安人。天启年间曾任总兵，后降清。生平爱好医学，尤喜收集骨伤科秘方，编《金疮跌打接骨药性秘方》。

　　总之，关于兵家伤科的内容，在历代的医书中均有记载，不过是散录于浩如烟海的医书中，本书不过是将原书名为"军门"或者作者曾是行武出身的医著，统一归纳进入"兵家伤科"一类罢了，具体特色还有待今后更进一步加以研究。

目 录

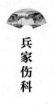

兵家伤科

《华佗神方》

汉·华佗（军医）

论脚弱状候不同

　　人病脚气与气脚有异者，即邪毒从内而注入脚者，名曰脚气。风寒暑湿邪毒之气，从外而入脚膝者，名气脚也。皆以邪夺其正，使人病形，颇相类例。其于治疗，亦有上下先后。若不察其理，无由致其瘳也。又喜怒忧思、寒热毒邪之气，流入肢节，或注于膝脚，其状类诸风、历节、偏枯、痛肿之证，但入其脚膝者，谓之气脚。若从外入足入脏者，谓之脚气。脚气者，先治外而次治内，实者利之，虚者益之。又病脚气多者，何也？谓人之心、肺二经，起于手；脾、肾、肝三经，起于足。手则清邪中之，足则浊邪中之。人身之苦者手足耳，而足最重艰苦，故风寒暑湿之气，多中于足，以此脚气病多也。然而得之也以渐，始误于不明，医家不视为脚气，而目为别疾，治疗不明，因循至大，身居厄矣。本从微起，渐成巨候，流入脏腑，伤于四肢，头项腹背未甚，终不能知觉也。时因地而作，或如伤寒，或如中暑，或腹背疼痛，或肢节不仁，或语言错乱，或精神昏昧，或时喘乏，或暴盲聋，或饮食不入，或脏腑不通，或挛急不遂，或舒缓不收，或口眼牵搐，或手足颤震，种种多状，莫有达者。故使愚俗束手受病，死无告疗，仁者见之，岂不伤哉。今始述本末，略示后学。如醉入房中，饱眠露下，当风取凉，对月贪欢，沐浴未干而熟睡，房室暂罢而冲风，久立于低湿，久仁于水湿，冒雨而行，清寒而寝，劳伤汗出，食欲悲生，犯诸所禁，因成疾矣。其于不正之气，中于上则害于头目，害于中则蛊于心腹，形于下则失于腰脚，及于傍则妨于肢节。千状万证，皆属气脚，起于脚膝，乃谓脚气也。形候脉理，亦在详明。其脉浮而弦者起于风，濡而弱者起于湿，洪而数者起于热，迟而涩者起于寒，滑而微者起于虚，牢而坚者起于实。在于上则发于上，在于下则发于下，在于中则发于中。结则因气，散者因忧，紧者因怒，细则因悲。风者汗而愈，湿者温而愈，热者解而愈，寒者熨而愈。虚则补之，实则泻之，气则流之，忧则宽之，怒则悦之，悲则和之。能通斯方，谓之良医。脚气之病，传于心肝，十死不治。入心则恍惚妄谬，吐食不入，眠不安定，左手寸口脉乍大乍小，乍有乍无者是也。入肾则腰脚俱肿，小便不通，呻吟不绝，目额皆黑色，时上冲胸腹而喘，其左尺中脉绝者是也。切宜明审矣。

华佗神方秘方

华佗麻沸散神方：专治病人腹中癥结，或成龟蛇鸟兽之类，各药不效。必须割破小腹，将前物取出。或脑内生虫，必须劈开头脑，将虫取出，则头风自去。服此能令人麻醉，忽忽不知人事，任人劈破，不知痛痒。方如下：羊踯躅三钱　茉莉花根一钱　当归一两　菖蒲三分　水煎服一碗。

华佗琼酥散神方：本剂专为痈疽疮疡施用刀圭时，服之能令人不痛。蟾酥一钱半夏六分　羊踯躅六分　胡椒一钱八分　川乌一钱八分　川椒一钱八分　荜茇二钱上为末，每服半分，陈酒调服。如欲大开，加白酒药一丸。

华佗整骨麻药神方：本剂专为开取箭头时，服之令人不痛。川乌　草乌　胡茄子羊踯躅　麻黄　姜黄　上各等分研为末，茶、酒任用，甘草水解。

华佗外敷麻药神方：本剂专为施割症时，外部调敷之用，能令人知觉麻木，任割不痛。川乌尖　草乌尖　生南星　生半夏各五钱　胡椒一两　蟾酥四钱　荜茇五钱细辛四钱　上研成细末，用烧酒调敷。

华佗解麻药神方：施剂以后，换皮后三日，诸症平复，急宜用药解之使醒。人参五钱　生甘草三钱　陈皮五分　半夏一钱　白薇一钱　菖蒲五分　茯苓五钱　上药以水煎成一碗，服之即醒。

华佗神膏：凡皮肤溃烂，欲使之去腐生新，及施割后，宜急用此膏敷之。乳香没药　血竭　儿茶　三七各二钱　冰片一钱　麝香二分　热则加黄连一钱，腐则加轻粉一钱，有水则加煅龙骨一钱，欲速收口则加珍珠一两，或加蟹黄（法取团脐螃蟹，蒸热取黄，晒干收用）二钱，为末掺用。或以前七药加豚脂半斤、蜂蜡一两，稍温用绵纸拖膏，贴痈疽破烂处。若系杖伤，则三七须倍之。

华佗接骨神方：本剂专治跌伤打伤，手足折断。惟必先细心凑合端正后，以杉木板夹持之，不可顾患者之痛楚，再以下方使之服下，最多二服当愈，不必三服也。羊踯躅三钱　炒大黄三钱　当归三钱　芍药三钱　丹皮二钱　生地五钱　土狗（捶碎）十个　土虱（捣烂）三十个　红花三钱　先将前药用酒煎成，再加自然铜末一钱，连汤服下。

华佗按摩神术

凡入肢节腑脏，郁积而不宣，易成八疾：一曰风，二曰寒，三曰暑，四曰湿，五曰饥，六曰饱，七曰劳，八曰逸。凡斯诸疾，当未成时，当导而宣之，使内体巩固，外邪无自而入。迨既感受，宜相其机官，循其腠理，用手术按摩疏散之，其奏效视汤液丸散神速，述如下。一，两手相捉纽捩如洗手法；二，两手浅相差翻覆向胸；三，两手相捉共按臂，左右同；四，以手如挽五石力弓，左右同；五，两手相重按臂徐徐捺身，左右同；六，作拳向前筑，左右同；七，作拳却顿此是开胸法，左右同；八，如拓石法，左右同；九，以手反捶背，左右同；十，两手据地缩身曲背向上三举；十一，两手抱头宛转臂上，此是抽胁；十二，大坐斜身，偏欹如排山，左右同；十三，大坐伸两脚，即以一脚向前虚掣，左右同；十四，两手拒地回顾，此虎视法，左右同；十五，立地反勾身三举；十六，两手急相叉，以脚踏手足，左右同；十七，起立以脚前后虚踏，左右同；十八，大坐伸两脚用当相手勾所伸脚着膝中以手按之，左右同。上十八法不问老幼，日则能依此三遍者，一月后百病悉除。行急奔马，补益延年，能食，眼明轻健，不复疲乏。

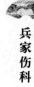

《中藏经》

汉·华元化

论 痹

痹者，风寒暑湿之气中于脏腑之为也。入腑则病浅易治，入脏则病深难治。而有风痹、寒痹、湿痹、热痹、气痹，又有筋、骨、血、肉、气之五痹也。大凡风寒暑湿之邪入于心则名血痹，入于脾则名肉痹，入于肝则名筋痹，入于肺则名气痹，入于肾则或骨痹。感病则一，其治乃异。痹者，闭也，五脏六腑感于邪气，乱于真气，闭而不仁，故曰闭也。又痹病或痛痒，或淋，或急，或缓而不能收持，或拳而不能舒张，或行立艰难，或言语謇涩，或半身不遂，或四肢拳缩，或口眼偏邪，或手足欹侧，或行步而不能言语，或不能行步，或左偏枯，或右壅滞，或上不通于下，或下不通于上，或六腑闭塞，或左右手疼痛，或得疾而即死，或感邪而未亡，或喘满而不寐，或昏冒而不醒，种种诸证出于痹也。痹者，风寒暑湿之气中于人则使之然也，其于脉候、形证、治疗之法，各亦不同焉。

论气痹

气痹者，愁忧思喜怒过多则气结于上，久而不消则伤肺，肺伤则生气渐衰，则邪气愈胜。留于上则胸腹痹而不能食，注于下则腰脚重而不能行，攻于左则左不遂，冲于右则右不仁，贯于舌则不能言，遗于肠中则不能溺。壅而不散则痛，流而不聚则麻。真经既损，难以医治。邪气不胜，易为痊愈。其脉，右手寸口沉而迟涩者是也。宜节忧思以养气，慎喜怒以全真，最为良法矣。

论血痹

血痹者，饮酒过多，怀热太甚，或寒折于经络，或湿犯于荣卫，因而血抟，遂成其咎。故使人血不能荣于外，气不能养于内，内外已失，渐渐消削。左先枯，则右不能举。右先枯，则左不能伸。上先枯，则上不能制于下。下先枯，则下不能克于上。中先枯，则下不能通疏，百证千状，皆失血也。其脉，左手寸口脉结而不能流利，或断绝者是也。

论肉痹

肉痹者，饮食不节膏粱肥美之所为也。脾者，肉之本，脾气已失，则肉不荣，肉不荣，则肌肤不滑泽，肌肉不滑泽，则腠理疏，则风寒暑湿之邪易为入，故久不治，则为肉痹也。肉痹之状，其先能食而不能充悦，四肢缓而不收持者也。其右关脉，举按皆无力，而往来涩者是也。宜节饮食，以调其脏。常起居，以安其脾，然后依经补泻，以求其愈尔。

论筋痹

筋痹者，由怒叫无时，行步奔急，淫邪伤肝，肝失其气，因而寒热所客，久而不去，流入筋会，则使人筋急而不能行步舒缓也，故曰筋痹。宜活血以补肝，温气以养肾。然后服饵汤丸，治得其宜，即疾瘳已。不然，则害人矣。其脉，左关中弦急而数，浮沉而有力者是也。

论骨痹

骨痹者，乃嗜欲不节，伤于肾也。气内消则不能关禁。不能关禁，则中上俱乱。中上乱，则三焦之气痞而不通。三焦痞，而饮食不糟粕，饮食不糟粕，则精气日衰。精气日衰，则邪气妄入。邪气妄入，则上冲心舌。上冲心舌，则为不语；中犯脾胃，则为不充；下流腰膝，则为不遂；傍攻四肢，则为不仁。寒在中则脉迟，热在中则脉数，风在中则脉浮，湿在中则脉濡，虚在中则脉滑，其证不一，要在详明治疗法，列在后章。

附方五首

治恶疮金疮刀斧伤见血方：右降真香为末，贴之，入水并无妨，绝妙。

接骨散治折伤：黄狗头骨（以汤去毛，便以汤连皮去之，炭火煅过，去泥为细末）一个，官桂末，牡蛎（亦泥固煅）。上三味，各为细末，每用狗骨末五钱入，牡蛎末三钱，官桂末二钱，并炒。以糯米粥铺绢帛上方，掺药在粥上，裹损伤处。大段折伤者，上更以竹井夹之。少时即痒，不可抓之，轻以手拍，三两日效。

治金疮妙方：上以石灰，不以多少和人血作饼，厚两指许，风干，旋切敷之。

治内损吐血：上以飞罗面微炒，以浓磨墨一茶脚二钱许，服立效。

金疮药：上用上等风化石灰，罗过，以紫荆芥、心韭一般多少，捣灰成块，阴干，旋为末，用敷之。

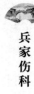

《急救良方》

明·张时彻（兵部尚书）

损伤第三十四

治刀斧伤，用石灰包裹，定痛止血，立瘥。又方：用五月五日，采露草一百种，阴干，烧作灰，与石灰等分，以井花水和丸，烧白，刮敷疮上，止血生肌。又方：用葵叶烧灰，或干叶为末，皆可敷。又方：用琥珀屑敷之，止血生肌，疮口即合。又方：用蟹黄及足中肉熬末，内疮中，筋断亦可续。又方：用晚蚕蛾为末掺上，白绢裹，止血生肌，随之疮合。又方：用大黄、石灰等分，为末，一敷即效。或炒为粉红色，敷。又方：用桑柴灰敷。又方：用白芍药一两，炒黄为末，酒调二钱服。或米饮调，亦止痛。又方：用绿豆粉新铁锅内炒紫色，用新汲井水调稀，厚匀敷损处，贴以纸，将杉木片缚，立效。

治打仆有伤瘀血流注　用半夏为末，调敷伤处，一宿不见痕，效。

治瘀血流注紫黑，或伤眼上紫黑　用大黄为末，以姜汁调敷，一夜一次。上药一宿黑者紫，二宿紫者白矣。

治从高坠下，及坠马伤损　取净土和醋蒸热，布裹熨之，须臾痛止。

治颠仆有伤口，嚼灯心罨之，血即止；或用冬青叶晒干为末，掺伤处，或细嚼敷上；或用姜汁和酒等分，拌生面贴之；或以桑根白皮捣汁擦之；或用霜梅捶碎罨疮口，免破伤风。

治破伤风，用病人耳中膜并爪甲上刮末，唾调，敷疮上，立效。

治破伤风牙关口紧、四肢强直　用鹭鸶头连尾，烧作灰，研，以腊、猪脂调敷。

治破伤风浮肿　用蝉蜕为末，葱涎调敷破处，即时去恶水，立效。或用鱼胶一钱，溶化封之，又酒服一钱。

《济阳纲目》

明·武之望（陕西总督）

麻 木

《内经》曰：风寒湿三气，合而为痹。故寒胜者为痛痹，湿胜者为著痹。河间曰：流注不去，四肢麻木拘挛也。又经曰：痛者寒气多也，有寒故痛也。其不痛不仁者，病久入深，荣卫之行涩，经络时疏，故不痛。皮肤不荣，故为不仁。夫所谓不仁者，或周身，或四肢，唧唧然麻木不知痛痒，如绳索缚初解之状，古方名为麻痹者是也。丹溪曰：麻是气虚，木是湿痰死血。然则曰麻曰木者，以不仁中分而为二也，虽然亦有气血俱虚，但麻而不木者，亦有虚而感湿。麻木兼作者，又有因虚而风寒湿三气乘之，固周身掣痛。兼麻木并作者，古方谓之周痹。治法各不同，要当随其所因耳。

《原病式》曰：物湿则滑泽，干则涩滞也。由水液衰少而燥涩，气行壅滞，而不得滑泽通利，气强攻冲而为麻也。俗方治麻病多用乌附者，令气行之暴甚，以故转麻，因之冲开道路，以得通利。药气尽则平，气行通而麻愈也。然六气不必一气独为病，气有相兼若亡液为燥，或麻无热证，即当此法。或风热胜湿为燥，因而病麻，则宜以退风散热，活血养液，润燥通气之凉药调之，则麻自愈也。

丹溪曰：手麻是气虚，木是湿痰死血。十指麻木，胃中有湿痰死血。湿痰者，二陈汤，加苍术、白术，少佐附子行经。死血者，四物汤，加桃仁、红花、韭汁。气虚者，补中益气汤，或四君子汤，加黄芪、天麻、麦门冬、川归。李氏曰：麻属气虚，木属湿痰死血，此即言之耳。有因虚而风寒湿三气乘之，麻木并作者，有气血俱虚，但麻而不木者，盖麻犹痹也。虽不知痛痒，尚觉气微流行。在手多兼风湿，在足多兼寒湿。木则非惟不知痛痒，气亦不觉流行。常木，为死血碍气。间木，为湿痰。总皆经络凝滞，血脉不贯，谓之不仁，或兼虚火，则肌肉瞤动，不可误作风治。

周身掣痛麻木者，谓之周痹，乃肝气不行也，宜先汗后补，黄芪汤，开目麻木暂退。闭目甚者，升阳和中汤。皮肤麻木者，补气汤。手足麻气虚者，补中益气汤，去当归、陈皮，加五味子、白芍药、生甘草。虚甚挟风者，补中益气汤。正料，加乌药、附子、羌活、防风、天麻。左手脚腿偏麻疼痛，右口角并眼牵引侧视者，表有风也。宜天麻黄芪汤。两腿麻木者，导气汤。两腿麻木如火热者，二妙丸。患斯疾者，须戒鱼腥面酱酒醋等物，若厚味过多，下必遗溺，上必痞满。先用二陈汤，加芍药、黄连降火，然后用本证药。

叶氏曰：麻木，不仁之疾也，但麻为木之微，木为麻之甚耳。

折 伤

《袖珍论》曰：折伤者，谓有所伤于身体者也，或为刀斧所伤，或坠堕险地打仆身体，皆能使血出不止，又恐瘀血停积于脏腑，结而不散，去之不早，恐有入腹攻心之患。治疗之法，须外用敷贴之药，散其血，止其痛。内则用花蕊石散之类，化利瘀血。然后款款调理生肌，或因折伤而停郁其气，又当顺之。

《发明》云：夫从高坠下，恶血留于内，不分十二经络。《内经》俱作风中肝经，留于胁下，以中风疗之，皆肝经之所主，盖恶血必归于肝，留于胁下，肝主血故也。痛甚则必自汗，但人汗出，皆为风症。从高坠下，逆其所行之血气，宜以破血行经药治之。

刘宗厚曰：打仆金刀伤损，是不因气动而病生于外，外受有形之物所伤，乃血肉筋骨受病，非如六淫七情为病，有在气在血之分也。所以损伤一症，皆从血论，但须分具有瘀血停积，亡血过多之证。盖打仆坠堕，皮不破而内损者，必有瘀血。若金刀伤皮出血，或亡血过多，二者不可同法而治。有瘀血者，宜攻利之。若亡血者兼补而行之。又察其所伤，有上下轻重浅深之异，经络血气多少之殊。惟宜先逐瘀血，通经络和血止痛，然后调气养血、补益胃气，无不效也。

丹溪云：跌仆损伤用苏木以活血，黄连以降火，白术以和中，童便煎尤妙。在下者，可先须补托后下瘀血。在上者，宜饮韭汁或和粥吃，切不可饮冷水，血见寒则凝。但一丝血入心即死。腹痛者有瘀血，桃仁承气汤，加苏木、红花下之。治损伤妙在补气血，俗工不知惟在速效，多用自然铜以接骨，此药必煅方可服，新出火者，其火毒与金毒相扇，挟香热药毒，虽有接骨之功，其燥散之祸，甚于刀剑，戒之。

叶氏曰：损伤之证，有跌仆之损，有打仆之损，有金刀之伤，有木石之伤，其为损伤一也。但损有轻重之异，伤有浅深之殊。损则必有瘀血停滞，即当攻下，伤即外见皮破血出，随用止养，此一定之法。今丹溪先生先以壮补之药，只恐血遇补而益盛，反加喘急，虽欲下瘀不可得已。惟当施之于元虚损轻者之为宜也，专科者当究心焉。

龚氏曰：大凡打仆伤损坠堕，或刀斧所伤，皮未破而内损者，必有瘀血停积，先宜逐去瘀血，然后和血止痛。若肌血破，而亡血过多者，宜调气养血，补脾胃为主。

李氏曰：折伤有伤身体，或坠跌打仆，倒压闪挫，气血郁遏而破，或金刀伤皮出血，外损筋骨者可治，内损脏腑里膜，及破阴子耳后者，皆不治。

金刀伤

刘宗厚曰：金刀伤，是不因气动而病生于外，外受有形之物所伤，乃血肉筋骨受病，非如六淫七情为病，有在气在血之分也，所以损伤，证皆从血论，若伤皮出血或亡血过多者，兼补而行之。

薛氏曰：金疮出血不止，若素怯弱者，当补气。若素自热者，当补血。若因怒气当平肝。若烦热作渴昏愦，当补脾气。若筋挛搐搦，当养肝血。不应，用地黄丸，以滋肾水。

腰　痛

《选要》曰：夫腰者，肾之外候，一身所恃，以转移阖辟者也。盖诸经皆贯于肾，而络于腰脊，肾气一虚，腰必痛矣。腰痛有五，一曰阳气不足，少阴肾衰，是以腰痛。二曰风痹，风寒湿着腰而痛。三曰肾虚，劳役伤肾而痛。四曰坠堕险地，伤腰而痛。五曰寝卧湿地而痛。又有三因，盖太阳、少阳多中寒，少阴、厥阴多中风，阳明、太阴多中湿，此六经腰痛者，为外因也。若夫失志伤肾，郁怒伤肝，忧思伤脾，此腰痛为内因也。坠堕险地，伤腰而痛，为不外不内也。从其所由，不过汗、下、补、泻之法以疗之耳。

东垣曰：天元正纪纲论云：太阳所至为腰痛，又云：巨阳，即太阳也，虚则头项腰背痛，足太阳膀胱之脉所过，还出别下项，循肩膊内，挟脊，抵腰中，故为病。项如拔，挟脊痛，腰似折。髀不可以曲，是经气虚，则邪客之，痛病生矣。夫邪者，是风热湿燥寒，皆能为病。大抵寒湿多而风热少，然有房室劳伤，肾虚腰痛者，是阳气虚弱，不能运动故也。经云：腰者肾之府，转摇不能，肾将惫矣。宜肾气丸、茴香丸之类，以补阳之不足。膏粱之人，久服汤药，醉以入房，损其真气，则肾气热，肾气热则腰脊痛而不能举，久则髓减骨枯，发为骨痿，宜六味地黄丸、滋肾丸、封髓丸之类，以补阴之不足也。《灵枢经》曰：腰痛上寒，取足太阴、阳明。上热，取足厥阴。不可俯仰，取足少阳。盖足之三阳，从头走足。足之三阴，从足走腹，经所过处，皆能为痛。治之者，当审其何经所过分野，循其空穴而刺之，审何寒热而药之。假令足太阳令人腰痛，引项脊尻，背如重状，刺其郄中、太阳二经出血，余皆效此。彼执一方，治诸腰痛者，固不通矣。

丹溪曰：腰痛有肾虚，有瘀血，有湿热，有闪挫，有痰积。若脉大者，肾虚，用杜仲、龟板、黄柏、知母、枸杞、五味之类为末，猪脊髓和丸服。脉涩者，瘀血，用补阴丸加桃仁、红花。脉缓者，湿热，用黄柏、杜仲、苍术、川芎之类。痰积作痛者，二陈加南星、半夏。腰曲不能伸者，针委中穴。凡诸痛皆属火，不可用补气药，亦不可峻下用寒凉药，必用温散之药。人有痛，面上忽见红点者，多死。

因闪挫跌仆，致死血流于本经而作痛者，四物汤加桃仁、红花、苏木之类。脉实、人壮盛者，大承气汤加桂，下之安。

戴云：湿热腰痛者，遇天阴或久坐而发者，是也。肾虚者，疼之不已者是也。瘀血者，日轻夜重者是也。

李氏曰：腰新痛，宜疏外邪清湿热，久则补肾，兼理气血。腰者，肾之候，一身所恃所转移阖辟，然诸经贯于肾，而络于腰脊，虽外感内伤，种种不同，必肾虚而后邪能凑之。故不可纯用凉药，亦不可纯用参芪补气。

肢厥者，古姜附汤。连肩背者，通气防风汤，摩腰丹，屈伸导法。久处卑湿，雨露浸淫，为湿所着，腰重如石，冷如冰，喜热物熨。

《景岳全书》

明·张介宾（绍兴卫指挥）

跌打损伤

凡跌打损伤，或从高坠下，恶血流于内。不分何经之伤，皆肝之所主，盖肝主血也。故凡败血凝滞，从其所属而必归于肝，多在胁肋小腹者，皆肝经之道也。若其壅肿痛甚，或发热自汗，皆当酌其虚实，而以调血行经之药治之。

治法，凡胸满胁胀者，宜行血。老弱者，宜行血活血。腹痛者，宜下血。瘀肉不溃或溃而不敛，宜大补气血。若打仆坠堕稍轻，别无瘀血等证，而疼痛不止者，惟和气血、调经脉，其痛自止。更以养气血、健脾胃，则无有不效。亦有痛伤胃气作呕或不饮食者，以四君子汤加当归、砂仁之类调之。若有瘀血，不先消散而加补剂，则成实实之祸。设无瘀血而妄行攻利，则致虚虚之祸。故凡治此证，须察所患轻重，有无瘀血及元气虚实，不可即行攻下，致成败证。盖打仆坠堕，皮肉不破，肚腹作痛者，必有瘀血在内，宜以复元活血汤攻之。老弱者，四物汤加红花、桃仁、穿山甲补而行之。若血去多而烦躁，此血虚也，名曰亡血，宜补其血。如不应，当以独参汤补之。

凡损伤不问老弱，及有无瘀血停积，俱宜服热童便，以酒佐之，推陈致新，其功甚大。若胁胀，或作痛，或发热烦躁、口干喜冷，惟饮热童便一瓯，胜服他药，他药虽可取效，但有无瘀血，恐不能尽识，反致误人，惟童便不动脏腑，不伤气血，万无一失。然惟胃虚作呕及中寒泄泻者不可服。

大凡肿痛或伤损者，以葱捣烂，炒热罨之，或用生姜、葱白同捣烂，和面炒热罨之，尤妙；或用生姜、陈酒糟同捣烂，炒热罨之亦可。

外治损伤诸方，如秘传正骨丹、没药降圣丹、当归导滞散、黑丸子、《本事》接骨方、十味没药丸、洗损伤等十余方，俱有妙用，所当详察。

立曰斋：余于壬申年被重车碾伤，闷瞀良久复苏，胸满如筑，气息不通，随饮热童便一碗，胸宽气利，惟小腹作痛，吾乡银台徐东豪先生与复元活血汤一剂，便血数升，肿痛悉退，更服养血气药而痊。

杖 疮

杖疮一证，凡其甚者，必以瘀血为患，血瘀在外者，浅者砭之，深则刺之，内溃者开之，腐肉者取之。血瘀在内者，宜以活血流气之药和之，甚者利之行之，此治血凝之法也。然其受刑之时，号叫则伤气，忍痛则伤血，悲愤则伤志，血气情志俱伤，虚所必至，若不培补，则羸困日甚矣。况脾主肌肉，脾气受伤则饮食必减，血脉损坏则肌肉俱病。故凡既伤之后，但察其虚多滞少者，则宜以参、芪、归、术、熟地、甘草之属，专理脾气以托气血，脾健元气日复，肌肉自生，可保无虞矣。其有伤筋骨而作痛者，宜没药降圣丹治之。若牙关紧急或腰背反张者，以玉真散治之并效。总之，此证宜先察其有瘀无瘀，及形气虚实，酌而治之。凡诸变证，治法有未尽者，宜与前跌打损伤条互参通用。

腰痛辨证施治

腰痛证，旧有五辨：一曰阳虚不足，少阴肾衰；二曰风痹，风寒湿著腰痛；三曰劳役伤肾；四曰坠堕损伤；五曰寝卧湿地。虽其大约如此，然而犹未悉也。盖此证有表里、虚实、寒热之异，知斯六者，庶乎尽矣，而治之亦无难也。

腰痛证凡悠悠戚戚，屡发不已者，肾之虚也；遇阴雨或久坐痛而重者，湿也；遇诸寒而痛，或喜暖而恶寒者，寒也；遇诸热而痛，及喜寒而恶热者，热也；郁怒而痛者，气之滞也；忧愁思虑而痛者，气之虚也；劳动即痛者，肝肾之衰也。当辨其所因而治之。

腰为肾之府，肾与膀胱为表里，故在经则属太阳，在脏则属肾气，而又为冲、任、督、带之要会。所以凡病腰痛者，多由真阴之不足，最宜以培补肾气为主；其有实邪而为腰痛者，亦不过十中之二三耳。

腰痛之虚证，十居八九，但察其既无表邪，又无湿热，而或以年衰，或以劳苦，或以酒色致丧，或七情忧郁所致者，则悉属真阴虚证。凡虚证之候，形色必清白，而或见黧黑，脉息必和缓，而或见细微，或以行立不支，而卧息少可，或以疲倦无力，而劳动益甚。凡积而渐至者，皆不足；暴而痛甚者，多有余；内伤禀赋者，皆不足；外感邪实者，多有余。故治者当辨其所因。

凡肾水真阴亏损，精血衰少而痛者，宜当归地黄饮及左归丸、右归丸为最。若病稍轻，或痛不甚、虚不甚者，如青娥丸、煨肾散、补髓丹、二至丸、通气散之类，俱可择用。

腰痛之表证，凡风寒湿滞之邪，伤于太阳少阴之经者，皆是也。若风寒在经，其证必有寒热，其脉必见紧数，其来必骤，其痛必拘急兼酸，而多连脊背。此当辨其阴阳，治从解散。凡阳证多热者，宜一柴胡饮或正柴胡饮之类主之；若阴证多寒者，宜二柴胡饮、五积散之类主之。其有未尽，当于伤寒门辨治。

湿滞在经而腰痛者，或以雨水，或以湿衣，或以坐卧湿地。凡湿气自外而入者，总皆表证之属，宜不换金正气散、平胃散之类主之。若湿而兼虚者，宜独活寄生汤主之。若湿滞腰痛，而小水不利者，宜胃苓汤或五苓散加苍术主之。若风湿相兼，一身尽痛者，宜羌活胜湿汤主之。若湿而兼热者，宜当归拈痛汤、苍术汤之类主之。若湿而兼寒者，宜《济生》术附汤、五积散之类主之。

腰痛有寒热证：寒证有二，热证亦有二。凡外感之寒，治宜温散如前，或用热物熨之亦可。若内伤阳虚之寒，治宜温补如前。热有二证，若肝肾阴虚，水亏火盛者，治当滋阴降火，宜滋阴八味煎或用四物汤加黄柏、知母、黄芩、栀子之属主之。若邪火蓄结腰肾，而本无虚损者，必痛极，必烦热，或大渴引饮，或二便热涩不通，当直攻其火，宜大分清饮加减主之。

跌仆伤而腰痛者，此伤在筋骨而血脉凝滞也，宜四物汤加桃仁、红花、牛膝、肉桂、玄胡、乳香、没药之类主之。若血逆之甚，则大便闭结不通者，宜《元戎》四物汤主之，或外以酒糟、葱、姜捣烂罨之，其效尤速。

丹溪云：诸腰痛不可用参补气，补气则疼愈甚；亦不可峻用寒凉，得寒则闭遏而痛甚。此言皆未当也。盖凡劳伤虚损而阳不足者，多有气虚之证，何为参不可用？又如火聚下焦，痛极而不可忍者，速宜清火，何为寒冲不可用？但虚中挟实，不宜用参者有之；虽有火而热不甚，不宜过用寒凉者亦有之，若谓概不可用，岂其然乎？余尝治一董翁者，年逾六旬，资禀素壮，因好饮火酒，以致湿热聚于太阳，忽病腰痛不可忍，至求自尽，其甚可知。余为诊之，则六脉洪滑之甚，且小水不通，而膀胱胀急，遂以大分清饮倍加黄柏、龙胆草，一剂而小水顿通，小水通而腰痛如失。若用丹溪之言，鲜不误矣，是以不可执也。

妇人以胎气经水损阴为甚，故尤多腰痛脚酸之病，宜当归地黄饮主之。

小儿补肾论二十五

观王节斋曰：小儿无补肾法。盖小儿禀父精而生，男至十六而肾始充满，既满之后，妄用亏损，则可用药补之。若受胎之时，禀之不足，则无可补，禀之原足，又何待于补耶？呜呼！此言之谬，谬亦甚矣。夫二五之精，妙合而凝，精合而形成，此形即精也，精即形也。治精即所以治形，治形即所以治精也。但时有初中，则精有盛衰，故小儿于初生之时，形体虽成，而精气未裕，所以女必十四，男必十六，而后天癸至，天癸既至，精之将盛也，天癸未至，精之未盛也。兹以其未盛而遽，谓其无精也，可乎？且精以至阴之液，本于十二脏之生化，不过藏之于肾，原非独出于肾也。观上古天真论曰：肾者主水，受五脏六腑之精而藏之，此精之所源，其不止于肾也可知矣。王节斋止知在肾，而不知在五脏，若谓肾精未泄，不必补肾，则五脏之精，其有禀赋之亏，人事之伤者，岂因其未泄而总皆不必补耶？夫小儿之精气未盛，后天之阴不足也。父母之多欲水亏，先天之阴不足也。阴虚不知治本，又何藉于人为，以调其元赞其化乎？此本原之理，有当深察者如此。再以小儿之病气论之：凡小儿之病最多者，惟惊风之属，而惊风之作，则必见反张、戴眼、斜视、抽搐等证，此其为故，总由筋急而然。盖血不养筋，所以筋急，真阴亏损，所以血虚，此非水衰之明验乎？夫肾主五液，而谓血不属肾，吾不信也，肝肾之病同一治，今筋病如此而欲舍肾水以滋肝木，吾亦不信也。且太阳、少阴相为表里，其经行于脊背而为目之上纲，今以反折、戴眼之证，偏多见于小儿，而谓非水脏阴虚之病，吾更不信也，矧以阳邪亢极，阴竭则危，脏气受伤，肾穷则死，此天根生息之基，尤于小儿为最切，然则小儿之病，其所关于肾气者非渺，而顾可谓小儿无补肾法耶？决不信！决不信！

命门余义二十六（共六条）

命门之义，《内经》本无，惟越人云：肾有两者，非皆肾也。左者为肾；右者为命门。命门者，诸神精之所舍，原气之所系，男子以藏精，女子以系胞也，余以其义有未尽，且有可疑，故著有《三焦胞络命门辨》，附梓《类经》之末，似已尽其概矣。然而犹有未尽者，恐不足以醒悟后人，兹因再悉其蕴，条列于下。

一命门为精血之海，脾胃为水谷之海，均为五脏六腑之本，然命门为元气之根，为水火之宅，五脏之阴气，非此不能滋；五脏之阳气，非此不能发。而脾胃以中州之土，非火不能生，然必春气始于下，则三阳从地起，而后万物得以化生，岂非命门之阳气在下，正为脾胃之母乎？吾故曰：脾胃为灌注之本，得后天之气也。命门为化生之源，得先天之气也。此其中固有本末之先后，观东垣曰：补肾不若补脾。许知可曰：补脾不若补肾。此二子之说，亦各有所谓，固不待辨而可明矣。

一命门有火候，即元阳之谓也，即生物之火也，然禀赋有强弱，则元阳有盛衰，阴阳有胜负，则病治有微甚，此火候之所以宜辨也，兹姑以大纲言之，则一阳之元气，必自下而升，而三焦之普濩，乃各见其候，盖下焦之候如地土，化生之本也，中焦之候如灶釜，水谷之炉也，上焦之候如太虚，神明之宇也。下焦如地土者，地上有肥瘠，而出产异；山川有厚薄，而藏蓄异。聚散操权总由阳气。人于此也，得一分即有一分之用；失一分则有一分之亏。而凡寿夭生育及勇怯精血病，治之基无不由此，元阳之足与不足，以为消长盈缩之主，此下焦火候之谓也。中焦如灶釜者，凡饮食之滋，本于水谷，食强则体壮，食少则身衰，正以胃中阳气，其热如釜，使不其然，则何以朝食午即化，午食申即化，而釜化之速不过如此。观灶釜之少一炬，则迟化一顷；增一炬，则速化一时；火力不到，则全然不化，即其证也。故脾胃之化与不化，及饮食之能与不能，亦总由阳明之气强与不强，而阴寒之邪有犯与不犯耳。及其病也，则渐痞、渐胀，或隔，或呕，或十化其三五，或膨聚而不消，或吞酸嗳腐而食气不变，或腹疼肚痛而终日不饥，或清浊不分，或完谷不化。盖化则无不运行，不化则无不留滞，运行则为气为血，留滞则为积为痰，此其故。谓非胃气之不健乎，而何以不健，谓非火候之无力乎？今见治痞、治胀及治吞酸嗳腐等症，无论其是热非热，动辄呼为胃火，余烬其几，尚能勘否？此中是焦火候之谓也。

上焦如太虚者，凡变化必著于神明，而神明必根于阳气，盖此火生气，则无气不至，此火化神，则无神不灵，阳之在下则温暖，故曰：相火以位。阳之在上则昭明，故曰：君火以明，是以阳长则阴消，而离照当空，故五官治而万类盛，阳衰则阴胜，而阳为阴抑，故聪明夺而神气减，而凡人之声色动定，以及智愚贤不肖之有不齐者，何莫非阳德为之用？此上焦火候之谓也。

此以三焦论火候，则各有所司，而皆归之命门。盖水中之火，乃先天真一之气，藏于坎中，此气自下而上，与后天胃气相接而化，此实生生之本也，是以花萼之荣在根柢，灶釜之用在柴薪。使真阳不发于渊源，则总属无根之火矣。火而无根，即病气也，非元气也，故《易》以雷在地下而为复，可见火之标在上，而火之本则在下。且火知就燥，性极畏寒，若使命门阴胜，则元阳畏避，而龙火无藏身之地，故致游散不归，而为烦热格阳等病。凡善治此者，惟从其性，但使阳和之气，直入坎中，据其窟宅，而招之、诱之，则相求同气，而虚阳无不归原矣。甘温除大热，正此之谓也。奈何昧者不甚明此理，多以虚阳作实热，不思温养此火，而但知寒凉可以灭火，安望其尚留生意而不使之速弊耶？此实医家第一活人大义，既从斯道，不可不先明斯理。倘三焦有客热邪火，皆凡火耳，固不得不除，而除火何难，是本非正气火候之谓也。学者于此当深明邪正二字，则得治生之要矣。

一命门有生气，即乾元不息之机也。无生则息矣。盖阳主动，阴主静，阳主升，阴主降，惟动惟升，所以阳得生气，惟静惟降，所以阴得死气，故乾元之气，始于下而盛于上，升则向生也，坤元之气，始于上而盛于下，降则向死也。故阳生子中而前升后降，阴生午中而前降后升，此阴阳之岐，相间不过如毛发，及其竟也，则谬以千里，而死生之柄，实惟此毫厘升降之机耳。又如水暖则化气，化气则升，无不生也。水寒则成冰，成冰则降，无不死也。故肾气独沉，则奉生者少，即此生气之理也。至若人之生气，则无所不在，亦无所不当察。如脏腑有生气，颜色有生气，声音有生气，脉息有生气，七窍有生气，四肢有生气，二便有生气，生气即神气，神自形生，何不可辨？衰者速培，犹恐不生，尚堪伐乎？而况其甚者乎？故明师察此，必知孰者已亏，孰者犹可，孰者能益生气，孰者能损生气，孰者宜先攻病气以保生气，孰者宜先固生气以御病气，务思病气，虽如此，生气将如何？见在虽如此，日后将如何？使不有原始要终之明，则皆寸光之流耳。虽然，此徒以斯道为言也，而斯道之外，又有说焉。夫生气者，少阳之气也，少阳之气，有进无退之气也，此气何来？无非来自根本，此气何用？此中尤有元真。盖人生所贵，惟斯气耳，而出入之权在呼吸，斯气数之宝藏也，河车之济在辘轳，实转运之神机也。其进其退，其得其失，总在生息之间，而彭殇之途，于斯判矣。经曰：得神者昌；失神者亡。即此生气之谓也。予见遭剥于是者，不可胜纪，故特明其义于此。

一命门有门户，为一身巩固之关也。经曰：仓廪不藏者，是门户不要也；水泉不止者，是膀胱不藏也。得守者生，失守者死。又曰：肾者，胃之关也。关门不利，故聚水而从其类也。又曰：北方黑色，入通于肾，开窍于二阴，是可见北门之主，总在乎肾，而肾之政令，则总在乎命门，盖命门为北辰之枢，司阴阳之柄，阴阳和，则出入有常；阴阳病，则启闭无序。故有为癃闭不通者，以阴竭水枯干涸之不行也。有为滑泄不禁者，以阳虚火败收摄之无主也，阴精既竭，非壮水则必不能行，阳气既虚，非益火则必不能固，此固其法也。然精无气不行，气无水不化，其中又有可分、不可分之妙用，亦在乎惠者之神悟，有非可以笔楮尽言者。

一命门有阴虚，以邪火之偏胜也，邪火之偏胜，缘真水之不足也。故其为病，则或为烦渴，或为骨蒸，或为咳血吐血，或为淋浊遗泄，此虽明是火证，而本非邪热实热之比。盖实热之火，其来暴而必有感触之故；虚热之火，其来徐而必有积损之因，此虚火实火之大有不同也。凡治火者，实热之火可以寒胜，可以水折。所谓热者寒之也。虚热之火不可以寒胜，所谓劳者温之也。何也？盖虚火因其无水，只当补水以配火，则阴阳得平，而病自可愈。若欲去火以复水，则既亏之水未必可复，而并火去之，岂不阴阳两败乎？且苦寒之物，绝无升腾之生气，而欲其补虚，无是理也。故予之治此，必以甘平之剂，专补真阴，此虽未必即愈，自可无害。然后察其可乘，或暂以清解，或渐加温润，必使生气渐来。庶乎脾可健则热可退，肺渐润则嗽渐宁，方是渐复之佳兆，多有得生者。若但知知、柏为补阴，则愈败其肾而致泄泻食减，必速其殂矣。

《疡科选粹》

明·陈文治（塞外将军）

~~~~~~

第七卷　金疮第一百

凡临阵致伤，轻重不同，集载诸方，皆治其外者，莫非南北阵中，已试之法，以涂抹固无不可，但交锋之人，呼吸生死，兼之被伤，神思不免迷乱。若出血过多，因至昏愦者，则大剂参、芪、归、术、芎、地之药必要多服，安得专治其外，而忘其内哉。若至变证，又当于恶候各条参酌焉。

少保戚公保赤膏（治金疮）：当归　生地　熟地　刘寄奴　合欢木皮　男子黑发（洗净）各一两　乳香　没药　血竭各五钱　黄蜡　白蜡各八钱　龙骨（煅，童便渍）一钱　上用麻油四两，煎前六味至发溶尽，滤去渣，复油入锅，下二蜡，不住手搅，离火仍搅至温，将乳香等四味极细末，细细投之，搅匀候冷，收磁器。临阵携之，遇有伤者，涂之伤处，以帛包裹，不可见风。

生金散（治刀斧初伤）：用千年石灰研细，六月六日捣韭汁，拌成饼，阴干收贮，腊月复研细，以牛胆汁拌匀，装入胆中，悬挂阴干。临阵时，每石灰六钱，血竭四钱，研极细，遇有伤者，虽皮开肉裂，敷之包裹，罔不即联。

定痛乳香散（治金枪并伤折打仆）：乳香　没药各二钱　败龟板一两　紫金皮二两　当归梢五钱　骨碎补五钱　虎骨（酥炙）五钱　穿山甲（火炮）二钱　半两钱（火煅醋淬）五枚　上为末，每服一钱，甚者二钱，好酒下，分上下部服。

鼠灰散（治金疮）：陈灰六两　大黄一两　童子发（灰）　乳香　没药　蒲黄（略炒）各三钱　上石灰、大黄炒至石灰紫色为度，研为细末，和匀，取未眼开小鼠，捣极烂和药，又捣极匀，为饼，布包悬挂阴干。不拘斧刀枪箭所伤，研末敷之，如神。

蚕蛾散（治刀斧伤，止血定痛生肌，一上即愈）：晚蚕蛾　大黄　当归头　陈石灰上各等分，为末，敷伤处即愈。

王不留行散（治金疮）：王不留行（八月八日采）　蒴藋细叶（七月七日采）　桑根白皮（三月三日采，向东南者俱阴干，百日用）甘草各一两　黄芩　川椒（除目及开口者，出汗）干姜　白芍药　厚朴　上前三味烧灰存性，与甘草等各自研细和匀，伤轻只用干掺，伤重服四五钱，酒调。

洗药：桑白皮　荆芥　黄连　黄柏　当归　白芷　赤芍药　连翘　生地黄　上水煎洗。

麻药：川乌　草乌　南星　半夏　川椒　上为末，唾调搽。

一方：风化石灰，同嫩韭叶捣匀，入鹅血为饼，阴干为末敷之。

一华陀方：降真香，为极细末敷。

一方：用旧毡帽烧灰，研细敷。

地黄散（止血，除疼痛，去风，续筋骨，生肌肉）：地黄苗　地松　青蒿　苍耳苗　赤芍药（捣自然汁为妙，如无青苗，各以枯者五两捣碎，煎取浓汁）　生艾叶三合　上于端午、七夕，将前汁拌陈石灰末八两，并洗净炒过黄丹三两，同杵极匀，阴干，遇有刀斧伤及折伤出血不止者，用药包封不动，十日痊愈，且不肿不溃。

蒲黄散（治金疮血出不止，腹胀）：蒲黄　生地各一两五钱　黄芪　当归　芎䓖　白芷　续断各一两　炙草　上为末，每服三钱，空心酒下，日三四服，血化为水而下，口噤者斡开与之。

一方：用男子黑发烧灰为末，掺上。

一方：晚蚕蛾炒为末，敷之立愈。晚蚕蛾　龙骨各五钱，洗净，炒过黄丹二钱五分，研末敷上，定血如神。

一方：桑白皮四两　密陀僧二两　乌鱼骨　白矾灰　煅过龙骨各五钱，洗净，炒过黄丹二钱五分，研末敷上，定血如神。

一方：用五倍子　真降香，各炒为末，掺之。

一方：用半夏　石膏　郁金为末，掺上立止。

第八卷　跌仆伤损第一百八

《脉经》曰：从高颠仆，内有瘀血，腹胀满，其脉坚强者生，小弱者死。金疮，出血太多，其脉虚细者生，数实而大者死。

破伤，有瘀血停积者，其脉坚强实则生，虚细涩则死。若亡血过多者，其脉虚细涩则生，坚强实则死。皆以脉病不相应故也。

颠仆迷闷者，酒调苏合香丸灌之。颠仆损伤，宜逐其恶血，酒煎苏木，调苏合香丸，或鸡鸣散，或和气饮，加大黄，入醋少许煎，或童便，或苏木煎酒调黑神散、乌药顺气散亦可用。伤损疼痛，酒调琥珀散佳。

大法固以血之或瘀或失，分虚实而为补泻。亦当看损伤之轻重，轻者顿挫，气血凝滞作痛，此当导气行血而已。若重者伤筋折骨，若欲续接，非数月不瘥。若气血内停，沮塞真气不得行者，必死，急泻其血，通其气，庶可施治。

损伤，寒凉一毫俱不可用，盖血见寒则凝，若饮冷，致血入心即死。唯看有外伤者，当内外兼治。若外无所伤，内有死血，唯用苏木等治血之药，可下者下之，鸡鸣散是也。

亦有血迷心窍而致昏沉不知人事者，宜花蕊石散，童便调服。有神魄散失，一时不省人事者，唯在临期斟酌，大抵跌仆之病，全在补气行血。若自然铜之类，虽有接骨之功，而燥散之害，甚于刀剑，丹溪备言之矣。

跌仆胁痛，血归肝也。破血消痛汤、复元羌活汤、乳香神应散皆可用。

凡脑骨伤破，轻手搏捺平正。不破者，用退肿膏敷贴。若皮破肉损者，先用封口药掺之，外以散血膏贴之。血流不止，用止血散掺之，不可见风，恐作破伤风。

凡脑骨伤损，在硬处可治，伤在太阳穴不可治，须依上用药。若欲洗，宜以热油和药水洗，或温茶洗之。诸处法略同。

面伤青黑，用一紫散敷或紫金膏贴之。伤重者，补肉膏敷贴。脑两角及眉棱、耳鼻，大约同以上数法施治。

凡牙齿跌磕伤损，用补肌散掺，及封口药掺，再服破血药，用水煎勿用酒。凡伤齿未动者，用芙蓉膏末掺。已动者，蒺藜根烧存性，为末，揩搽即固。

凡手足骨折断，中间一缚可带紧，两头放宽，庶乎气血流通。若如截竹断，却要两头紧，中间放宽，使气血来聚。断处俱用定痛膏、接骨膏敷贴夹缚。

凡手指跌仆或刀斧打碎，用鸡子黄油润之，次掺封口药，外以散血膏敷贴，绢片缚定。咬伤者，用泽兰散敷之。若有寒热者，用退热散敷之，寒热已，即去之。

凡胸脯骨为拳槌所伤，外肿内痛，外用定痛膏敷贴，内用破血药利去瘀血，或用消血草擂汁酒服。或为刀剑所伤，仍用封口药掺口，外用补肌散以鸡子清调敷，内服补损药、活血丹。

凡胸骨筋断，先用破血药，后用定痛膏、接骨膏敷贴。皮破者，用补肉膏贴。

凡胁筋伤重、血不通者，用绿豆汁、生姜和服。以壮力人在后挤住，自吐出血后，用破血药。

伤肚肠出，以麻油润疮口，轻手纳入。以通关散少许，吹其鼻令喷嚏，其肠自入。用桑白皮线向皮内缚合后，以封口药涂伤处，外用补肌散，用鸡子清调匀敷贴，或用散血膏尤妙，线上用花蕊石散敷之。凡肚内被伤，急利大小肠，不可令秘，恐致重患。

腰腿脚骨等伤甚难整。当临时相度，随其伤处用法整顿归元，先用麻药与服，令不知痛，然后用手，全用酒佐气血药，俱加杜仲。

脚有六臼四折骨，凡脚板上交牙处或挫出臼，须用一人拽正，自摸其骨，或突出在内，或出在外，须用手力整归窠。若只拽不用手整，便成痼疾。正后用定痛膏、接骨丹敷贴。四折骨用正副夹缚。六出臼只以布包，不可夹。手臂骨出臼，与足骨同治。手足筋脉最多，时时要曲直，不可定放，又时时看顾，恐再致出窠。

凡脚大腿根出臼，此处身上骨是臼，腿根是杵，或前出，或后出，须用一人手把住患人身，一人拽脚，用手尽力，搦令归窠。或是挫开，可用软绵绳从脚缚，倒吊起，用手整骨节，从上坠下，自然归窠，却用接骨膏、定痛膏敷贴，夹缚。凡出臼急与接入臼中，若血渍臼中即难治。

凡手脚骨被压碎者，以麻药与服，或用刀刮开尖骨，用剪刀剪去骨锋，或粉碎者去之，免脓血之祸。后用大片桑皮，以补肉膏、定痛膏糊在桑皮上，夹贴骨肉上，莫令不正，致有差错，三日一洗，勿令臭秽，徐用药治。

凡骨断皮破者，不可用酒煎药。或损在内而破皮者，可加童便在破血药内和服；若骨断皮不破，可全用酒煎药；若只伤而骨不折，肉不破者，用消肿膏或定痛散。

凡皮里有碎骨，只用定痛膏、接骨膏敷贴，夹缚。如十分伤，自然烂开肉，其碎骨自出，然后掺补肌散，外以补肉膏敷贴。

凡损伤平处，骨断、骨碎，皮不破者，用接骨定痛等膏敷贴夹缚。若手足曲直伸缩处，只用包裹，令时时转动。指骨碎者，只用苎麻夹缚，腿上用贮绳夹缚。冬月用热缚，夏冷缚，余月温缚。

束缚处须药水以时泡洗，春三、夏二、秋三、冬四日洗，去旧药须仔细，勿惊动损处，洗讫仍用前膏敷缚。（束缚之法：用杉木浸软，去粗皮，皮上用蕉叶或薄纸摊药，移至伤处，杉木为夹。再用竹片，去黄用青，为副夹。疏排，周匝，以小绳三度缚，缚时相度高下远近，使损处气血相续，有紧有宽，说见前条。二三日一次，换药一月之后，方以补益膏贴之，仍用正夹夹住，令损处坚固。）

凡敷贴疼痛不止，可量加乳没、枫香、白芷、肉桂、南星、独活等味，令温暖，痛即止。刀斧伤，去肉桂、南星、独活。

凡换药，不可生换，用手巾打湿揾润，逐片取脱，随手荡洗，换上；又不可停留一时，预先摊贴，随手换上。

凡伤重者，麻而不痛，须拔伸捺正，或用刀开皮，二三日方知痛，且先匀气。

凡杖伤，痛肿未破，先用棱针刺出血；若破者，不必只用撒地金钱、山薄荷、生地黄、薄荷、猪母苧叶、泽兰叶、血见愁叶捣敷；若成杖疮，用黑膏药、红膏药、白膏药、太乙膏贴之。

凡刀斧伤，看轻重用药。轻者只用补肌散掺，重者宜用封口药掺，缚住，外用散血膏药贴之。

颠仆压坠伤，专怕恶心，必有恶血在内，先用清心药、打血药及通利大小肠，次第服之，每服加童便一杯，入药立效。

颠仆伤重者，先服清心药，次可服清小便药，三服去血药，令血从疮口出；或结在内，则打入大肠而泄；或恶血未积者，打入四肢，或归脏腑，或归上膈，从口出；或归中膈入大肠出。用此急救，随服止痛药，即二十五味药中加减。

凡跌仆等伤，先用清心药，加童便，重伤者姜汤、灯心汤调二十五味药，立效。

若发热体实之人，用疏风败毒散；恶寒体弱者，五积交加散，后用黄白红黑四味末子、补损丹、活血丹调治。

凡折骨出白，不可用下瘀血之药及通利药，只宜疏风顺气、匀血定痛、补损而已。

凡跌仆所伤，瘀血攻心，上不能言语者，用独圣散，及清上瘀血汤、消下破血药，次以复元活血汤调理。

凡伤损出血太多，头目晕眩，先用川当归、大川芎煎水服，次加白芍、熟地、续断、防风、荆芥、羌独活、南星煎，加童便服。不可用酒煎，如血出少，内有瘀血，以生料四物汤一半，加独圣散一半。皮肉未破者，煎成加酒服。

凡堕伤内有瘀血者，腹必胀满而痛，或胸胁痛，宜用破血药、清心药，及通利之剂。痛不止者，独圣散效。乳香、没药极散血住痛，伤损药中不可缺。

酒煎苏木和童便服，跌仆伤损单方止痛，兼补宜当归补血汤。若皮肉不破损者，瘀血停滞，先用独圣散，次服破血药，随宜加减。

凡刀斧伤重者，破处先撺封口药，或补肌散，四围用截血膏箍住，使新血不潮，最是秘诀。

凡损伤，最要补气血，初伤只用苏木活血，黄连降火，白术、当归和中补血，加童便妙。

老人跌堕，不可转侧，先用苏木、人参、黄芪、芎、归、陈皮、甘草煎服，次以前药调红黄黑白四末子、补损丹、活血丹。

凡服损药，不可食冷物。若服草药，所生之骨，必大又损，药必热，能生气血，以接骨，忌用火灸。

敷贴等草药，新采鲜的为效，平时采，取末之，听用。伤损药内用酒，忌灰酒。然重伤便用酒，反承其气作，腹胀胸满，稍定，方用酒或酒水煎。

小儿跌仆，只用萝卜子煎服，最能顺气。以上用药施治之法，皆专科，更要详究薛氏分证处治法。

接骨丹： 没药 乳香 当归 川椒 龙骨 自然铜（火煅醋淬三次） 川芎 赤芍药 骨碎补（酒炙） 败龟板（酥炙） 白芷 千金藤（即郁李仁）各一钱。上为细末，化黄蜡五钱，丸如弹子大，每服一丸，以好酒一碗化开，向东南搅散热服。

乳没散（治跌仆损伤，痛不可忍）： 白术 当归 甘草（炙） 白芷 没药（研匀）各三钱 乳香（另研） 肉桂各二钱。上为细末，和匀，再研极细，每服三钱，温酒调下。

东垣当归导滞汤（治跌仆损伤，瘀滞不行）： 大黄 当归（伤在上、中、下部，用分头、身、尾，酒浸洗，焙干）各五钱。上酒煎。

鸡鸣散（治从高坠下，及木石所压，瘀血凝积，痛不可忍，并用此药。用杏仁者，因血入气故也，此用药妙处）： 大黄一两 杏仁（去毛尖及双仁，另研）二十一粒。上研为末，酒煎去渣，鸡鸣时服，至晓下瘀血而愈。

失笑散（治瘀血在内）：蒲黄（隔纸炒）　五灵脂（研，去砂）各一钱五分。上酒煎二沸服。

续骨丹（治跌伤足骨，不至皮破。重者一日三服，不过九服，便能立起，旬日痊愈。此得之秘传，屡试有效。）：老鹳腿（北方谓之本分颗，其丛颇似芍药）。上取梗，比中指中节，男左女右，照指节取，去心留皮，生姜三片，共捣烂，取汁，和热酒服，睡下再吃酒至醉，取微汗为效，能立起行动，方止此药。

接骨九炼丹（治手足骨折）：粪窖内多年瓦片（南方乃有。用长流水洗净，炭火煅通红，好米醋内渍九次，碗复于地上，去火毒，研末）一两，加五加皮末、男子发灰、麻皮灰各五钱，和匀，用好醋调。每一岁一分，好酒调下，以身之上下分食之前后，患处，竹四片，竹青向肉夹定，勿令擅动，若皮破者，勿用掺药。

人中白散（治闪挫跌仆、伤骨极重者）：人中白，火煅、醋淬，为末，每五分酒调服。

当归须散（治打仆，气凝血结）：当归尾一钱五分　赤芍药　乌药　香附　苏木各一钱　红花八分　桃仁七分　官桂六分　甘草五分。上水酒各半煎。腰胁痛者，加青皮、木香。胁痛，加柴胡、川芎。

乳香定痛散（治打仆坠堕伤损，一切疼痛。一方有肉桂，无人参、羌活）：乳香　当归　白术各二钱　白芷　没药　甘草　羌活　人参各一钱　右为末，每服二钱，温酒童便调服。如血虚，去羌活、人参，加川芎、白芍药、生地黄、牡丹皮。

夜合散（治打仆损伤，此药专能接骨有效）：夜合树皮（去渣皮，炒黑）四两　芥菜子一两　上为细末，酒调二钱，澄清，临卧服，以粗渣罨疮上，扎缚住。

破血消痛汤（治跌破脊骨，恶血流于胁下作痛）：羌活　防风　官桂各一钱　苏木一钱五分　柴胡二钱　连翘二钱　当归梢二钱　麝香（另研）少许　水蛭（炒烟尽、另研）三钱　上麝蛭另研如泥，七味用水酒各半煎成，去渣，热调二味，二服立愈。

复元活血汤（治从高坠下，血流胁下，疼痛难忍）：大黄（酒浸）一两　柴胡五钱　当归　穿山甲　瓜蒌根各三钱　甘草　红花各二钱　桃仁（去皮尖）五十个　上桃仁另研，各药俱为末，和匀，每服一两，水一酒二煎服，以得利为度，利后痛未尽除，再服乳香神应散。

乳香神应散（治跌仆后胁下痛）：乳香　没药　雄黑豆　桑白皮　独颗栗子　破故纸　当归各一两　水蛭（炒烟尽）五钱　上为末，每服五钱，醋一盏，煎六分，入麝少许，温服。

巴戟汤：巴戟（去心）　大黄各五钱　当归　地黄　白芍药　川芎各一两　上为末，每服一两，水煎，以利为度。

补骨散（治跌伤、夹伤，神效）：古铜钱二百，铜丝并穿，以活桑木为柴，烧钱至红，在米醋一大碗内淬之，再烧再淬，七八十次，取碗底沉下铜锈屑，就以醋洗净炭灰，磁瓶收贮。用时以黑雄鸡一只，清水煮熟，去肉用骨，以醋炙酥为末，加乳香、没药各一两，为细末，铜屑亦研极细，和匀，取患人顶心发一缕烧灰，和前末二分五厘，好酒调。只一服，如吐，再一服，痛止不可再用。但终身忌食荸荠，但成药只用二分五厘，乳没安用各一两。盖若用骨末一分，乳没末各六厘，铜屑三厘为是。或作丸，临时酒化用之，可也。

丹溪接骨散： 没药 乳香各二钱五分 自然铜（醋淬七次）五钱 滑石一两 龙骨 赤石脂 白石脂各一钱 上为细末，以好醋浸没，煮干炒燥。临服入麝香少许，挑一小茶匙在舌上，温酒送下。如骨已接而痛犹不止者，去龙骨、石脂，多服尽好。

活血和气饮（因跌仆瘀血入内）： 川芎三钱 青皮二钱 炙甘草 白芍药 滑石各一钱 牡丹皮五分 桃仁（去皮尖）七粒研 上水煎。

联骨散（治跌碎骨头）： 天灵盖（孩儿者焦存性）一两 鸡毛（烧存性）七钱 上好酒调服五六分，以热手摩患处不已，其骨自合，外用杉木皮夹之。

接骨神方： 小骨一付（用一岁者，酒烧九次，每用三钱） 没药 乳香各一两 蛇含石各三钱 上为末，酒调服三钱或五钱。若皮破，用灯心贴上，笋箨裹之，夹住，以没药掺之。

神仙接骨丹： 自然铜（烧红，醋淬七次） 古冢铜钱（火煅醋淬） 上等分为细末，伤重者服一二分，多服则骨突出矣。

接骨紫金丹（治跌打损伤、骨折，瘀血攻心，发热，昏晕不省人事，此药神效）： 土鳖（不拘多少，取来焙干，去足，净称末）一钱 乳香 没药 自然铜（醋淬七次）一钱 骨碎补 大黄 血竭 硼砂 归梢各一钱 上各制度为末，磁罐收之，每服七八厘，好热酒调服，其骨自接。又方：加红花一钱。

接骨如神丹： 半夏（每一枚对土鳖一个，二味一处捣烂，锅内炒黄色）用一两 自然铜二钱 古铜钱（二铜俱火烧红、醋淬三次）三钱 乳香 没药各五钱 骨碎补（去皮）七钱 上为极细末，每服三分，用导滞散二钱，搅匀，热酒服。服药到患处，其痛即止。次日再进一服，仍用药三分、导滞散五分。重者三服，轻者一二服痊愈。

东垣地龙散（或跌仆，或打损，恶血在太阳经，以致腰脊或胫腨臂股中痛，兼鼻塞不通）： 当归梢 肉桂 地龙各四分 麻黄五分 苏木六分 独活 黄柏 甘草各一钱 羌活二钱 桃仁（去皮尖）六个。

麻药（凡跌闪骨出窠，怕痛者，先用此）： 猪牙皂角 木鳖子 紫金皮 白芷 半夏 乌药 土当归 川芎 川乌各五钱 草乌 小茴香 坐拏草（酒煮熟）各一钱 木香三分 上为末。如伤重，手近不得者，再加坐拏草、草乌、蔓陀罗花各五钱，俱无煅制。凡遇骨碎、骨折、骨出窝者，每服二钱，好酒调下，即麻倒，不识痛处，任意用手。箭簇入骨者，服此亦可钤（凿）取出。后用盐汤服之即醒。

整骨麻药：草乌三钱　当归　白芷各二钱五分　上每服五分，热酒调下，即麻木不知痛，然后用手。

草乌散（治伤骨节不归窠者，用此麻之）：白芷　川芎　木鳖子　猪皂　乌药　半夏　紫金皮　当归　川乌各二两　茴香　草乌各一两　木香五钱　上为末。诸骨碎折出白者，每服一钱，好酒下，即麻倒，然后开皮剪骨，整顿安平，用夹板束缚，然后医治。或箭入不出，亦用此麻之，庶可钳凿出箭。若欲麻醒，用盐汤或盐水灌之。

葱熨法：凡跌伤出血，痛不可忍，乃风寒所着，宜用葱杵碎，入盐少许，炒热熨之，痛即止。冷则再温之。凡伤痛，取大葱新折者，入灰火煨，擘葱内腻汁，熨伤处，续续多熨，只要热者，三四易即痛止，捣烂仍封损处。跌杀等伤，气未绝者，取葱白炒大热，遍敷伤处。顷再易，其痛自止。

定痛膏（治跌仆损动筋折骨）：芙蓉叶二两　紫金皮　独活　南星　白芷各五钱　上为末，生采马蓝菜、墨斗菜各一两，杵烂和末相匀，用生葱汁、老酒和，炒热熨缚。

经验方（治瘀血作痛及筋骨痛）：黄柏一两　半夏五钱　上为末，姜汁调涂，患处以纸贴之，如干以姜汁润之，一日一易。

消毒定痛散（治跌仆肿痛）：无名异（炒）　木耳（炒）　大黄（炒）各五分　上为末，蜜水调涂。若腐处，用当归膏敷之。

散血膏：耳草叶（又名猪母盯，又名虎盯，藤生）　泽兰叶　上各生采、捣烂、冷敷伤处。先用金毛狗脊毛薄薄铺于患口，次掺封口药，再贴此膏，四围用截血膏敷贴，令血不潮。

截血膏（治刀斧伤，能化血破瘀，退肿止痛）：天花粉三两　姜黄　赤芍药　白芷各一两　上为末，茶清调匀，敷疮口四边。若伤头面血不止，急以此调敷颈上周围。伤手者敷臂；伤足涂腿；伤各处涂疮口周围，能截住其血，令不来潮。若疮口肉硬不消者，此被风所袭也，可加独活，以热酒调敷。如又不消，则风毒已甚。肌肉结实加紫金皮和敷，必消。

活血散（跌打伤折）：用绿豆粉在铁铫内炒令紫，用热酒同热醋调成膏敷贴，损处用纸盖贴，以杉木一二片缚定，神效。

一赤散（治伤损敷药后起泡，以棱针挑破、掺之）：大黄　赤石脂　石脂（煅）各等分。

一黄散，单黄一味，为末，姜汁调温敷。

洗药荆叶散（治从高坠下，及一切伤损瘀血凝滞）：顽荆叶一两　白芷　细辛　蔓荆子　桂心　川芎　丁皮　防风　羌活各五分　上入盐一匙，连根葱五根，酱水五升，煎三升去渣淋洗，冷即再易，要避风处。

接骨丹敷贴药：天南星　木鳖子各四两　没药　乳香　官桂一两　上为末，姜一斤，去皮，捣烂取自然汁，米醋少许，白面为糊，摊纸上，贴伤处，以帛缠之，用杉木片夹定缚之。

接骨丹（治伤折出曰）：南星（生）四两　木鳖子（净）三两　紫金皮　芙蓉叶　独活　白芷　官桂　松香　枫香各一两　麦面　乳香　没药各五钱　上为末，米醋、生姜汁各三之一，入老酒，调匀，摊贴夹缚如法，冬月热缚，夏月温缚。

消肿紫金皮散（治诸伤浮肿）：紫金皮（醋炒）　南星　半夏　当归　黄柏　草乌　川乌（各炮）　杜当归　川芎　乌药　破故纸　白芷（盐炒）　刘寄奴　川牛膝　桑白皮各等分　为末，生姜汁、薄荷汁同水调涂肿处及伤处，皮热甚加黄檗皮、生地黄各五钱；有疮口者，勿封疮口，四围敷之。

地黄膏（治伤损及一切肿痛未破，可以内消）：生地黄（捣如泥）不计数　木香（为末）　上以地黄膏随肿大小摊于纸上，掺木香末一层，又再摊地黄膏贴患处，不过三五换，即愈。

消肿膏（治胸胁跌伤肿痛或动筋骨）：芙蓉叶　紫金皮各五两　白芷　当归　骨碎补　独活　何首乌　南星各三两　橙橘叶　赤芍药各二两　石菖蒲　肉桂各五钱　上为末，以姜汁、热酒调，乘热涂肿，用葱汁、茶清调和温缚。若动筋折骨，加山樟、毛银藤皮及叶各五两，同前为末，酒调暖敷缚定。

芙蓉膏（治跌打伤损肿痛紫黑）：紫金皮　南星各一两　芙蓉叶二两　独活　白芷　赤芍药各五钱　上为末，生姜汁、茶清调温贴。紫黑不退，加肉桂五钱。

紫金膏（治肿赤焮热）：芙蓉叶（白者）二两　紫金皮一两　生采入生地黄同捣敷；或为末，鸡子清和蜜匀调，入生地同捣敷之。

退肿膏（治一切破伤肿痛）：芙蓉叶（白者）　地薄荷　耳草叶　泽兰叶　金桐叶　赤牛膝　大黄（另研）各等分　上捣烂敷伤处，中留一孔出气。

一紫散（治伤损眼胞，青黑紫色肿痛）：紫金皮（童便浸七日，晒干）　生地黄各等分，捣烂，茶清调匀敷，余处伤不必便制。又：芙蓉叶、生地黄同捣，名一绿散，同治眼伤。

泽兰散（治跌咬所伤及指伤）：芙蓉叶　泽兰叶　地薄荷　白佛桑叶　耳草叶　上捣烂，冷敷伤处，留口通气。

内服方药

四季伤损，脉浮紧，发热恶寒，体痛，属有外邪，宜发散。春五积散、香苏散；夏香薷饮、五苓散；秋正气散；冬和解散。寒热加柴胡、前胡、黄芩；头痛加川芎、白芷；脚气加白芷、槟榔、木香；痰加半陈等分。葱白煎服。

疏风败毒散（主治见论）：当归　川芎　白芍药　熟地黄　羌活　独活　桔梗　枳壳　柴胡　白茯苓　白芷　甘草　紫苏　陈皮　香附　生地黄　上生姜煎，入酒和服。

交加散（宜体弱之人，主治见论）：当归　川芎　白芍药　生地黄　苍术　厚朴　陈皮　白茯苓　半夏　羌活　独活　桔梗　枳壳　前胡　柴胡　干姜　肉桂　甘草　加生姜煎，有热去姜、桂。

羌活乳香汤（治伤折筋骨，发热体痛，挟外邪者）：羌活　独活　川芎　当归　赤芍药　防风　荆芥　牡丹皮　续断　红花　桃仁　陈皮　生地黄　上水煎，有热加柴胡、黄芩。

凡跌堕刀箭等伤，而胁下痛不可忍，属里证，宜行瘀血，以上中下三焦别其部分。上部犀角地黄汤；中部桃仁承气汤；下部抵当汤之属下之。或加小便、酒同煎。更有内加地黄、当归者。有加大黄者，虚弱老人不禁下，以四物汤加穿山甲煎，亦有用花蕊石散加童便酒服。若瘀血已行，用复元通气散加当归煎服。

消上瘀血汤（主治上膈被伤）：羌活　独活　连翘　桔梗　枳壳　赤芍药　当归　栀子　黄芩　甘草　川芎　桃仁　红花　苏木　大黄　生地黄　水煎，和老酒、童便服。

消下破血汤（主治下膈被伤）：柴胡　川芎　大黄　赤芍药　当归　黄芩　五灵脂　桃仁　枳实　栀子　赤牛膝　木通　泽兰　红花　苏木　上生地黄煎，加老酒、童便服。

大紫金皮散（治跌打伤及肺肝）：紫金皮　降真香　补骨脂　无名异（烧红酒淬七次）　续断　琥珀（另研）　牛膝（酒浸炒）　桃仁（去皮）　当归　蒲黄各一两　大黄（湿纸裹煨）　朴硝（另研）各一两五钱　为末，每服二钱，煎当归、苏木，酒服。

破血药（主治皮肉不破，瘀血积滞内攻，不能言语，发谵妄，宜此攻利。若皮破血流，宜作金疮亡血过多治之）：柴胡　黄芩　五灵脂　枳实　当归　赤芍药　川芎　生地黄　大黄　朴硝　桃仁　红花　苏木　上水煎，入童便，酒服。皮破血流者，不用酒。

花蕊石散（治一切金刃箭簇，打仆重伤，死血瘀伤处，以药掺之，其血化为水再掺，血便活不痛了。如损内血入脏腑，煎童子便入酒少许，调一大盏服之立效。及一切牛牴伤，或误触肠出，不损命，急内肠桑皮缝好，不得对裹疮口，恐作脓血。如疮头干，以津润之，然后掺药。妇人产后败血不尽，血迷血晕，急以童便调一盏，取下恶物如肝片，终身不犯血风血气证。若膈上有血，化为黄水，即时吐出。）：石硫黄四两　花蕊石二两　上二味拌合，先用纸筋和盐泥封固瓦罐子一个，候干入药于内，再用泥封口，候干放在砖上，上书八卦及五行等字。用炭一秤，笼叠周匝，自己午着火渐渐上彻，直至经宿火尽，又放一宿，取出细研，罗净。磁器安放，依法用治。

破血消痛汤（治跌伤脊骨胁痛）：羌活　防风　官桂各一钱　苏木　连翘　当归各二钱　麝香一字　水蛭（炒令烟尽，另研）三钱　上为细末，作一服，酒两大碗，水一盏，煎一大碗。另研香、蛭二味，稍热调服，立止。

二十五味药（治跌仆损伤至骨碎折筋断，刺痛，并皆治之）：白芷（醋炒）　紫金皮（醋炒）　破故纸（醋炒）　刘寄奴　川当归　赤芍药　黑牵牛　川牛膝　生地黄　川芎　乳香　没药　木通　自然铜（骨不碎不用）　草乌（醋炒，孕妇不用）　木香　藿香　川乌（火煨，孕妇不用）　骨碎补　木贼草　官桂　羌活　独活　以上各一两　熟地黄（炒）　杜牛膝（炒）各五钱　金刀伤挫臼者，去自然铜，唯骨碎骨折者用之。然此方须于临好时用之。早用或生他故。上为末，蜜丸如弹子大，每服一丸，酒磨下。金刀所伤内损重者，以薄荷汤或木瓜汤、姜汤皆可服。

清心药（治打仆伤损，腹皮破伤，损折重者）：牡丹皮　当归　川芎　赤芍药　生地黄　黄芩　黄连　连翘　栀子　桃仁　甘草　上灯心、薄荷煎，入童便和服。

下瘀血方：归梢　川芎　赤芍药　乌药　苍术　青皮　陈皮　枳壳　苏木　红花　桃仁　肉桂　大黄　水煎服。

止痛药（治打仆伤损，折骨出臼及金疮破伤）：当归　牛膝　川芎　淮生　赤芍　白芷　羌活　独活　杜仲　续断各一两　肉桂　茴香八角　乳香　没药各五分　南木香　丁皮　沉香　血竭各二钱五分　上为末，老酒调服。

急救苏合方：凡跌坠晕死，急用苏合香丸，火上焙，去脑、麝，用酒煎苏木，调灌之。

散血定痛补损丹（治诸般伤损肿痛）：当归　川芎　赤芍药　生地　白芍药　牛膝　杜仲　续断　白芷　骨碎补　五加皮　羌活　独活　南星　防风各一两半　官桂　乳香　没药各一两　南木香　丁皮　角茴香各五钱　上为末，酒调服。

定痛当归散（治诸损伤肿痛）：当归　川芎　赤芍药　白芍药　熟地　羌活　独活　牛膝　续断　白芷　杜仲各二两　川乌（炮）　乳香　没药　肉桂各一两　南木香　大茴香　丁皮各五钱　上为末，酒调服。

活血顺气何首乌散（治跌打折伤，初时宜服此）：何首乌　当归　赤芍药　白芷　乌药　枳壳　防风　甘草　川芎　陈皮　香附　紫苏　羌活　独活　肉桂　上薄荷、生地黄煎入酒和服。痛甚加乳没。

活血丹（打仆跌伤，刀斧伤，诸般风瘫顽麻，妇人血风，浑身疼痛并治）：青桑炭一斤　当归　牛膝　川芎　赤芍药　熟地　黑豆（酒煮）　何首乌　南星（制）　白芷　松节（烧）　杜仲　破故纸　羌活　独活　苍术　防风　荆芥　骨碎补　桔梗　续断各四两　草乌（醋煮炒）　川乌（炒）　肉桂　木鳖子　大茴　地龙　白蔹　白及　细辛　降真香　檀香　松香　枫香　五灵脂　京墨　血竭　乳香　没药　栗间　为末，醋煮秫米糊为丸，弹子大，晒干，以生漆抹手上，挪漆为衣，阴干以袋盛，挂当风，久而不坏，用时以当归酒磨下。

黄末子（治同上）：川乌（炮）　草乌（醋煮炒）　降香　枫香　肉桂　松香　姜黄　乳香　没药　细辛各五钱　当归　赤芍药　羌活　独活　川芎　蒲黄　白芷　五加皮

桔梗　骨碎补　苍术　何首乌　牛膝　姜黄　上为末，酒调下。将好之际，如骨折者，加自然铜一两。

红末子（治同上）：独活　何首乌　南星　白芷　当归　羌活　骨碎补　苏木　牛膝　赤芍药　红花　川芎各三两　细辛　川乌（炮）　桔梗　降真香　枫香　血竭　乳香　没药各一两　上为末，酒调下，加法如上。

黑末子（治同上）：雄鸡毛（烧）　桑炭　松节（炒为末）　松心　侧柏叶（醋煮）各四两　当归　牛膝　何首乌　黑豆（酒煮）　南星　骨碎补　熟地　羌活　独活　赤芍药　川芎　白芷各二两　细辛　肉桂　川乌（炮）　草乌　木鳖子　南木香　五灵脂　降真香　乳香　没药　枫香各一两　百草霜五钱　上为末，酒调下。加法如上。

白末子（治证同上）：白芷　南星　白术　何首乌　桔梗　羌活　独活　白芍药　白杨皮　川芎　白茯苓　白蔹　当归　米仁　骨碎补　牛膝　续断　川乌　细辛　肉桂　枫香　乳香　没药各一两　服法、加法同前。

橘术四物汤（治跌闪滞血疼痛）：当归　川芎　白芍药　淮生　陈皮　白术　红花　桃仁　上生地黄煎服。骨节大痛，加羌、独活。不止再加乳没。

黑神散：黑豆（去皮炒）半升　熟地黄（酒浸）　当归（酒浸）　肉桂　干姜　甘草　白芍药　蒲黄各四两　上为末，每服二钱，酒半盏、童便半盏煎服。

当归补血汤（治金刃跌磕所伤，去血太多，服此妙。若皮肉不破，宜作瘀血停积治）：当归　川芎　白芍药　熟地　防风　连翘　羌活　独活　乳香　没药　白芷　续断　杜仲　上生地黄煎，入童便和服，不可用酒。按：补血须用参、芪，此只用四物，乃活血非补血也。况以羌、独、防、芷之耗散乎？用者审之。

复元通气饮（治打仆伤痛及乳痛、便毒初起，气滞作痛）：木香　大茴香　青皮　穿山甲（酥炙）　陈皮　白芷　甘草　漏芦　贝母各等分　上为末，每服一钱五分，温酒下。

按：前方治打仆闪挫，或怒气滞血作痛之良剂。经云：形伤作痛，气伤作肿。又云：先肿后痛者，形伤气也；先痛后肿者，气伤形也。凡人元气素弱，或因伤叫号，血气损伤或传寒凉之药，血气凝结者，审前条大法，用温补气血为善。

定痛紫金丹：麝香　红娘子　没药各一钱半　乌药　地龙　茴香　陈皮　青皮各二钱五分　川乌　草乌（炮）各一两　五灵脂五钱　木鳖子（去壳）五钱　黑牵牛（生）五分　骨碎补　威灵仙　金毛狗脊　防风　自然铜（醋淬七次）各五钱　禹余粮四钱　上为末，醋糊为丸，如桐子大，每服二十丸，酒下。分上下部服。

金疮白药：黄柏　黄芩　当归　赤芍药　黄芪　丹皮　生地黄　木鳖子　黄连　地骨皮　桑皮　甘草各一钱五分　白芷　马蓼　梢叶（生者火煅）一钱　上桐油三两，同煎黄色，去渣。再煎入细白松香一斤，慢火煎，频以柳枝搅匀，却入乳、没、黄丹各七钱。煎数沸下火。以绵铺纸上，先着清水于磁钵中，滤药于钵，频频抽洗，愈洗愈白，故名白药。五七日一换，水养之。一应伤损量大小，取一块入疮口，以白纸护往，一日一换。如筋断，加杜仲、续断各二钱同煎。收口，加龙骨五钱，碎了入药。打损，只作贴子贴之。

理伤膏（治跌仆刀斧伤）：黄蜡　猪油各四两　乳香　没药各一两　松节　麻油各一斤　上以折伤木皮一两，捣碎入油煎，数沸，滤去渣，入密陀僧、黄丹，慢火熬成膏。次入松蜡熔化，再熬滴水成珠，却入乳、没、自然铜末摊贴。

封口药：乳香　没药　儿茶　当归　杉皮炭各一钱　麝香五厘　片脑一分　虎聍叶（如无以葛叶代之）一钱　上各研，秤合和匀。入麝，次入脑，匀之。磁器收贮。一应耳断唇缺，俱可随方施补，用此药掺之。每日轻水洗去，搽油换药。

洗　药

麻药（俱见金疮）

没药散（刀箭药，止血定痛）：定粉　风化炭各一两　枯矾三钱　乳香五分　没药一字　右各另研为末，和匀掺之。

生肌止血立效方：石灰二升（捣生地黄、青蒿汁和作团，火煅赤，细研）　狗头灰　苎藦　艾叶　地松　黄丹　密陀僧　血竭　上为末，遇伤处敷之。

丹皮散（治跌仆闪挫伤损，滞血疼痛）：牡丹皮　当归　骨碎补　红花（酒浸）续断　乳香　没药　桃仁　川芎　赤芍叶　生地黄　上水和酒煎服。用秫米饭乘热罨敷患处，冷又蒸换。

定痛乳香神应散（跌仆所伤，疼痛不可忍，并腹中痛）：乳香　没药　雄黑豆　桑白皮　独科栗子　当归各一钱　水蛭五钱　破故纸（炒）二两　上为末，每服五钱，醋一盏，石器内煎，入麝香一字服。

一方：旋覆根捣汁，涂伤处，能续筋骨。

一方：跌仆伤损，以活蟹取肉并黄焙，燥为末，入伤处，续筋骨。

一方：用生地一斤　捣碎藏瓜姜糟一斤，生姜四两，细切拌匀，炒热，罨敷伤处，以布裹之，冷则再易。此方，昔年有患者取活龟，将欲制药，梦龟授此方，用之神效（出《本草纲目》）。

一方：治跌伤夹伤，旋取地中大葱，火内煨熟，劈开取沉，敷伤处，频频易之。仍用有涎热葱裹缠，神效。

一方：凡骨伤碎折，用土鳖虫炙干为末一钱，自然铜火煅醋淬五分，乳香没药各五分，酒调服。

一方：未展荷叶阴干，一味为末，以热童便一小盏调下三钱，治恶血攻心，名水仙散。

一方：骨伤碎折，用土鳖虫及壁上蟢虫，一个对一个，同研为末，酒送下，其骨自接有声。

一方：凡接骨，预以古烂钱投醋内，浸数年，愈久愈佳。用时取起，于新锅内，上下用炭火煅黑色，研细。每用三厘，酒送下。重者，日服二三次，不痛方止。

一方：白香胶为末，涂伤筋处，以金沸草根擂汁涂筋，封口便续。

一方：治跌仆伤骨，捣生蟹极烂，用滚热酒倾入，连饮数碗，即以蟹渣敷患处。半日间，骨肉渐渐有声，自合。

一方：跌打伤重将危，用新鲜松节敲碎、煎汤，服下则愈。极重者，次日再服一碗，煎浓方可。

一方：跌打损伤，以黄麻叶为末，入白酒糟，捣烂敷之。虽骨折者，亦愈。若无麻叶以麻子代之。

一方：跌仆损伤，用肥皂去核捣烂，好醋煮面糊，搽之。

跌磕面伤青肿，用茄子种通黄极大者，切作一指厚片，新瓦上焙干为末，临卧时酒调服二钱，一夜消尽无痕。

跌仆伤齿：点椒五钱　天灵盖　红内消　白芷各二钱　上为末，掺动伤处，即安。或已落，有血丝未断，掺齿龈间，亦可复牢。

跌打伤肾囊：一人骑马坠落，被带锁匙伤破肾囊，二丸脱落，尚为筋膜悬系，或以线缝，外贴膏药，不三五日线烂，复脱，金谿龚氏以为治刀伤出血，但敷壁钱而效且敏，遂令人慢慢托上，多取壁钱敷贴，破伤处渐愈如故。

伤落耳鼻：凡误伤脱落耳鼻者，急以头发入瓦罐内，盐泥固济，煅过为末。以所落耳鼻蘸灰缀上，用软绢缚定，甚效。

担伤肩皮：剪猫头上毛，睡醒时，以不语唾粘之，即愈。

外伤分证主治第一百九

胁肋胀痛　凡此若大便通和，喘咳吐痰者，肝火侮肺也，小柴胡汤加青皮、山栀清之。若胸腹痛、大便不通、咳喘吐血者，瘀血停滞也，当归导滞散通之。如肝火之证，本脉必大，两胁热胀，但令饮童便、小柴胡汤加黄连、山栀、归尾、红花。又，左关脉浮而无力，以手按其腹反不胀者，此血虚而肝胀也。当以四物、参苓、青皮、甘草之类治之。若左关脉洪而有力，胸胁胀痛，按之亦痛，此怒气伤肝，以小柴胡、芎、归、青皮、芍药、桔梗、枳壳主之。此证不论受害轻重、去血曾否，但被扭按甚重，恚怒努力，伤其气血，瘀血归肝，多致此证。甚则胸胁胀满，气逆不通，或致血溢口鼻而危。

小柴胡汤（治仆跌所伤肝胆经，火盛作痛，发热，潮热咳嗽）：柴胡二钱　黄芩一钱五分　半夏　人参（各一钱）　炙甘草（五分）　上加姜煎。

腹痛，凡此，若大便不通，按之甚痛，瘀血在内也。用加味承气汤下之。既下而痛不止，瘀血未尽也，以加味四物汤行之。若腹痛，按之不痛，血气伤也，用四物汤加参芪白术，补而和之。若下之而胸胁仍痛，肝血伤也，用四君子、芎归补之。或既下而发热，阴血伤也，以四物、参术补之。既下而恶寒，阴气虚也，以十全大补汤补之。既下而恶寒发热，气血俱伤也，八珍汤补之。既下而呕，胃气伤也，以六君子、当归补之。既下而泄泻，脾肾伤也，以六君子、肉果、破故纸补之。若下后手足俱冷、昏愦汗出，阳气虚寒也，急用参附汤。若手足冷、指甲青者，脾肾虚寒之甚，急用大剂参附汤。甚至口噤、手撒、遗尿、痰壅、唇青、体冷，虚极之坏证也，急投大剂参附汤。

一患者跌坠，腹停瘀血，用红花大黄等药不下，反胸膈胀痛、喘促，薛用肉桂、木香末各二钱，热酒调服，而下黑血，再服前所服药而愈。此因寒药凝滞而不行，故须以辛温之剂散之。

加味承气汤（治瘀血内停，胸膈胀痛，大便不通）：大黄　朴硝（各二钱）　枳壳　厚朴　当归　红花（各一钱）　甘草（五分）　水酒各一盏，煎一盏服。加减药味量虚实。

小腹引阴茎作痛，凡此或小便如淋，此系肝经郁火，用小柴胡汤加大黄、黄连、山栀饮之，再用养血药。不可误认为寒，投以热剂，或致二便不通，诸窍出血。

肌肉间作痛，凡此皆荣卫气滞也，用复元通气散。筋骨作痛，肝肾之气伤也，用六味丸。内伤下血作痛，脾胃之气虚也，用补中益气汤。外伤出血作痛，脾肺之气虚也，用八珍汤。大凡下血不止，皆脾胃气脱，吐泻不食，脾胃气败也，须预调脾胃。

创口痛，凡此或痛至四五日不减，或一二日方痛，欲作脓也，用托里散。若兼头痛，时作时止，气虚也；再兼眩，属痰；当生肝血补脾气。

瘀血作痛，凡此或肿痛、发热、作渴，为阴血受伤，宜砭去恶血后，用四物、柴胡、黄芩、山栀、丹皮、骨碎补，以清肝火。凡瘀血、肿痛不消，以萝卜自然汁调山栀末敷之。或破处，以当归膏贴之，更服活血之剂。凡患处肿黑，重坠，即系瘀血，法当重砭去恶血，看证用药，大补气血为主，十全汤、补中汤、八珍汤，详前条。

血虚作痛，或热渴烦闷头晕，此阴血内热之证，用八珍汤加丹皮、麦冬、五味、骨碎补、肉桂，兼服地黄丸。

青肿不消，凡青肿不消，须补中益气汤，加肉桂，以补气。肿黯不消，须加味逍遥散，以散血。若焮肿胀痛，瘀血作脓也，以八珍汤加白芷托之。若脓溃反痛，气血虚也，以十全大补汤补之。若骨骱接而复脱，肝肾虚，宜地黄丸。肿不消青不退，气血虚也，内用八珍汤，外用葱熨法。若一味行血破血，脾胃愈虚，卫气愈滞。若敷贴凉药，则瘀血益凝，内腐益深，难以收拾。

腐肉不溃，或恶寒而不溃，用补中益气汤。发热而不溃，用八珍汤。若服克伐药而不溃，用六君子汤，加当归。外皮坚黑不溃，内火蒸灸也，内服八珍汤，外涂当归膏。凡死肉不溃，新肉不生，皆失于预先补脾胃耳。

新肉不生，若患处夭白，脾气虚也，用六君子加芎归。患处绯赤，阴血虚也，四物加参术。恶寒发热，气血虚也，用十全大补汤。脓浠白而不生，脾肺气虚也，用东垣圣愈汤。寒热而不生，肝火动也，用加味逍遥散。晡热而不生，肝血虚也，用八珍汤加牡丹皮。食少体倦，胃气虚也，用六君子汤。脓秽者，阴虚邪火也，六味丸。四肢困倦、精神短少，元气内伤也，用补中益气汤。夏月用调中益气汤，作泻者，清暑益气汤。

出血，若患处或诸窍出血，皆肝火炽盛、血热错行，用加味逍遥散清热养血。若中气虚弱，血无所附而妄行，用加味四君子汤、补中益气汤。或元气内脱，不能摄血，独参汤，加炮姜以回阳，不应急加附子。或内有蕴血而呕吐，用四物加柴苓。凡伤损劳碌、怒气、肚腹胀闷，误服大黄等药，伤阳络，则有吐血、衄血、便血、尿血等证；伤阴络，则为血积血块，肌肉青黯。此皆脏腑亏损，经络失职，急补脾肺，亦有得生者。

瘀血流注腰膂，两足至黑，宜饮童便酒，砭出旧血，投以小柴胡汤去半夏，加山栀、连、芩、骨碎补，以清肝火；用八珍汤加茯苓，以壮脾胃。

昏愦，伤重昏愦，急以独参汤灌之。虽有瘀血，切不可用花蕊石散内化之，恐因泻而亡阴也。元气虚者，尤不可。凡瘀血在内，大小便不通，用大黄、朴硝。不下者，用木香、肉桂末二三钱，以热酒灌之。血下乃生，假其热以行寒也。

眩晕，有失血过多而眩者，宜十全大补汤。有真元不足，不能摄气归源者，用参芪、茯苓、陈皮、芎、归、熟地、山药、山茱萸、五味、麦冬、炙草等药。

烦躁，有血虚发躁，用当归补血汤。或日晡发热，用四物加柴胡、丹皮、地骨、黄柏治之。

发热，或出血太多，或溃脓之后，脉洪大而虚，按之如无，此阴盛发热也，用当归补血汤。脉沉微，按之软弱，此阴盛发热也，用四君子汤加姜附。若因亡血者，圣愈汤。汗不止，用独参汤。

胸腹痛闷，凡跳跃捶胸，举重闪挫，而胸腹痛闷，喜手摸者，肝火伤脾也，用四君子加柴胡、山栀。畏手摸者，肝经血滞也，四物加柴胡、山栀、红花、桃仁。若胸胁作痛，发热、晡热，肝经血伤也，用加味逍遥散。如此而不思饮食，肝脾气伤也，四君子加芎、归、柴、栀、丹皮。若胸腹胀满、不思饮食，脾胃气滞也，用六君子加柴胡、芎、归。若胸腹不利，食少不寐，脾气郁结也，加味归脾汤。若痰气不利，脾肺气滞，用二陈、白术、芎、归、栀子、青皮。

作呕，或因痛甚，或因克伐伤胃，用四君子、归、半、生姜。或因忿怒肝伤，用小柴胡汤加山栀、茯苓。若因痰火，用二陈、姜炒黄连、山栀。若胃气虚，用补中益气汤加生姜、半夏。若因出血太多或溃后，六君子加当归。因胃火，用清胃散加山栀、黄芩、甘草。

呕吐黑血，因打仆伤损，败血入胃，呕吐黑血如豆汁。芎劳 当归 白芍 百合（水浸半日） 荆芥各二钱 上水酒各半煎。

百合散（治如上）：川芎 赤芍 当归 百合 生地黄 侧柏叶（炒） 荆芥 犀角 丹皮 黄芩 黄连 栀子 郁金 大黄 上水煎，加童便一杯。大便利者，去大黄。

喘咳，凡出血过多，面黑、胸胀、膈痛、发喘，乃气虚瘀血乘于肺也，急用二味参苏饮。若瘀血衄血者，乃气逆，血蕴于肺也，急用十味参苏饮加山栀、芩连、苏木。

二味参苏饮：人参一两 苏木二两 上水煎。

十味参苏饮（加法如上）：人参 紫苏 半夏 茯苓 陈皮 桔梗 前胡 葛根 枳壳各一钱 甘草（炙）五分 加姜三片。

作渴，若因出血过多，用四物、参术不应，用参芪以补气，当归、熟地养血。若溃后，用八珍汤。若因胃热伤津液，用竹叶黄芪汤。因胃虚津液不足，补中益气汤。因胃火，竹叶石膏汤。若烦热、小便淋涩，乃肾经虚热，非地黄丸不救。

膏药方第一百十

神异膏（溃疡用此解毒生肌）：露蜂房（蜂多者佳） 蛇蜕（盐水洗）乱发（用男子发） 杏仁各一两 玄参五钱 黄芪七钱五分 上用芝麻油一斤，同乱发于铜锅内煎。发已熔，方下杏仁煎黑，滤渣，然后入黄芪、玄参煎一二时，少顿冷乃下蜂房、蛇蜕，煎至纯黑，滤渣，称净油每两用飞煮过黄丹五钱听候，仍以油入锅，徐徐下丹，不住手搅，待沫起烟发，看油泡四边无红圈，即离火。此火候妙在一瞬。若待滴水成珠，则软者，必须再熬，终不得法。若火候太过者，却入少蜡，添麻油略熬。收入磁器，出火毒。用此膏神效。

血竭膏（治疮疽，气未尽，瘀恶尚存，用此以毒攻毒，若生肌续筋，所不用也）：当归（酒洗） 白芷 大黄（生用） 黄连 黄柏 木鳖子 皂角 杏仁 露蜂房 男子乱发各一两 上量药，用芝麻油先熬乱发，已熔后下九味煎黑，滤去渣，照上法下丹，膏成下乳没、血竭各五钱。

清凉膏（治一切疮疡，脓去后用之）：当归二两 白芷 白及 木鳖子（去壳）黄柏 白蔹（去皮）各五钱 上用芝麻油十二两入药，煎黑，去渣，照上法下丹。膏成，入乳香、白胶末各五钱。

碧油膏（止痛排脓，灸后宜用）：桃枝 柳枝 桑枝 槐枝各五钱 上用芝麻油十两，煎四枝焦黑，去渣，照上法下丹。成膏后，入乳香、血竭末各五钱。

太乙膏（治痈疽疮疖，贴之神效。若内痈，以此作丸，用引经药作汤送下。见肺痛条）。

当归膏（凡疮痕汤火等证，此膏能去旧生新、补血止痛。勿以其药品易而忽之也）：当归一两　淮生地黄一两　黄蜡七钱　白蜡五钱　上用芝麻油四两，煎当归、生地至黑，滤去渣，再以油入锅煎沸，入二蜡，不住手搅，至冷，乃匀收磁罐候用。

十香膏（治五发恶疮、结核、瘰疬、疳瘘、痘痔，用细帛摊贴。若系内痈，作丸如梧桐子大，每服七丸，食前温酒下）：当归　川芎　黄芪　木通　白芍药　细辛　升麻　白蔹　独活　川椒　藁本　菖蒲　厚朴　木鳖子　官桂　商陆根各二两　桃仁　杏仁　柏子仁　松子仁各五钱　槐枝　桑枝　柳枝　松枝各二两　上用芝麻油三斤，入锅熬熟，方入前药，熬黑、滤渣，入猪脂　羊肾脂　真酥各二两。再上火煎数沸，候猪羊脂俱化，以布滤净，照上法下丹，膏成。候火气稍退，入没药　轻粉　雄黄　朱砂　云母石（制）　生犀角　男子发灰　枯白矾，各细末二两，再候药温，入沉香　麝香各一钱　广木香　丁香　乳香　甘松　白芷　安息香　藿香　零陵香，各细末五钱。

白龙膏（治头面五发恶疮，及火烧汤泡、冻裂溃烂，贴此能止痛、生肌、凉血、消毒、散肿、退气，神效，且无瘢痕）：白薇　白芷　白蔹　黄芪　商陆根　柳白皮　桑白皮各一两　上用杏子油一斤，浸三日，于木炭火上煎，令各药黑色，滤去渣。再上火，下煮净。黄蜡（研净）八两、乳香二两，候熔开下火，不住手搅膏，微冷下研细真正轻粉五钱、研细定粉八两，急搅至冷，磁罐收贮听用。

东垣贴热疮膏方：当归身（水浸，焙干）一两　杏仁（汤浸去皮尖）一百粒　桃枝（肥嫩，寸切，水洗阴干）一两　柳枝（肥嫩，寸切，水洗阴干）三两五钱　上用芝麻油熬热，先下桃柳枝，熬半焦，后下归、杏煎黑，照上法下丹。若贴寒疮，当归易身为尾，桃李枝分两倒过。

水澄膏（治热毒肿痛。方见围药条）

云母膏（治诸恶疮、肿疡、无名毒、疔疽、恶毒、刀斧跌伤，方见肺痈条）

善应膏（治诸恶疮、肿毒、瘰疬、打仆等伤，疮癣可贴，妇人乳吹可服二三十丸，肠痈亦服，无不应效）：上等黄丹（飞砂）半斤　白胶香　没药　乳香（另研）　大当归　白芷　杏仁　大黄　草乌头　川乌头　赤芍药　槟榔　干生地　土芎　乱发（洗）　滴青（另研）各一两　上除乳没外，将沙石铫盛香麻油一斤，浸药一宿，慢火熬各药焦黑，再入葱白、乱发煎少时，用滤净，去渣，留下药油两许，所滤油慢火再熬，却入黄丹，柳槐条不住搅，候有微烟起，即下火，滴水成珠方妙。不然再熬，成膏了下火，俟无烟气，入乳没、白胶香搅匀，倾磁器中，将留下两许油一并收器内，以新汲水一桶，将药器坐于中，一日一换水，三日出火毒方用。如膏硬，量加黄蜡、香油，入膏搅匀。

长肌膏（治年久诸般烂疮）：白烛油四钱　黄蜡八钱　香油八钱　大枫子（去壳，研）五钱　黄连三钱　番木鳖二钱　黄柏三钱　枯矾三钱　轻粉三钱　密陀僧（另研）五分　上将前七味先煎去渣，入矾、粉、僧三味，拌匀。俟凝，看疮口大小，做薄饼，簪穿小孔十数贴疮，日易之，盐茶汤洗了再贴。

金丝万应膏（治跌仆损伤，寒湿脚气，痛不可忍，小儿脾疳泻痢，咳嗽，不肯服药）： 沥青二斤半　威灵仙　黄蜡各二两　木鳖子（去壳）二十八枚　蓖麻（去壳）一百枚　没药　乳香（另研）各一两　麻油（夏二两，春秋三两，冬四两）　先将沥青同灵仙下锅熬化，以槐柳枝搅焦黑色滤起，倾沥青入水盆成块，足称二斤，再下锅熔开，下麻油、黄蜡、蓖麻子、木鳖子泥，不住搅之，令滴水成珠，不粘手，可扯拔如丝样，如硬少加麻油，如软加沥青，得法了，方下乳没二味，再以槐柳枝搅数百次，滤入水盆内，扯拔如金丝，频换水，浸一日收起。如跌仆势重，烘膏火热贴伤处，以透骨肉为妙，连以热水数次浴之，则热血自行。小儿脾疳贴患处，泄利贴肚上。

神圣膏（治一切恶疮）： 当归　藁本各五钱　没药　乳香各二钱　白及　琥珀各二钱五分　黄丹　黄蜡各二两　白胶香三两　巴豆（去油）十五枚　木鳖子（去皮）五十枚　粉霜　蟾酥各一钱　清油　槐枝　柳各一百二十段　上先将槐柳枝入青油，熬焦取出，复下余药熬，勿至焦，滤出，却将油澄清，下黄丹再熬，膏成火定，入没乳。

热疮寒膏： 当归一两　杏仁（去皮尖）一百枚　黄丹（飞炒）六两　麻油一斤　肥嫩柳枝三两五钱　嫩桃枝（俱切寸许）一两　上先熬麻油，下桃柳枝熬，令半焦，以绵裹当归、杏仁同煎，至柳枝焦黑为度，去渣澄定，抹净铫中查滓，再上沸之，旋入黄丹，熬成滴水不散为度。

寒疮热膏： 与寒膏药同，只当归用梢，桃柳分两倒转即是。

风湿气膏　（兼治跌打损伤）： 川乌　草乌各一两　当归二两　红花　官桂　白芷　赤芍药　桃仁　防风　补骨脂　穿山甲　羌活各一两　上锉用麻油二斤，入前药煎枯，以布绞去渣，取油另煎，滴水成珠为度，听用。又用松香十斤，煎销以夏布滤下，流于水内，又沸去水，取出松香，又将葱姜汁各一碗，烧酒一斤，入松香内和匀，略煎过，方入前油，慢火熬成膏，住火，加乳香、没药各一两，阿魏一两，麝香一钱，和匀摊用。

蜜膏（专治诸般疮肿恶毒，臁疮湿毒，瘰疬，杨梅结毒，下疳久不收敛者）： 松香（醋葱汁煮过，为末，节净一斤）一斤四两　黄蜡　白蜡各一两　轻粉一两　乳香　没药　樟脑　象牙末（炒）　竹蛀末　龙骨（火煅）　赤石脂（醋煅）　海螵硝（去壳）　人中白（煅）　面粉（炒）各五钱　孩儿茶三钱　血竭六钱　白蜜一两　桐油十三两　上十八味，先用松香溶化，次下桐油，次下黄白二蜡，次下龙骨五味，以下轻粉，次下象牙末，次下乳没药，次下樟脑，次下白蜜。

白玉膏（专治诸般肿毒恶疮，臁疮湿毒，久不收敛者，及汤火伤，先用花椒、葱白、甘草煎烧猪蹄，浓汤洗去恶肉，用无灰绵纸作膏贴之。）： 腊月腊日用鲜猪肥肉板油，不下水，不入盐，入锅内熬去渣，用磁器收贮，每油一斤化开，入白蜡半斤化匀，又下好樟脑四两，搅匀，磁器收藏，勿令出气，此方传自内府，不可轻易。

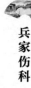

《方以类聚》

明·张勇（甘肃提督）

四十九卷　外伤

跌仆损伤　专从血论　整骨麻药　外治　接骨外治　消肿　内服发表（脉浮紧、发热、体痛、夹有外邪）攻里（肝脉搏坚而长、胁下痛不可忍，宜行瘀）表里　清心止痛　顺气活血　活血　接骨内服　金疮（古名金镞科）箭镞入内　毒箭　竹木刺针入内杖疮　胁肋胀痛　腰脊痛　腹痛　呕吐黑血　瘀血　破伤风　破伤湿（状类中湿）

方以类聚·五十二

跌仆损伤　金疮　杖疮　箭镞入骨　竹木刺针入肉

东垣谓： 从高坠下，恶血留于内，不分十二经络，医人俱作风中肝经。留于胁下，以中风疗之。血者皆肝之所主，恶血必归于肝，不问何经之伤，必留于胁下，盖肝主血故也。痛甚则必有自汗，但人人有汗出，皆属风证，诸风皆属于肝木，况败血凝泣，逆其所属，入于肝也。从高坠下，逆其上行之血气，非肝而何？非伤寒无汗，既曰汗，必自风化之也，故以破血行经药治之。刘宗厚谓：外被有形之物所伤，乃血肉筋骨受病，非如六淫七情为病，有在气在血之分。所以损伤一证专从血论，但须分其有瘀血停积与出血过多，二者不可同法而治，有瘀血者，宜攻利之；若出血者，兼补而行之。

整骨麻药： 草乌三钱　当归　白芷各二钱半，俱为每服五分，热酒调下。

草乌散： 治伤骨节不归窠者，白芷　川芎　木鳖子　猪牙皂角　乌药　半夏　紫金皮根　当归　川乌各二两　舶上茴香　草乌各一两　木香半两，俱为细末。诸骨碎折出臼者，每服一钱，好酒调下，然后整顿骨节归元端正，用夹板夹缚。或箭镞入骨不出，亦用此药麻之，或铁钳拽出，或用凿凿开取出。若人昏沉，用盐汤或盐水与服，立醒。

外 治

腕折伤筋损骨，疼痛不可忍者，用生地一斤 藏瓜姜糟一斤 生姜四两，共切碎，炒令匀热，以布裹罨伤折处，冷则易。

消毒定痛散：治跌仆肿痛。无名异（炒） 木耳（炒） 大黄（炒）各五分，为细末，蜜水调涂，内有瘀血砭去敷之，腐处更用当归膏敷。

活血散：治打仆伤折手足，用绿豆粉新铁铫内炒紫色，用热酒同热醋调，令成膏，敷贴损处，以纸花盖贴，杉木一二片缚定。

一赤散 治伤损敷药后起疱者，以棱针挑破，掺末，大黄 赤石脂 石膏（煅）各等分为末，掺之。

一黄散 治打仆伤，痕紫黑有瘀血流注，有热者，大黄为末，姜汁调，温服。

一白散 治打仆伤，痕紫黑有瘀血流注，无热者，半夏为末，姜汁调敷。

定痛膏 治打仆伤损，动筋折骨，及跌磕，木石压伤，赤肿疼痛者。芙蓉叶二两 紫金皮 独活 南星（生用） 白芷各五钱为末，生菜 马蓝菜 墨斗菜各一两，杵极烂，和前末，用生葱汁老酒和炒，暖敷。

截血膏：治刀斧斫磕，能化血破瘀，退肿止痛。天花粉三两 姜黄 赤芍叶 白芷各一两为末，茶清调匀，敷疮口四边。刀斧伤头面，血不止者，急用此末，茶清调匀，涂头上周围；伤手则涂臂周围，伤足则涂腿周围，伤各处则涂疮口周围，使截住其血，不来潮作也。

散血膏：治打仆伤损，斫磕刀斧等伤，及虎、獐、猪、牛咬伤，耳草叶（藤生，藤上有棘，叶如木绵叶，又名猪母苧，又名虎苧草，又名狮子苧） 泽兰叶少许，各生采，杵捣极烂，冷敷缚。刀斧斫磕等伤，破皮损肉者，先用羊毛饼贴，次贴此膏，疮口四边用截血膏贴，令血不来潮作。或跌破阴囊，或跌损鼻孔，俱先整理皮肉端正，用此膏敷缚。一方不用羊毛饼，以金毛狗脊毛薄铺患口，次摊封口叶，再以此膏贴，效更速。

接补消肿膏：治证同前，耳草叶 雪里开 水圹叶 乌苞叶 紫金皮，俱为末，以鸡子清入桐油少许，调匀敷贴。

万金膏：治痈疽发背，诸般疮疖，从高坠下，打仆伤损，脚膝生疮，远年臁疮，诸般痔漏，一切恶疮。龙骨 龟甲 苦参 乌贼鱼骨 黄柏 黄芩 黄连 猪牙皂角 白及 白蔹 厚朴 木鳖子仁 草乌 川乌 当归（洗，焙） 香白芷各一两 没药（另研） 乳香（另研）各半两 槐枝 柳枝各四寸长二十一条 黄丹一斤半（炒过）清油四斤。除乳、没、丹，余药于油内慢火煎紫赤色，去滓，秤净油三斤入锅，下丹，不住手搅，令黑色，滴入水不散，及不粘手，方下乳没末，搅匀，边入油，多少以不粘手为度。

接骨外贴

接骨丹：天南星　木鳖子各四两　没药　乳香各半两　官桂一两，俱为细末，姜一斤，去皮烂研，取自然汁，入米醋少许，白面为糊，同调摊纸上，贴伤处，以帛缚篾夹索缠。

接骨丹：治折骨出白。南星（生）四两　木鳖子三两　紫金皮　芙蓉叶　独活　白芷　官桂　松香　枫香各一两　小麦二两　乳香　没药各五钱，为细末，米醋、生姜汁各少许，入酒调匀，摊油纸上，夹缚，冬月热、夏月温缚。

走马散：治折伤，接骨。柏叶　荷叶　皂角（俱生用）　骨碎补（去毛），各等分为细末，先将折伤处揣定，令入原位，以姜汁调药如糊，摊纸上，贴骨断处，用杉木片夹定，以绳缚之，莫令转动，三五日后看，以温葱汤洗后，再贴药，复夹七日，痛加没药。

乳香膏：治打仆伤损。乳香　松香　枫香　五倍子　狗骨（煅）各一两　锅底墨　小麦面各五两，为细末，好酒调如糊，热敷痛处，不可敷破处。如破烂者，只以凤毛草为末掺之。

消　肿

紫金皮散　治打仆伤损，及金刃、箭镞伤处浮肿。紫金皮（醋炒）　南星　半夏　川当归　黄柏（盐炒）　草乌（炮）　川乌（炮）　杜当归　川芎　乌药　破故纸　川白芷（盐水炒）　刘寄奴　川牛膝　桑白皮各等分，为细末，生姜、薄荷汁，兼水调敷肿处或伤处，皮热甚，加黄柏皮、生地黄半两，有口者，勿封疮口，只四边敷之。

一紫散：治伤损眼胞青紫色肿痛。紫金皮（童便浸七日，晒干）　生地黄各等分，砍烂茶清调匀，敷贴。

一绿散：治打仆眼胞，赤肿疼痛。芙蓉叶　生地黄各等分，砍烂敷贴，或为末，鸡子清调匀敷。

退热散：治跌磕打伤，惟大指、中指伤命，余指无妨。山布瓜根（多）　景天草　泽兰叶　地薄荷　鱼桐根皮，共捣烂，冷敷伤处，大退身上寒热。

泽兰散：治跌仆咬伤，及咬伤手指，并刀斧伤。芙蓉叶　泽兰叶　白佛桑叶　地薄荷　耳草叶，共捣烂，冷敷伤处，留口通气，以七叶杨香叶，或地黄叶，热茶烫软，贴住。

消肿膏：治胸胁跌坠，打仆损伤肿痛，或动筋折骨。芙蓉叶　紫金皮各五两　白

芷　当归　骨碎补　独活　何首乌　南星各三两　橙橘叶　赤芍药各二两　石菖蒲　肉桂各五钱，为末，以热酒、姜汁调，乘热缚；肿用葱汁、茶清调和，温缚，动筋折骨加山樟子叶、毛银藤皮及叶各五两，同前为末，酒调暖敷缚。

芙蓉膏：治打仆伤损肿痛，紫黑色久不退者。紫金皮　南星各一两　芙蓉叶二两　独活　白芷　赤芍药各五钱为末，生姜汁、茶清调，温贴敷。一加肉桂五钱。

拯损膏：治诸伤损。天花粉　芙蓉叶　紫金皮　赤芍药　南星　独活　当归　白芷各一两　牡丹皮三钱，共为末，姜汁调，热敷贴，痛甚者加乳香、没药各少许。

松葱膏：治伤损。松香　葱连根叶，炒热，共杵捣成膏，炙热敷伤处，先以生姜砍烂，炒热，罨少时，次以此膏贴之，退肿住痛。

退肿膏：治头脑破伤，或跌破，或刀斧伤，或被杖棒打破，及别处伤。芙蓉叶　地薄荷　耳草叶　泽兰叶　金桐叶　赤牛膝　大黄（另研末）各等分，砍烂，敷贴伤处，中间留孔出气，用泽兰叶烫软贴住。冬月用芭蕉叶，一日一换，用茶洗伤处，浮肿用小青叶捣敷，后再用尻池叶、地薄荷捣敷。痛仍不住，用葛叶、毛藤叶、枫叶尾，砍敷贴住痛。

内服发表：脉浮紧，证发热、恶寒、体痛，挟有外邪也。

疏风败毒散：治打仆诸损，动筋折骨，跌磕堕伤者。当归　川芎　白芍药　熟地黄　羌活　独活　桔梗　枳壳　柴胡　白茯苓　白芷　甘草　紫苏　陈皮　香附　生地黄）生姜，水煎入酒和服。

加味交加散：治打仆伤损，折骨出白，发热恶寒，体弱之人宜此。体实者，疏风败毒散。当归　川芎　白芍药　生地黄　苍术　厚朴　陈皮　白茯苓　半夏　羌活　独活　桔梗　枳壳　前胡　柴胡　干姜　肉桂　甘草　生姜煎服。有热，除干姜、肉桂。

攻里：肝脉搏坚而长，胁下痛不忍，宜行瘀血。

鸡鸣散：治从高坠下，及木石所压。凡是伤损，血瘀凝积，气绝欲死，烦躁头痛，叫呼不得。大黄（酒蒸）一两　桃仁（去皮尖）二七粒，俱研细，酒一碗，煎六分，去滓，鸡鸣时服，次日取下瘀血，可愈。如取药不及，急擘开口，以热小便灌之。

大紫金皮散：治打仆伤折，内损肺肝。紫金皮　降真香　补骨脂　无名异（烧红酒淬七次）　川续断　琥珀（另研）　牛膝（酒浸一宿）　桃仁（去皮炒）　当归（洗、焙）　蒲黄各一两　大黄（湿纸裹煨）　朴硝（另研）各一两半，为细末，每服二钱，食前，浓煎苏木、当归，酒调下。

复元活血汤：治从高堕坠，恶血流于胁下，疼痛不可忍者。《经》云：有所堕坠，恶血留内，有所大怒，气上而不行，下损于胁则伤肝，肝胆之经俱行于胁下，经属厥阴、少阳，宜以柴胡为引用为君，以当归活血脉。又急者痛也，以甘草缓其急，亦能生新血，阳生阴长故也，为臣。穿山甲、栝蒌根、桃仁、红花破血润血，为之佐，大黄酒制，以荡涤败血，为之使，气味相合，各有所归，痛自去矣。柴胡五钱　当归　穿山甲（炮）栝蒌根各三钱　甘草　红花各二钱　桃仁（去皮尖，研）五十个　大黄（酒浸）一两，共剉碎，每一两水二盅，酒半盏，煎七分去滓，食前温服，以利为度，痛或不尽，服乳香神验散。

巴戟汤：治从高坠下，及打仆内损，昏晕嗜卧，不能饮食，乃血闭脏腑不通。巴戟（去心）大黄各半两　当归　地黄　芍药　川芎各一两，为末，水煎，以利为度。

清上瘀血汤：治上膈被伤者。羌活　独活　连翘　桔梗　枳壳　赤芍药　当归　栀子　黄芩　甘草　川芎　桃仁　红花　苏木　大黄　生地黄煎，和老酒、童便服。

消下破血汤：治下膈被伤者。柴胡　川芎　大黄　赤芍药　当归　黄芩　五灵脂　桃仁　枳实　栀子　赤牛膝　木通　泽兰　红花　苏木　生地黄煎，和老酒、童便服。

表　里

没药降圣丹：治打仆伤损，筋断骨折，挛急疼痛，不能屈伸，及荣卫虚弱，外受风邪，内伤经络，筋骨缓纵，皮肉刺痛，肩背拘急，身体倦怠，四肢少力。没药（另研）当归（酒浸，焙）白芍药　骨碎补（去毛）川乌头（生，去皮脐）自然铜（火煅，醋淬十二次，研为末，水飞过，焙）各一两　生地黄　川芎各一两，为细末，以生姜自然汁与炼蜜和丸，每两作四丸，一服一丸，槌碎，用水、酒各半盅，入苏木少许，煎八分，去苏木，空心服。

清　心

清心汤：治打仆伤损，折骨出白，刀斧砍磕，及肚皮伤破肠出者。牡丹皮　当归　川芎　赤芍药　生地黄　黄芩　黄连　连翘　栀子　桃仁　甘草，加灯心草、薄荷，水煎，入童便和服。

止　痛

止痛散：治打仆伤损，折骨出白，金疮破伤。当归　牛膝　川芎　淮生芐　赤芍药　白芷　羌活　独活　杜仲　续断　肉桂　八角茴香　乳香　没药各五钱　南木香　丁皮　沉香　血竭各二钱半，为末，老酒调服。

散血定痛补损丹：治诸般伤损肿痛。当归　川芎　赤芍药　生芐　白芍药　牛膝　续断　白芷　杜仲（制）骨碎补　五加皮　羌活　独活　南星（制）防风各一两半　官桂　乳香　没药各一两　南木香　丁皮　角茴各五钱，为末，酒调服。

顺气活血

调经散：治跌仆损伤，疏利后，用此调理。川芎　当归　芍药　黄芪各一钱半　青皮　乌药　陈皮　熟地黄　乳香（另研）　茴香各一钱，水二盏，煎一盏，不拘时服。

活　血

活血丹：治打仆伤损，动筋折骨，跌堕砑磕，及诸般风疾，左瘫右痪，手足顽麻，妇人血风，浑身疼痛冷痹，一切损伤。青桑炭一斤　当归　牛膝　川芎　赤芍药　熟苄（黑豆酒煮）　何首乌　南星（制）　白芷　老松节（烧）　杜仲（制）　破故纸　羌活　独活　苍术（制）　防风　荆芥　骨碎补　桔梗　续断各四两　草乌（酢煮，炒）　川乌（炮）　肉桂　木鳖子（炒）　角茴　地龙（去土）　白蔹　白及（煨）　细辛　降真香　檀香　松香　枫香　五灵脂　京墨（煅）　血竭　乳香　没药各二两，为细末，酢煮秫米粉，糊丸，弹子大，晒干，以生漆抹手上，挪漆为衣，阴干，以布袋盛挂风处，经久不坏，亦不失味，每服用当归酒磨下。伤筋骨，加自然铜（煅淬）二两，金刃出白，不可用。

大活血丸：治打仆伤损，折骨碎筋，瘀血肿痛，及瘫痪顽痹，四肢酸疼，一切痛风等证。青桑炭一斤　骨碎补　南星（制）　白芍药　牛膝　川乌（炮，黑豆酒煮）各一两六钱　自然铜　木鳖子各八钱　细辛一两　降真香节　枫香各三钱　乳香　没药血竭各六钱，为细末，酢煮秫米粉糊，集众手搓为丸，缓则发裂，弹子大，候干用生漆为衣，久则不坏，每用一圆，无灰酒磨，化服。

牡丹皮散：治跌仆闪锉伤损，滞血疼痛。牡丹皮　当归　骨碎补　红花（酒浸）续断　乳香　没药　桃仁　川芎　赤芍药　生地黄，水、酒煎服，更用秫米饭热罨敷，冷又蒸热换。

当归补血汤：治金刃所伤，及跌磕打仆、皮肉破损、出血过多。宜此止痛，兼补为先。若皮肉不破损者，宜作瘀血停积治。当归　川芎　白芍药　熟苄　防风　连翘羌活　独活　乳香　没药　白芷　续断　杜仲，加生地黄，煎，入童便和服，不可用酒。气虚加人参、白术、黄芪。按：补血须用参芪为君，此只用四物，亦和血之药，非补血也，况加以羌、独、防、芷之耗散乎。

接骨内服

《摘要》用土鳖焙存性为末，每服二钱。一方，生者擂汁酒服。

《袖珍》用蛚（虫皮，即土鳖）六钱，隔纸砂锅内焙干，自然铜（火煅醋淬七次为末）二两，每服二钱，温酒调下，病在上食后，在下食前。

《集要》用土鳖（阴干一个，临时旋研入）乳香 没药 龙骨 自然铜（火煅醋淬）各等分，麝香少许，为末，每服二分，入土鳖末，以酒调下，须先整定骨，乃服，否则接错也。

定痛接骨紫金丹：麝香 没药 红娘子各一钱半 乌药 地龙（去土）茴香 陈皮 青皮各二钱半 川乌 草乌（炮）各一两 五灵脂（去皮）木鳖子（去壳）各半两 黑牵牛（生用）五分 骨碎补 威灵仙 金毛狗脊 防风（去芦）自然铜（醋淬七次）各五钱 禹余粮四钱，碎 俱为细末，醋糊丸桐子大，每服十粒至二十粒，温酒送下，病上食后，病下食前。

金疮 古名金镞科

金疮，以蜀葵苗烧研敷。

亡血过多，用王不留行 蒴藋细叶 桑东南根 白皮各十分 川椒三分 甘草十分 黄芩 干姜 芍药 厚朴各二分，前三味烧存性，合后六味为散。每大疮饮服方寸匕，小疮，粉毫之，产后亦可服。

金疮出血，黄丹 滑石等分为末敷之。刮花，药石末敷之即合，仍不作脓。蒲黄半两，热酒灌下。楮桃捣敷。麒麟竭末敷。榴花半斤、石灰一升，捣和阴干，每用少许敷。降真香、五倍子、铜花等分，为末，敷。沥青末，少加生铜屑末掺。牡蛎粉敷。蛇含草捣敷。车前叶捣敷。韭汁和风化石灰自干，每用为末敷。寒水石、沥青等分，为末，干掺，勿经水。白芍药一两熬黄为末，酒或米饮服二钱，渐加，仍以末敷。狼牙草茎叶熟捣贴。云母粉敷。捣取壁钱虫汁，点疮上。小蓟苗捣烂涂。生麦干，敷五七日，取愈。以嫩紫苏叶、桑叶同捣贴。饮人溺五升。冷水浸即止。白及嚼烂涂之，或为末掺。蝙蝠三枚烧末，水服方寸匕，当下水而血消也。血见愁草研烂涂。五倍子末贴之，若闭气者，以五倍子末二钱，入龙骨末少许，汤服。茅针生用，敷花亦可。炒盐三撮，酒调服。白薇为末贴。故布蘸热汤熨。磁石末敷之，止痛断血。金疮肠出，以干人粪末入之，桑皮线缝合，热鸡血涂。纳入，以磁石、滑石各三两，为末，米饮服方寸匕，日三。

金疮内漏，取疮中所出血，以水和服。牡丹皮为末，水服三指撮。雄黄半豆大，纳之，仍以小便服五钱，血皆化为水。麻勃一两、蒲黄二两为末，酒服一钱，七日三夜一。

金疮烦满，赤小豆一升，苦酒浸一日，熬燥，再浸满，三日黑色，为末，每服方寸匕，日三。

金疮烦痛，大便不利，大黄、黄芩等分为末，蜜丸，先食水下十粒，日三。桑柴灰筛细敷。

金疮作痛，生牛膝捣敷。杨木白皮熬燥，碾末，水服方寸匕，仍敷之，日三次。

金疮肿痛，蔷薇根烧灰，每白汤服方寸匕，日三。

金疮中风，自己小便，日洗二三次，不妨入水。角弓反张，用杏仁杵碎，蒸令气溜绞脂，服一小升，兼摩疮上。蒜一升去心，无灰酒四升煮极烂，并滓服之，须臾，得汗可瘥。痉强欲死，生葛根四两，以水三升，煮取一升，去滓，分服，口禁者灌之，干者，捣末，调三指撮。口噤欲死，竹沥半升，微暖服。

金疮犯内，血出不止，取所交妇人衣带三寸，烧末水服。金疮困顿，蚯蚓粪末，水服方寸匕，日三。伤重被惊者，以女人中衣旧者，炙裆熨之。

金疮恶心，白槟榔四两，橘皮一两为末，每空心生蜜汤服二钱。闷绝不识人，琥珀研粉，每童便调一钱三，服瘥。

金疮损折，通草煮汁，酿酒日饮。凡指断及刀斧伤，真苏木末敷之，外以蚕茧包缚，数日如故。

金疮劈裂血出，用葱白连叶煨热，或锅烙炒热，捣烂敷，冷则易。《肘后》用青蒿捣封之，血止则愈。一方用青蒿、麻叶、石灰等分，五月五日捣和晒干，临时为末搽之。夏枯草嚼烂敷上。干梅烧存性敷。

刀斧金疮，端午午日取晚蚕蛾、石灰、茅花，捣成团，草盖，令发热过，收贮，每用刮末掺之。生姜嚼敷勿动。白矾、黄丹等分为末敷。石灰裹之，定痛止血，又速愈，疮深不宜速合者，入少滑石敷。赤龙鳞（即古松皮）煅存性，研末，搽之最止痛。

一切金疮，白僵蚕炒黄为末敷。五倍子、降真香等分，炒研末敷之，皮肉自痊。灯花敷，止血生肉。

金刃不出，入骨脉中者，半夏、白蔹等分为末，酒服方寸匕，日三，至二十日自出。

金刃伤疮，新桑白皮烧灰和马粪涂，数易之，亦可煮汁服。独壳大栗研敷。未透膜者，乳香、没药各一钱，以童便半钱、酒半钱，温化服，为末亦可。桑皮中白汁涂燥痛，须臾血止，仍以白皮裹之。闷仆几绝者，取牛一头，剖其腹，纳于内，浸热血中。何首乌末敷。灯心草嚼烂敷。刀箭伤疮，香白芷嚼烂涂。荷叶烧研搽。白及、石膏（煅）等分为末，掺之，亦可收口。硇砂罨之，生痂修治法，用黄丹、石灰，煅赤则无毒也。古石灰、新石灰、丝瓜根叶（初种放两叶者）、韭菜根各等分，捣一千下，作饼，阴干为末，擦之。止血定痛生肌。被斫断筋，旋覆根捣汁沥疮中，仍以渣敷之，日三易，半月断筋便续。

封口药：治刀斧伤，割喉、断耳、缺唇、伤破肚皮、跌破阴囊皮等证，乳香 没药 儿茶 当归 杉皮炭各一钱 麝香五厘 片脑一分 猪母苎叶一钱（如无，用葛叶、毛藤子叶亦可），另研细末，秤和匀，入麝碾细，次入片脑，碾匀，磁器收贮。如缺唇，先以小气针作三截针之，用绢线一条，两头搓猪毛，以唾蘸湿，抹封口药于线上，将药线三截穿定，却以麻药抹患处，以剪刀口抹封口药，薄剪去死皮，以线缝合就，以鸡子黄油搽患处，以金毛狗脊毛薄铺于上，再以封口药末摊于上，每日用药水轻洗去，搽油换药，日一次，待八日，剪去线，搽药。

《本事》地黄散：治金疮，止血，除疼痛，辟风，续筋骨，生肌，地黄苗 地松 青蒿 苍耳苗 生艾汁三合 赤芍各五两，入水煎取汁，五月五日或七月七日午时修合，以前药汁拌石灰，阴干，入黄丹三两，更杵为细末。凡金疮伤折出血用药包封不可动，十日可瘥，不肿不脓。

刘寄奴散：治金疮，止疼痛，刘寄奴一味为末，掺口。

麒麟竭散：治刀箭伤，筋断骨，止痛，定血辟风，麒麟竭 白及各半两 黄柏 密陀僧 白芷 白蔹 当归（炒炙）甘草各一两，为细末，每用少许，干掺疮上。

如神散：治一切刀斧所伤，血出不止，并久患恶疮，虎骨（炙，研）铅丹（火煅令赤）龙骨（研）各半两 乳香（皂子大，另研）腻粉（研）丹砂（研）各一钱 麝香少许（研），俱为细末，和匀，先以黄连汤或盐汤洗，拭干掺药，不得以衣粘著疮口。

金疮散：治金刀箭镞所伤，血出不止，及落马打伤，肉绽血出，白及 白蔹 乳香各一两 石灰（远年者佳）半斤 龙骨半两 黄丹少许，俱为细末，入黄丹研如淡红色，每干掺患处，上用软纸，更以绢帛裹护，忌风、水。

定血散：治一切刀伤出血不止，南星（生用）槐花（炒）郁金各四两 半夏（生）二两 乳香（研）没药（研）各二钱半，俱为细末，研匀，每干掺患处，忌水洗。

军中一捻金散：金樱叶 嫩苎叶各二两 桑叶一两，共捣烂敷，欲致远，阴干作末用，帛缚上，血止口合，名草蝎经进方，以五月五日或闭日收药。

花蕊石散：治一切金刀镞伤，及打仆伤损、狗咬至死者，急以药掺伤处，其血化为黄水，再掺可活，更不疼痛。如内损，血入脏腑，煎童便，入酒少许，热调一钱服。畜牲抵伤肠出不回者，急纳入，桑白皮线缝之，掺药。妇人产后败血不尽，血运恶血奔心、胎死腹中、胎衣不下至死，但心头温暖者，急以童便调服一钱，取下恶物如猪肝，终身不患血风血气。若膈上有血化为黄水，即时吐出，或随小便出，硫黄四两 花蕊石一两，并为细末，拌匀，以胶泥固济日干，瓦罐盛，泥封口，用炭一秤簇匣，从巳午时煅至炭消冷定，研细瓶收用。

龙骨散：治金刃箭伤，生肌长肉，定痛止血，诸疮敛口，龙骨　滑石　枯矾　寒水石　乳香　没药　黄丹炒各等分、轻粉少许，俱为细末，每干掺，外用膏药贴之。

当归散：一名内补散，一名苁蓉散，治金疮去血过多，虚竭，当归（微炒）　川芎　干姜（炮）　川椒（去目，闭口，炒出汗）　桂心　黄芩　桑白皮　吴茱萸（汤浸，焙干）　白芍药（炙）　甘草各半两　肉苁蓉四两（酒浸一宿，去皮炒干）　人参　黄芪　厚朴（去粗皮）　姜汁（炙香熟）各一两，为细末，每服二钱，食前温酒调下，日三四进。一方有白及，无黄芪、桑白皮。

内塞散：治金疮去血多，虚竭疼痛，黄芪　当归　白芷　川芎　干姜　黄芩　芍药　续断各二两　附子半两　细辛一两　鹿茸（酥炙）三两，俱为细末，每服五分匕，食前酒调下，日三，少增至方寸匕。一方无芍药。

龙骨散：治金疮中风，肢节筋脉拘急，虎胫骨　败龟板（各酥炙）　当归　血蝎（各微炒）　桃仁（去皮尖）　杏仁（麸炒）　川芎各一两　黑豆五合　松枝二两　桂心三分，先将松枝并黑豆炒熟，后和诸药，捣为末，每服二钱，不拘时温酒下。

太乙膏：治金疮箭镞，不问轻重，并痈疽疖毒，白芷　苍术　石膏（醋炒）　白胶香　乳香　没药　黄丹各五钱，为细末　真麻油四两，桐油亦可，黄蜡一两，先煎油，柳枝搅，次入白芷等，煎少顷，再入黄胶香、石膏同煎，试成珠，方入蜡，更煎片时，生布滤过，瓦器收藏，油单纸摊敷损伤疮口。

理伤膏：治打仆伤损，折骨出臼，刀斧跌磕诸伤，陀僧　黄丹　自然铜　黄蜡猪油各四两　乳香　没药各一两　松香　麻油各一斤，以折伤木皮一两铡碎，入油煎数沸，滤去滓，下陀僧、黄丹，慢火熬成膏，次下松蜡，熔化再熬，滴水成珠，方入乳香、没药、自然铜末，和匀摊贴。

生肌膏：治金疮，一切打损疮，胡粉　白芍药　熏陆香　干姜（炮）各一两，为细末，油四两，黄蜡二两，和煎膏，贴疮上，日二换。

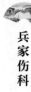

《儒门事亲》

金·张从正（军医）

指风痹痿厥近世差玄说

风痹痿厥四论，《内经》言之详矣。今余又为之说，不亦赘乎。曰：非赘也。为近世不读《内经》者，指其差玄也。夫风痹痿厥四证，本自不同，而近世不能辨，一概作风冷治之，下虚补之，此所以旷日弥年而不愈者也。夫四末之疾，动而或劲者为风，不仁或痛者为痹，弱而不用者为痿，逆而寒热者为厥。此其状未尝同也，故其本源，又复大异。风者，必风热相兼，痹者，必风湿寒相合，痿者，必火乘金，厥者，或寒或热，皆从下起。今之治者，不察其源，见其手足蹁曳，便谓之风。然《左传》谓风淫末疾，岂不知风、暑、燥、湿、火、寒六气，皆能为四末之疾也哉。

夫痹之为状，麻木不仁，以风、湿、寒三气合而成之。故《内经》曰：风气胜者为行痹，风则阳受之，故其痹行旦剧而夜静。世俗莫知，反呼为走注疼痛，虎咬之疾。寒气胜者为痛痹，寒则阴受之，故其痹痛，且静而夜剧，世俗莫知，反呼为鬼忤。湿气胜者为著痹，湿胜则筋脉皮肉受之，故其痹著而不去，肌肉削而著骨，世俗不知，反呼为偏枯。此病之作，多在四时阴雨之时，及三月九月，太阳寒水用事之月，故草枯水寒为甚。或濒水之地，劳力之人，辛苦失度，触冒风雨，寝处津湿，痹从外入。况五方七地，寒暑殊气，刚柔异禀，饮食起居，莫不相戾，故所受之邪，各有浅深，或痛或不痛，或仁或不仁，或筋屈不能伸，或引而不缩，寒则虫引，热则缩缓，不相乱也。皮痹不已，而成肉痹。肉痹不已，而成脉痹。脉痹不已，而成筋痹，筋痹不已，而成骨痹。久而不已，内舍其合。若脏腑俱病，虽有智者，不能善图也。凡病痹之人，其脉沉涩。今人论方者，见诸痹证，遽作脚气治之，岂知《内经》中本无脚气之说。或曰：诸方亦有脚气统论，又有脚气方药，若止取《素问》，则诸方皆非，即曰：痹病以湿热为源，风寒为兼，三气合而为痹。奈何治此者，不问经络，不分脏腑，不辨表里，便作寒湿脚气，乌之附之，乳之没之，种种燥热攻之；中脘灸之，脐下烧之，三里火之，蒸之熨之，汤之炕之，以致便旋涩滞，前后俱闭，虚燥转甚，肌肤日削，食饮不入，邪气外侵，虽遇扁华，亦难措手。若此者何哉，胸膈间有寒痰之故也。痹病本不死，死者医之误也。虽亦用蒸之法，必先涌去其寒痰，然后诸法皆效。《内经》

曰：五脏有俞穴，六腑有合穴，循脉之本分，各有所发之源。以砭石补之，则痹病瘳，此《内经》中明白具载，如之何不读也。陈下酒监魏德新，因赴冬选，犯寒而行，真气元衰，加之坐卧冷湿，食饮失节，以冬遇此，遂作骨痹。骨属肾也，腰之高骨坏而不用，两胯似折，面黑如炭，前后廉痛。痿厥嗜卧，遍问诸医，皆作肾虚治之。余先以玲珑灶，熨蒸数日，次以苦剂，上涌讫，寒痰三二升，下虚上实，明可见矣。次以淡剂，使白术除脾湿，令茯苓养肾水，责官桂伐风木。寒气偏胜，则加姜附，否则不加。又刺肾俞、太溪二穴，二日一刺，前后一月，平复如故。仆尝用治伤寒汗下吐三法，移为治风痹痿厥之法，愈者多矣。

痹　九

夫大人小儿，风寒湿三气合而为痹，及手足麻木不仁者，可用郁金散吐之。吐讫，以导水丸近经散泄之。泄讫，以辛温之剂发散汗出，则可服当归、芍药、乳、没、行经和血等药，如不愈，则便不宜服此等药。

金疮五十四

夫一切刀箭所伤，有刀箭药。用风化石灰一斤，龙骨四两，二味为细末，先于端四日采下刺蓟菜，于端午日五更，合杵臼内，捣和得所，团作饼子，若酒曲，中心穿眼，悬于背阴处阴干，捣罗为细末，于疮口上掺贴。亦治里外臁，并诸疮肿大效。

落马坠井六十

夫一切男子妇人，落马坠井，因而打仆，便生心忐，是痰涎发于上也。《内经》曰：不因气动而病生于外，可用三圣散，空心吐讫。如本人虚弱疲瘁，可用独圣散吐之；吐讫，可服安魂宁魄之药，定志丸、酸枣仁、伏神之类是也。

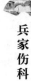

《卫生宝鉴》

元·罗天益（军医）

自 启

　　天益上东垣先生启曰：窃以射不师于后羿，岂能成射日之功；匠非习于公输，未易耸连云之构。惟此医药之大，关乎性命之深，若非择善以从之，乌得过人之远矣。兹者伏遇先生聪明凤赋，颖悟生资，言天者必有验于人，论病者则以及于国。驱驰药物，如孙吴之用兵；条派病源，若神禹之行水。是以问病而证莫不识，投药而疾靡不瘳。有元化涤胃之神功，得庐扁起人之手段，犹且谦以接物，莫不忠于教人。如天益者□□晚生东垣□族幼承父训，俾志学于诗书。长值危时，遂苟生于方技。然以才非卓荦，性实颛蒙，恐贻□人之讥。常切求师之志，幸接大人之余论，始惭童子以何知。即欲敬服弟子之劳，亲炙先生之教，朝思夕诵，日就月将。其奈千里孑身，一家数口，内以生涯之逼，外为官长之拘，不得免焉，是以难也。今乃谨修薄礼，仰渎严颜，伏望怜鄙夫之问，为之竭焉。见互乡之童，与其进也。使得常常之见，得闻昧昧之思。若味亲糟粕之余，是赐获丘山之重。过此以往，未知所裁，谨启。

打仆损伤从高坠下

　　《缪刺论》云：人有所坠，恶血留内，腹中痛胀，不得前后，先饮利药。此上伤厥阴之脉，下伤少阴之络。刺足内踝之下，然骨之前；血脉出血，刺足跗上动脉；不已，刺三毛上各一痏，止血则已。左刺右，右刺左，善悲惊不乐，刺如上方。

　　当归导滞散：治打仆损伤，落马坠车瘀血，大便不通，红肿暗青，疼痛昏闷，蓄血内壅欲死。川大黄一两　当归三两　麝香少许，另研　上为末，入麝香研匀，每服三钱，热酒一盏调下，食前。内瘀血去，或骨节伤折，疼痛不可忍，以定痛接骨紫金丹治之。

　　复元活血汤：治从高坠下，恶血留于胁下，疼痛不可忍。大黄（酒浸）一两　柴胡五钱　瓜蒌根　穿山甲（炮）　当归各三钱　红花　甘草各二钱　桃仁（汤泡去皮尖，研如泥）五十个　上除桃仁为叹咀，每服一两重，水二盏半，酒半盏，同煎至七分，下桃仁泥，再煎一两沸，去渣。大温服，食前。以利为度，利后痛不尽者，当服乳香神应散。

《黄帝针经》云：有所坠堕，恶血留内。若有所大怒，气上而不下，损于胁下则伤肝。肝胆之经，俱行于胁下，经属厥阴少阳，以柴胡为引，用为君；以当归和血脉，又急者痛也，甘草缓其急，亦能生新血。甘生血，阳生阴长故也，为臣；穿山甲、瓜蒌根、桃仁、红花，破血润血为佐；大黄酒制，以荡涤败血为使。气味相合，使气血各有所归，痛自去矣。

圣灵丹：治一切打仆伤损，及伤折疼痛不可忍。乳香五钱 乌梅（去核）五枚 莴苣子（一大盏，炒黄色）二两八钱 白米一捻 上为末，炼蜜丸如弹子大。每服一丸，细嚼热酒送下，吃一服。不痛勿服，如痛再服。

神效接骨丹：治打仆损伤，伤筋折骨，及寒温脚气腿疼，或一切恶疮疼痛不止，皆可服之。乳香 没药 白胶香 密陀僧各四两，各另研 红豆 香白芷 大豆 川芎 赤芍药 自然铜（火煅，醋淬如银为度） 菰子仁 当归（洗三次，焙） 水蛭各四两 上先以自然铜，火烧红，醋淬烧如银为度，用四两，入前十二味药，各等分，同为末，以黄蜡为丸如弹子大，每服一丸，以黄米酒一盏煎开，去渣温服。年少者只一服，年老者加添服。病在上食后，在下食前。此药内去自然铜、水蛭、菰子，加桂花、川楝子、茴香为细末，酒面丸如桐子大。每服十五丸，酸石榴汤送下，食前，日进二服。治小肠气如神，一切脐腹疼痛，并皆治之。此药男子妇人老幼皆可服，神效不可具悉。

乳香散：治杖疮大有神效。乳香 没药各三钱 茴香四钱 当归五钱 自然铜（火烧，醋淬七次）五钱 上细末，每服五钱，温酒调下立效。

五黄散：治杖疮定痛。黄丹 黄连 黄芩 黄柏 大黄 乳香各等分 上为细末，新汲水调成膏，用绯绢帛子摊在上，贴于疮上。

紫金丹：治打仆损伤，及伤折疼痛不可忍。川乌（炮） 草乌（炮）各一两 五灵脂 木鳖子（去壳） 黑牵牛（生） 骨碎补 威灵仙 金毛狗脊 自然铜（醋淬七次） 防风 禹余粮（醋淬七次） 地龙（去土） 乌药 青皮（去白） 茴香（炒）各五钱 乳香 没药 红娘子 麝香各二钱半 陈皮（去白）五钱 上为末，醋糊丸如桐子大。每服十丸至二十丸，温酒送下，病在上食后，在下食前。

乳香神应散：治从高坠下，疼痛不可忍，及腹中疼痛。独科栗子 雄黑豆 桑白皮 乳香 没药各一两 破故纸（炒）二两 上为末，每服五钱，醋一盏，于砂石器内煎至六分，入麝香少许，温服。

花蕊石散：治一切金伤仆损，急以此药糁伤处。如内损、血入肠胃，煎童便入酒调下二钱，服之立效。石硫黄四两，花蕊石一两，上二味为粗末，拌匀。先以纸筋和胶泥固济，瓦罐子一个，内可容药，候泥干入药在内，泥封口了焙，笼内焙干，令透热，便安在四方砖上，用炭一秤，笼叠周匝，自巳午时从下生火，令渐渐上彻，有坠下火，旋夹火上，直至经宿火冷炭消尽，又放经宿，罐冷定，取出细研，瓷合内盛。依前法使用。

涌铁膏：取箭头，一切针刺入肉，尽皆治之。粪鼠头一个　蝼蛄虫十九个　土消虫十个　芫青　马肉中蛆（焙）　酱内蛆（焙）　蜣螂　巴豆　信砒　硇砂　夏枯草　磁石　黄丹　苏木　地骨皮各一两　石脑油三两　蒿柴灰汁三升　上将灰汁、石脑油，以文武火熬成膏，次下诸药，令匀，磁器内收贮。临用时看疮大小点药，良久箭头自然涌出。

万圣神应丹：出箭头、鱼骨、针、麦芒等，远近皆治之。随陕西行省出军，曾用。莨菪科（今天仙子苗是也）。上于端午前一日，持不语寻上项科，取酌中一科，要根、枝、叶、实全。道："先生你在这里耶？"道罢，用柴灰自东南为头围了，用木篦撅取子根下土，次日端午，日未出，依前不语，用镢只一下取出，用净水洗了，不令鸡、犬、妇人见，于净室中石臼中捣如泥，丸如弹子大，黄丹为衣，纸袋内封了，悬高处阴干。如有著箭，其箭头不能出者，以绯绢袋盛一丸，放在脐下，用绵裹肚系了，先用象牙末于箭疮上贴了，后用此药。若箭疮口生合，用刀子微刮开，以象牙末贴之。

神圣膏：取针，因误入皮肤。车脂，不以多少。上成膏子者好，摊纸上如钱大，贴之。二日一换，三五次针自出，大有神效。

乌翎散：取针铁误入皮肤。乌翎三五枚，火炙焦。上为末，好醋调成膏，涂疮上，纸盖一两次，其针自出，神效。

黄石膏：治金疮深者，若以药速合则溃，宜用。黄丹　滑石等分。上研细敷之。又方：降真香一味更好。

刀箭药方：石灰四两，乌鱼骨一两。上五月五日平旦，本人不语，采地上青蒿、莴苣菜各一握，同前药捣，于日未出时，捋作饼子，晒干。用时旋刮削敷之，早用并不作脓。

诸腰痛筋骨冷疼

木瓜虎骨丸：治风寒湿合而成痹，脚重不仁，疼痛少力，足下隐痛，不能踏地，脚膝筋挛，不能屈伸，及项背拘急，手背无力，耳内蝉鸣，头眩目晕诸证；脚气，行步艰难，并皆服之。木瓜　麒麟竭（研）　虎胫骨（酒炙）　没药（研）　自然铜（醋淬七次）　枫香脂　败龟（醋炙去闇）　骨碎补（去毛）　甜瓜子　当归（切，焙）　桂以上各一两　乳香半两（研）　木香一两　安息香（重汤酒煮入药）　地龙（去土）各二两　上为末，入研药和匀，酒糊丸如桐子大。每服三十丸，温酒送下，煎木瓜汤送下亦得，渐加至五十丸，空心食前。

茗葱丸： 治寒湿筋骨冷疼，不能举动。川乌（去皮尖，生） 黑牵牛（头末） 盐豉各三钱 乳香（研） 没药（研）各一钱 上为末，入研药匀，用肥葱一握，洗去土，淡醋一升，不犯铜铁，于文武火熬葱醋一半，漉去渣，慢火再熬成膏，滴水中不散为度，将前药末和丸如桐子大。每服一十丸加至二十丸，温酒送下。大便微利则愈。

活血应痛丸： 治风湿为病，血脉凝滞，腰腿重疼，身体麻木，头面虚肿，下注脚膝重痛，行履艰难。狗脊六两半 苍术十两 香附十二两 陈皮九两 没药一两二钱 威灵仙三两 草乌头二两半 上七味为末，酒糊丸桐子大。每服二三十丸，温酒或熟水任下，不以时。

左经丸： 治筋骨诸疾，手足不遂，不能行步运动，但不曾针灸伤筋脉者，四五丸必效。此药尤能通行荣卫，导经络，专治心、肾、肝三经，服后小便少淋沥，乃其验也。木鳖子（去壳，别研） 白胶香（研） 五灵脂各三两半 当归（去土）一两 草乌头（生，去皮脐）三两半 斑蝥（去头足翅，炒，醋煮熟）五个 上后四味为末，与前二味和匀，用黑豆去皮，生杵粉一斤，醋煮为糊和药，丸如鸡头大。每服一丸，酒磨下。

神应丸： 治一切腰痛。当归 肉桂各十两 威灵仙二十两 上为末，酒煮面糊为丸桐子大。每服十五丸，温酒下。

乌灵丸： 久患风湿麻痛，行步艰难，正宜服之。川乌（炮）一两 五灵脂二两 上为末，酒糊丸如桐子大。每服十丸加至五十丸，空心温酒送下。忌一切冷物。

克效饼子： 治腰痛及腿膝，累效。甘遂（麸炒黄） 荞面各一两 黑牵牛（净，四两，半生半熟，取头末二两半） 上为末，每服三钱，夜卧滴水和成饼，慢火烧黄色取出。气实者作一服，烂嚼后，煎半生半熟葱白酒送下。气虚人作两服，先吃一多半，至明取动，再嚼一少半，亦用半生半熟葱白酒送下，微取一行。如妇人有胎，不可服之。

独活寄生汤： 治肾气虚弱，冷卧湿地，腰背拘蜷，筋骨挛痛；或当风取凉，风邪流入脚膝，为偏枯冷痹，缓弱疼痛；或腰痛牵引脚重，行步艰辛。独活 寄生 杜仲 牛膝 细辛 秦艽 桂心 茯苓 防风 川芎 人参 甘草各一两半 当归 熟地黄 芍药各一两 上㕮咀，每服三钱，水二盏，生姜五片，煎至一盏，去渣。稍热服。食前。

独活汤： 治因劳役得腰痛如折，沉重如山。羌活 肉桂 大黄（酒煨） 防风 独活 泽泻各三钱 当归 连翘各五钱 桃仁五十个 甘草（炙）二钱 黄柏（酒炙） 防己各一两 上㕮咀，每服五钱，水一盏半，酒半盏，煎至一盏，去渣。热服，食前，立愈。

薏苡仁汤： 疗病者一身尽痛，发热所剧者，此名风湿。此病伤于肝，汗出当风，或久伤取冷所致也。麻黄（去节）六钱 薏苡仁二钱 杏仁（麸炒去皮尖）六个 甘草（炙）二钱　上咬咀作一服，水三盏半，煎至二盏，去渣。分温二服。

防己黄芪汤：疗风湿脉浮身重，汗出恶风。防己二钱　黄芪二钱半　甘草（炙）一钱　白术　生姜各二钱半　大枣（擘）一个　上咬咀作一服，水三觞，煎至一觞半，去渣。温，分作二服。

灸腰痛法

肾俞二穴，在十四椎下两傍各寸半陷中，灸五壮。主腰痛不可俯仰，转侧难，身寒热，食倍多，身羸瘦，面黄黑，目眈眈。又主丈夫妇人冷积气劳病。

中膂俞二穴，在十一椎下两傍各寸半，灸五壮。主腰痛不可俯仰，夹脊膂痛，上下按之应手者，从项后始至此穴，痛皆灸之，立愈也。

腰俞一穴，在二十一椎节下间陷中，灸五壮。主腰疼不能久立，腰以下至足冷不仁，起坐难，腰脊痛不能立，急强不得俯，腰重如石，难举动也。

张仲文传神仙灸法，疗腰重痛不可转侧，起坐难，及冷痹脚筋挛急，不可转侧屈伸。灸曲䠡两文头，左右脚四处各三壮。每灸一脚，二火齐下，艾炷到肉，初觉疼痛，用二人两边齐吹至火灭，午时著灸。人定以来，脏腑自动一两行，或转动如雷声，其疾立愈，此法神效，卒不可量也。

卷二十　名方类集

杂方门

蝉花散：治夏月犬伤，及诸般损伤，蛆虫极盛，臭恶不可近者。晋州吴权府佃客，五月间收麦，用骡车搬载。一小厮引头，被一骡跑倒，又咬破三两处，痛楚不可忍，五七日脓水臭恶难近，又兼蛆蝇极盛，药不能救。无如之何，卧于大门外车房中。一化饭道人见之云：我有一方，用之多效，我传与汝，修合既得，方合服之，蛆皆化为水而出，蝇亦不敢近。又以寒水石为末敷之，旬日良愈。众以为神，故录之。蝉退青黛各半两　华阴细辛二钱半　蛇退皮（用烧存性）一两　是为末，和匀，每服三钱，酒调下。如驴、马、牛畜损伤成疮，用酒灌之。如犬伤，用醇子和与吃，蛆皆化为水，蝇不敢再落。又以生寒水石末干掺上。

定风散：治疯狗咬破。先口含浆水洗净，用绵子揾干贴药，更不再发。无脓，大有神效。凡恶犬伤人，咬破，或一年、二年、三年、四五年至七八年，被犬伤咬破处，或发疼痛，或先发憎寒，或甚至发疯，遍身搐搦，数日不食而死，十死八九，余亲见死者数人。此药但凡犬伤咬破，无有不愈。申显卿传。防风（去芦）　天南星（生用）

各等分　上为细末，干上药，更不再发，无脓，不可具述。

治食诸鱼骨鲠久而不出，以皂角末少许，吹入鼻中，得嚏鲠出，多效。

乌白散：治蝎螫痛不可忍。乌鱼骨一两　白矾二钱　上同为极细末，不以多少，搐鼻。如在右者左鼻孔内搐之，在左者右鼻搐之。

雄黄消毒膏：治蝎螫痛不可忍。生矾一两　雄黄　信各半两　巴豆三钱　黄蜡半两　上为末，熔开蜡，入药末在内，搅匀为锭子，如枣子大。每用时，将锭子于热焰上炙开，滴于患处，其痛立止。

圣核子：治蛇咬蝎螫，大有神效。五月五日不闻鸡犬，及孝子、妇人见之，修合。雄黄三钱　信一钱　皂角子四十九个　巴豆四十九个　耳塞少许　麝香少许　上为末，入在合子内封之，用时针挑出，上病处。

复生散：治卒病死、压死、溺死、一切横死，但心头温者，救之。半夏不以多少　上一味为细末，心头温者，用一字许吹入鼻中，立活，良法。

衣香方：茅香（剉，蜜炒）　零陵香各二两　香白芷　甘松（去土）各一两　檀香五钱　三奈（面裹煨）七钱　上件为粗末，入麝香少许和匀，以绢囊盛之。

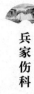
《少林寺伤科秘方》

清·少林寺僧著

扬州·张总兵录

江阴·吴之谦校

导　言

　　余少体羸多病，十岁时，梯行不慎，坠而晕，幸半时即苏。先大父急检本书方，服而瘳。至今贱躯虽遇四时八节之令，阴霾风雨之夕，未尝有宿瘀为祟也。余父乏昆季，而所生惟余，故先大父在日，钟爱逾常，不忍远离膝下，故少时在家课读，以余羸弱，故令习医，盖一可以养生，一可以济世也。先大父尝云：为医当居仁由义，济世为怀，虽得良方秘籍，当公诸世，毋自秘。今中医书局有征求伤科书之举，故特将先祖珍藏《少林寺伤科秘方》缮奉，寿诸梨枣，庶不负先大父在日谆谆之训，又可得将精诚所结，兵燹之余，而得保存之国粹，良方不致再湮没，不闻于世也。此书顺治三年，扬州张总兵得之少林寺。道光十五年，先祖于王燮变之处录得，卷帙不多，然至言名方，实至宝也。惜辞句俚俗少雅，今将原书照录，未曾增损一字，庶不失庐山真面目矣。时公元一九三二年七月，江阴吴之谦识。

少林寺伤科秘方目录

少林寺伤科秘方

扬州张总兵录　江阴吴之谦重校

损伤纲言

下文与《伤科集成》之《少林寺伤科秘方》相同，故省略。

《伤科秘书》

南伯安　郑芝龙　飞虹甫辑
潭　阳　余自荣　维星甫校

序

经曰：有不因气动而病生于外者审是，即指跌打损伤而言也。夫上古神农御极尝药辨性，制方炼丹，以拯生民之疾苦，而损伤之方，其论尤为谆谆而切切焉，自是而降死不代，明人无何，治法错综，丹散变易，要知所言之当，即属济世之慈航，所言之不当妥，啼殃民之利。又则伤科一书，其所系岂浅鲜哉。余少承家学，抱志青云，工夫之闲，觅索馀筐而究心于治伤之秘籍，雪影萤灯，亦非伊朝夕矣，阮而专业，此书不辞结驷连骑之劳，始得参互考订之切，弥痛近日，方法多差，论证罔据，恐以误传误，相衍或致日弥，于是不揣鄙陋，用敢校正修饰之下，适会窗友，见而善之，亟请付诸剞劂，以公海内，非以炫美，第为后学品据焉云尔。

伤科秘书

金疮赋

夫金疮者，木乃春之权，金乃秋之令，春则万物发生，属震，以为东方甲木之气，秋则万木凋零，属兑，以为西方庚金之气也。金疮者，乃刀斧剑刃之所伤，其色所喜淡红者良，可保万不失一；独患紫色，百无一生。所谓金疮，主人肺胃，则忌咳嗽呕秽，肺热之症亦须避风为要，倘若风入疮口，肺金及克而成破伤风者，必至疮口浮肿，溃疡腐烂，变生馀症，甚者或致不救，治须辨其疮口浅深，脉之虚实，吉凶见矣。所喜胃益旺气益壮，饮食如常，庶几气血因是而生，然宜戒怒远色，怒则疮口迸裂，变生胬肉；欲则疮口腐烂，以损新肌。凡治金疮敷口之药，主治乳没蝎灵，盖乳石之类，自始至终不可不用，何也？取其生肌止痛活血也。拟汤必以助胃，补血为君，其为治金疮之大意，不外是矣。

《医家发明》论曰：从高坠下曰跌，两手相搏曰仆，其为损一也。恶血留于内，不分十二经络，俱作中风留于胁下，亦作中风疗之。盖血者皆肝之所主，恶血必归于肝，所以不问何经之伤，必留于胁下，因主血故也。痛甚必有自汗，夫汗皆属于风，诸风皆属于肝，败血凝注，逆其所从，高坠下逆其气是症也，非肝而何。经曰：治风先治血，血行风自祛，故以破血行经之药治之，身被打破，出血过多，更兼感冒，四肢懈惰，名曰休惰，取小脐下三结交，阳明太阴也，脐下三寸关元也，三结交者即关元穴也，大法固以血之瘀，与失分虚实而为补泻，亦当视其伤之轻重，有若筋伤骨折者，惟宜续筋接骨，甚者气血内停阻塞，真起急，当通泻，亦或可治，至于恶血内留，不分新久，先饮利药，此乃上伤厥阴之脉，下伤少阴之络，刺足内踝之下，然骨之前，血出即已，再刺足跗上动脉处，不已，再刺三毛上各一痏，则已，左刺右，右刺左。有所大怒，气则上而不下，积于胁下，有或醉后入房，汗出感风致伤脾胃，外无破迹，而内有所损，此必瘀血停留，其与皮伤出血，亡血过多，二者不可同法施治焉。须察其有所积瘀，急当攻刺之。若亡血过多，须兼补而行之。又究其上下轻重浅深之异，经络气血多少之殊，宜逐宜通，曰和曰止，不可有误，更加以益其胃气，无不效已。

凡伤须念其在于何部，按其轻重，明其所受新久，男子气后左转，左则属阳；女子血后右转，右则属阴，伤全体者气速，伤肩背者气缓，左边者气促面浮肿，右边者气虚面白血少，伤背者五脏皆系于背，虽凶死缓，百日后方见危，宜服药酒为妙。

凡受伤在左，皆有昏闷于地，切不可服表汗药，左以紫金丹，右以夺命丹，甚有至三四日后发热者，始可服表汗药以散其风也。凡治新伤，七日去血，归经只可服七厘散，七日后再服他药。倘若骨节损伤，先服瓜皮散，贴鼠粘膏，在膏药上又用运法治之，其骨自接。

凡伤症最重者，宜用运法，先服瓜皮散，次用运法，其次用熏法，宿伤在皮内，外面浮肿色黄，用不得行药，先服瓜皮散，然后用熏法，要知宿伤可熏，新伤血未归经不可熏洗，恐其攻心也。重症者用灸法，瘀血久伤，非药可疗，行有不得者，然恐其发毒，先服瓜皮散，次用灸法，最重者用倒法。患人口不能开，药不能入，必使其吐出恶物，先服硫射散，然后倒之，恶物吐出后，始进虻虫散二三剂。所谓倒法者，患人卧在被上，用四人具有大力者，牵在被角，将患人滚左滚右，莫使有定，自然恶物吐出，不然则不治之症矣。所谓运法者，用麸皮一升，陈皮、壁泥半升，酒药十丸，白葱根一把，香附三两，共五味在锅内或铜勺内炒热，用社醋烹之，以布包之，运于患处，冷则再炒热运。所谓熏法者，用落得草半斤，陈小麦柴一大把，艾叶少许，投入锅内，河水煎一锅滚，透入小口缸内，板一片，将肛门坐上熏之。其汗出如雨，尤不可怕热，如汗出未止而身移动，以致汗出不透，病根终是难除。如手足落骱，即以汤注一瓮内，以手足浸之，以棉絮裹瓮口，不可使热气泄出。所谓灸法者，用生炭火烧红地皮一块，后用好社醋一烹，即将稻柴少许摊上，以单被为席，使病者卧上，厚被盖暖，汗出如雨，然后进服胜金丹三四服，其伤即散而无虞矣。所谓倒法者，用硫磺一钱，麝香二分，二味共研和为末，使患人每服一分，服药后卧于被上，用四人牵被将病人滚左滚右不得安宁，安然吐出恶物后，服虻虫散而百伤可解矣。所谓熨法者，用干面量病之大小，四面固定，再用朴硝，恐其侧边卸落，以长带缚之，又衬纸三四十重，将炭火运之，腹中响声乃痛消之验。朴硝易炒易烊，若凶，硝不必用之。

灸脐法，专治小便不通，法用麝香二分，置于脐内，又将飞盐盖于脐上，以艾灸之三次，或二炷香时，小便通，通后去麝香而自爽矣。

行拳分轻重论

向上为顺气，正打为塞气，倒插为逆气，三者之中，惟倒插拳为最凶，各样总怕的倒插，因气逆更为患甚大，不可轻视也。

扳揪手中指甲，放手即还原者可治，不还原者不可治；或紫黑者不治，阳物缩者不治，脚指甲与手指甲同看，脚底伤色藤黄者难治；五绝内有或一二件不犯者，亦或可治。

凡跌伤五脏，不省人事，宜通关散吹入鼻内，男左女右，有嚏有痰吐出为妙。

凡跌伤打伤，牙关紧闭，宜用白霜、乌梅肉连擦三四次，而后进药可也。

夫折伤者，为伤筋折骨，则皮破肉损，有出血不止者，有停积于脏腑者，治之不早则有入脏攻心之患。凡遇此症，当看所伤轻重，宜逐宜通，曰和曰止而已矣。

重伤险症，即或名医亦不可造次用药，如患者不能开口，先将牙皂吹入鼻内得一嚏而开，即用韭菜根打汁，炖热和童便灌下，如不纳，即为难治之症。

胎骨不论牛马猪羊，在胎未成出来，可以连皮带毛用炭火炙灰，听用殊妙。

制药线法

以桑树根白皮刮去外黄粗皮，抽细筋丝，煮二三沸，取起阴干，合成线听用。

山羊血，将血压米大一粒放在水盅内，有红绢线样一条挂到水盅底方是真。

昔有一人一向爱骑马，不意跌下其马，一惊踏凳，凹住人脚拖之不已，跑之不定，拖断其人肚腹中物，或肚肠，或肚带，痛之极甚，坐卧不宁，或扶卧床上，五六人揪捉不住，切不可下百般妙药，此症不治。

按脉法

《内经》云：从高跌仆，内蓄瘀血，其腹账满。脉形坚强者生，小弱者死；金疮出血，脉小沉者生，浮大者七日死；出血过多，虚细者生，实大者死；沉小者生，浮大者死；砍疮血出至斗，右脉来大者二十日死，砍刺血出来不止，脉来大者七日死，滑细者生；大凡一切停瘀之脉，实强则生，虚细则死；亡血之脉，虚细则生，实强则死。

左手寸关尺三部洪大，胸前两肋、小腹阴囊下温暖，可救；两足脉起肋下动，可治。

右手寸关尺三部沉滞微细，可为内感寒热，头痛、遍身疼痛，可为外感，宜避风为尚，忌生冷鲜鱼肉发物之类。

伤症禁忌有八：一曰嬉笑，二曰嗔怒，三曰大言，四曰劳力，五曰妄想，六曰热羹，七曰饮酒，八曰咸酸。

又有一甚妙方，世上盖有狂妄之徒，贪财戏美，病本无危，而故意用些祛药，使患者昏闷不省致病若死，令人视之骇然，以图重谢，须用生半夏、草乌二味，盖此二味服下三时许久，其毒性自解矣。

跌仆打砍金刃损伤总要

《内经》曰：夫跌仆损伤，不因气动而病生于外，外受有形之物所伤，乃血脉筋骨受病，非若六淫七情，有在气在血之分，所以损伤一症，专从血论，分别瘀血停积，亡血过多，亦必须求其伤之根源，看其病之轻重，审其伤之浅深。

凡人之一身自顶至足，有碎伤、打伤、跌伤，及诸刃损伤，有此数症，当先表里，而后服药，医者审其理而治之，故医者意也，不知以意度之，非良医也；若使禀性愚昧，不能观其症之轻重，明其损之浅深，未经表里疏通，而先服药误人多矣。有因此而痰涎上攻者，有因此而大小脏腑团结者，差之毫厘，谬以千里。所谓医不三世，不服其药，信哉！此论伤之大纲也。然用药不可差误，而整缚手法又不可孟浪，今以人之周身，总三百六十五骨节，开列于后。

人身总有三百六十五骨节，以一百六十五字多关此之，自铃骨之上为头，左右前后以四十九字，皆关七十二骨。

巅中为都颅骨者一（有势，微有髓，及有液）；次者颅骨为髑骨者一（有势，微有髓）；髑骨前为顶威骨者一（微有髓，女人无此骨）；髑骨后为脑骨者一（有势，微有髓）；脑骨左为枕骨者一（有势，无液）；枕骨之中附下为天盖骨者一（下为肺系之本）；天盖骨之后为天柱骨者一（下属脊窳，有髓）；天盖骨之前为言吉骨者一（言上复合，髑骨有势，无髓）；言骨下为舌本骨者，左右共二（有势，无髓）；髑骨前为囟骨者一（有势，无髓）；囟骨下为伏委骨者一（里人误为伏犀骨者是也，无势髓）；伏委骨之下为俊骨者一（附下即眉宇之分也，无势髓）；眉左为天贤骨者一（无势髓，下同）；眉上为天柱骨者一（眉上至目睛也）；左眉之上为智宫骨者一（无势髓）；右睛之上为命门骨者一（无势髓）；两睛之下即为鼻；鼻之前为梁骨者一（无势髓）；梁之左为颧骨者一（有势，无髓下同）；梁之右为纠骨者一（颧纠之后即耳之分也）；梁之端为嵩骨者一（无势髓）；左耳为司正骨者一（无势髓）；耳后为纳邪骨（同上）；正邪之后为完骨者，左右共二（无势髓）；正邪之上附内为嚏骨者一（无势，少液）；嚏骨上为通骨，左右前后共四（有势，少液）；嚏骨之上为颚骨者一（无势。多液。其颚后连属为颔也）；左颔为乘骨者一（有势，多液）；右颔为车骨者一（同上）；乘车之后为辕骨，左右共二（有势，多液）；乘车上出齿牙三十六事（无势髓，庸碌之流则不满其数）；复次，铃骨之下为膻中，左右前后至蒢骨，以四十九字关，九十七骨，辕骨之下左右，为铃骨者二（无势髓）；铃骨之下为咽骨，左右中共三（同上）；喉骨之下为咙骨，左右中共三（同上）；咙骨之下内为肺系骨者；累累然共十二（无势髓）；肺系骨之后为谷骨者一（无髓）；谷骨下为偪道骨者，左右共二（同上）；咙骨外次下顺骨者共八（少液）；顺骨之端为顺隐骨者共八（同上）；顺骨之左为洞骨者一（女无）；顺骨下之右为棚骨者一（女无）；洞棚骨之下中央为曷腭骨者一（无髓里人呼为鸠尾）；曷腭直下为天枢骨者一（无髓）；绽骨下左右为缺盆骨者二（有势，多液）；左缺盆骨前之下为下厌骨者一（无髓）；右缺盆骨前之下为下厌骨者一（无髓）；厌膳骨之后附下为仓骨者一（无髓）；仓骨之下左右为髎骨者共八（有髓，无液）；髎骨下之左为胸骨者一（男子此骨大者，女子三百尔）；髎骨下之右为荡骨者一（女子此骨大于丈夫）；胸骨之下为乌骨者一；荡骨之下为臆骨者一；铃骨之中后为脊窳骨者共十二（上接天柱，有髓）；脊窳次下为大动骨者一（上通天柱，共成二十四椎）；大动骨直至端为蹄下骨者一（道家谓之尾闾）；蹄下骨之后为篡骨者一（此骨能限精液）；蹄下骨之前为蒢骨者一；复次缺盆之下，左右至衬，以二十五字关六十骨（此下分两手臂至十指端，众骨）；支其缺盆之后为伛甲骨者，左右共二（有髓，多液）；伛甲骨之端为甲隐者，左右共二；前支缺盆为飞动骨者，左右共二，次飞动骨之左为龙臑骨者一（有势，无髓）；右为虎冲骨者一；（同上）；臑骨下为龙本骨者一（有势，有髓）；虎冲骨下为龙端骨者一（同上）；虎本骨之上内为进贤骨者一；虎端骨之上内为及爵骨者一；脘骨前左右为上力骨者，共八（有势，有髓）；次上力骨者为驻骨，左右共十（同上）；次驻骨为搦骨者，左右共十（同上）；次搦骨为势骨左右共十（无势髓，左肋为外爪，在右肋为外甲）；爪甲之下，各有衬骨，左右共十（无势力）；复次髑骭之下，左右前后至初步，以五十一字一百三十六骨，此下至乳下，分左右两足众骨所会处也。

髑骭之下为心蔽骨者一（无髓）；髑骭之左为肋骨者，上下共十二（在胸之分也）；左肋之端，各有肋骨者分次亦十二（无髓）；肋骨之下为季肋骨者共二（多液）；季肋之端为季隐骨者共二（无髓）；髑骭之下为肋骨者十二（在太阳之分也）；肋骨之下为䏶肋骨者共二；右肋之下端为肋隐骨，共十二（无髓）；蒢骨之前为大横骨者一（有势，少髓）；大横骨之前为白环骨者共二（有势液）；白环骨之前为内辅骨者，左右共二（同上）；内辅之后为骸关骨者，左右共二（同上）；骸关骨之下为捷骨者共二（有势液）；捷骨之下为髀枢骨者，左右共二（有势，多液）；髀枢下端为膝盖骨，左右共二（无势，多液）；膝盖骨之左右，各有使骨，共二（有势，多液）；髀枢之下为胻骨者左右共二（有势，多髓）；胻之外为外辅骨者，左右共二（有势液）；胻之下为立骨（同上）；立骨左右各有外踝骨，左右共四（有势，少液）；踝之前各有下立骨，左右共十（有势，多液）；踝之后各有京骨，左右共二（有势，少液）；下立骨之前各有释歊，释歊之前各有起仆，左右共十（有势）；起仆之前各有平肋骨，左右共十（有势）；平肋之前左右共十（无势，少液）；释歊两旁各有核骨，左右共二（有势，多液）；起仆骨之下各有初步骨；左右共二（女人无此骨；有势液）。凡此三百六十五骨也，天地相乘，惟人至灵，其女人则无顶威骨、左洞骨、右棚骨、两初步骨，只有三百六十骨，又男子女人一百九十骨，或隐或衬，或无势髓，二百五十六骨，并有髓液以藏诸筋，诸溪谷相需，而成身形，谓之四大，此骨度之常也。

伤科治法至要录

脑骨伤破，轻轻搏捺平正，如皮不正者，用贴退肿膏，又若皮肉俱损，先以封药封之，然后贴膏，血出不止，用止药止住血，切不可见风着水，恐成破伤风也。若伤在太阳边发际内，必须剃去其发，视乎皮之破不破，欲洗，必用陈酒冲入药水内为妙。又正太阳伤，服麻芎丸，再进紫金丹。囟门伤亦如之。顶门破，用止血散擦之，进服上部药。两耳跌砍打落，或上脱，或下脱，先拽端正，用封药擦之，外贴散血膏，再以薄绢缚定，须看两耳相对为妙。两耳伤昏闷，扳脑及脑后伤，同服紫金丹，酒冲童便吃下，更将胜金散助之，后以煎剂收功。两眼泡破伤紫黑色，以一紫散敷之，外贴紫金膏，或眼珠落，用阴阳水洗上，收珠散轻轻托入。两鼻孔伤凹者，或伤孔窍，用封药擦口，外贴散血膏退肿。梁骨跌凹者，以补肉膏贴于低处。唇口或破刀斧伤破皮肉，以桑皮线缝合，外擦封药，贴散血膏，牵住封药不令落开，仍须少言语，或缺唇，或缺耳，乃以利刀稍开外皮，即以桑皮线缝之。耳作二截，缝唇作三截缝，涂以鸡子黄，次以金毛狗脊毛薄擦，再以封口，次日以茶轻洗，一日一换，八日剪去线，又擦药伤上，唇者用绢片后脑后向前缚合，上封药，外贴散血膏。下颏或落，以两手大指挖开其口，捏着骱掇上，进服紫金丹。舌伤，偶含刀在口割舌，未断者法用鸡子衣袋好，上人参封药，一日三四次，七日可安。两脸伤延囊者，用桑皮线缝合，上封药，外贴散血膏，七八日可接住皮肉，然后去线，仍上封药。

气喉断者，急令一人扶住患人之头，托凑喉管，捺紧不令出气，用麻药生半夏研细末掺上，次用章鸟毛尾下绒毛，佐以人参封药，以银针穿桑皮线缝其皮，皮上先擦麻药，然后缝合，贴血竭膏，如无章鸟绒，以茅针花亦可代用，调理以桔梗甘草汤，又可进紫金丹，酒服一次，逐匙进之。喉咙有二管，气管在外，食管在内，割喉者右手持刀易治，左手持刀难治。结喉伤服紫金丹。人中伤服麻芎丸。颈项逢高处厌进者，令患人卧于床上，手挤其头，足踏两肩即出，贴以接骨膏。

左右肩骱出，先想如何整治法，用椅当圈住胁，又用软衣绵被垫好，又使一人捉定，两人拔伸下手腕，又曲着腕以绢缚之。肩颈若折，必一头高跷不平，治法先贴膏药，后用油纸数重铺衬，又用粉匣板以长细布穿缚在胁下，紧紧缚定，始服接骨丹。肩臂脱臼，令患人坐于低处，自用双手叉定抱膝上，将膝借力着实一衬，手臂随手直前轻轻放手入故位矣。方服接骨丹，后贴膏药。

手臂出臼，医用右手仰掌托捏被伤手臂，用右手捏定下节手近臼处，一把捏定，不可让其退缩，尽力一扯即入故位，方服接骨丹，后贴膏药。

凡手骨出者，须看如何出，向左则右拔，向右则左拔。又论手臂法，有四折六臼，肩胛骨出臼归下，身骨出臼归上，或碎空，或出左右，用舂杵一根，短凳一条，令患人立在凳上，杵穿在出臼之处，一人把住舂杵，一人助患人放身坐落，则骨节归窝。

脑前横骨三节伤，必吐血痰，进服紫金丹，酒浸童便吃下，再以胜金散助之，后以煎剂收功。

凡指断者，凑正用水油虫膜包好，方用生肌散贴膏。

肩井骨在胁下，若损不可夹缚，须捺平正，方服黑龙散也可敷之，两胁骨亦如之。

心坎上伤，必口噤心闭，行不得，服夺命丹。

两乳上下伤，进服夺命丹，助以虻虫散，断以煎剂收功，内用引经药，左右脑前，以桔梗、青皮；背后以柴胡等药。左乳伤，必发嗽，先服紫金丹，助以胜金散，次用六味地黄丸，加止嗽药。

广门伤心，口噤目反，头强身直如死。五绝有三不犯者，在七日内可进服紫金丹下其血，然后煎剂行药。

血海伤不医治，久则成血痞，可用朴硝熨法，不必吃末药，用胡桃酒一坛，外贴千槌膏，其痞自消，先服夺命丹，次服虻虫散，以愈为度。

气门伤为塞气，病人必目反头强，身直如死，若遇此症，过不得三个时辰，如救迟，大便浊气出，为其气下降，必无救矣。此时慌张乱急不得，往视患人气息有无，如无气者必为倒插拳所伤也，速揪其发，伏吾膝上，从背后上摩运轻敲，使气从口而出，然后调治。

骨节折伤，先服瓜皮散，贴鼠粘膏，或又用熨法慰之，其骨自接。

心坎以下小肠地位，可服行药，先用虻虫散三四服，次用行药，如肠中不痛，不必用行药。

膀胱伤小便必结，法用麝香少许，置于脐内，约如一钱样厚，将青盐纳上，以艾灸三次，或三炷香时，小便即通，去麝香而自爽矣。不效，知其膀胱碎，而不可治矣。

食肚伤，须以煎剂下之。腹破大肠或出，被风吹胀，干不能收入。治法，先用麻油擦肠，肠润，又用一人把肠托住，更令一人默含冷水一口，喷患人之面，必然一惊，乘此将肠一推，肠自收入，入后须要捺定出气洞，以银针穿桑皮线缝合，切不可露一毫针孔，上止血草药，然后贴膏然肠上，伤与不伤，目力难视，必令受伤的人吃烧酒一小杯，饮后更令一人于伤处嗅酒气有无，无则可治，有则肠碎而不可治矣。又法，用灯草蘸油点火照伤处，有风出吹火，亦知其肠碎，而不可治矣。

背脊伤，不能用手正法，用绳从足吊起坠下身直，骨自归窝，贴定痛等膏，用桑皮、杉木皮、软物缚定，莫令其曲，进服紫金丹。

海底踢伤，血必冲上，当时两耳响声大振，心内昏闷，先服护心丸止痛，此病伤虽在下，而为患反在上，须用活血煎剂。外肾伤，肾子恐其上升，须人靠其背，后用手跟从小肚两旁顺下，切不可浴以热水。尾闾伤，用车前研末七钱，米汤调下，或用熨法治之，并服表汗药亦可。膀胱子打伤，进服紫金丹，更以治黄病之药煎服可也。阴囊破碎，须上人参封药，并将章鸟毛绒敷合，先用竹条夹之，然后用桑皮线缝合，否则单缝之，进服麻苇丸。又法，用鸡子黄涂在患处，更以金毛狗脊毛摊于上，次用人参封药封之，洗用紫苏汤。有青紫黑色肿痛者，贴以定痛等膏，乌药、草乌、良姜、肉桂少许，用韭菜捣烂，用药贴上，否则进服小便药。

腰骨折断，用门一片放于地上，令患人卧上，手伸下于门下，三人把身按于损处三时许，用定痛散贴膏，来日不痛，自便反转，进之以破血药调治。

凡于近阴囊腿胯等处，不可用运法，但用敷贴，毋令血肿。凡跌打大小便，未可服接骨丹，盖接骨丹大约燥热，又酒调敷，反助燥热，则不得收效，必先服通利药，通后服接骨丹。

凡饱食被人打跌，三日不死可治。

凡骨又出内外折处，两头必有利锋。治法，用八宝丹后，锉去两头尖，上下接入，后用贴膏，外用竹箸数重，如法包好，再服接骨丹。

跌打臃肿患者，不肯令医者摸看，或肿硬难辨肉内骨碎不碎，医手缓缓捏肿处，骨内有声，法用麻药先服，割开血来，用止血草药，又用麻药麻肉取碎骨，用别骨接好，外用油纸数重包好扎住，即与淡盐汤服，待醒服接骨丹。

臀股跌出骨者，用足踏进，贴以定痛等膏，胯肩从臀上出者，法用三人捉定拔伸，贴以接骨膏。两腿左右打断者，必须拽正其骨，以膏贴之，又要夹缚至四五日，始换药。足盘出臼，令患人坐定，用足踏上，而后贴上膏。足胫骨别出在左难治，用手推入臼户，贴膏药，进服末药。足膝盖骨别出后，磕破肉皮脱出，治法用大细布三四尺，衬以竹箸，或杉木皮夹缚，进服接骨丹。足有六臼四折，如脚板上交丫处出臼，拽拔端正，乃可夹缚束定。足膝出臼，乃与手臂出臼相同，出内出外只宜一边夹缚，此处血筋最多，须令时直不可放定。大腿骨出臼，须用手把住患人，一人尽力拽足上臼，贴以定痛膏。妇人腿骨出进阴边，不可踏入，用凳一条，以绵衣覆上卧之，将足用手一搏，即贴定痛等膏。

左肋为血海穴，胸前为龙潭穴，右肋为食肚，背脊为海底穴，左乳受伤必发嗽，右乳受伤必发呃。

脐下一寸三分为丹田。人字骨上一节伤，一年死；二节伤，二年死；三节伤，三年死。

结喉下横骨上名曰塞叠，如伤不治。海底穴在小便两旁，重伤不治。左乳为气门，右乳为痰门。心前背后，相应伤久，要成痰火痨怯，内伤最凶，只怕倒插拳打塞气故也。气海在丹田下一寸三分内，即膀胱，若被倒插拳打伤一月而亡。男人伤上部者易治，下部者难治，以其血上升故也；女人伤上部者难治，下部者易治，以其血下降故也。胸乃受伤血气往来之所，必发嗽，高起迷闷，面黑发热，主三四日死，服七厘散，次服行气活血饮。肝乃受伤，面主红热，眼赤发热，主七日而死，先服流气饮，次服小续命汤，后服和中丸。心口受伤，面青气少吐血，呼吸大痛，身体不动，主七日而死，先服流气饮，次服大续命汤，后服和中丸。食肚受伤，口下促阵而痛，气促发热，高起如鼓皮，饮食不进，眼闭口嗅，面多黑色，主七日而死，先服大续命汤，后服和中丸。

两耳伤，身表多黑，面浮肿白，常如哭状，主半月而死，先服通圣散，后服流气饮，更进和中丸。

小肠受伤，小便闭塞，作痛发热，口干面肿气急，主三日而死，先服流气饮，次服大续命汤，后服和中丸。大肠受伤，粪后出红，急涩、面赤，主半月而死，先服流气饮，次服大续命汤，后服和中丸。膀胱受伤，小便痛涩，不时尿出，膨胀发热，主五日而死，先服大续命汤，次服流气活血饮。阴囊阴户受伤，血水从小便出，肿胀痛极，心乃迷闷，主一日而死，先服护心养元汤，后服大续命汤。

胸背受伤，白瘦少食，发热咳嗽，主半月而死，先服流气饮，后服和中丸。气眼受伤，气喘大痛，夜多盗汗，肿痛不宁，主六日而死，先服流气饮，次服和中丸。

血海受伤，血多妄行，时或吐出，胸前板滞作痛，先服活血汤，次服流气饮，再斟酌末药，血若不止，一日内死。

两肋受伤，气作痛，睡如刀刺，面白气虚，先服行气活血汤，次服续命神汤，不治，主三日内死。两肋痛者，肝火有余，气实火盛故也，或有青痰食积流注而痛者，或有登高跌损瘀血凝滞而痛者，或有醉饱房痨，脾土虚乏，肝木得以乘其土位，而胃脘当心连两肋痛者，又有伤寒发热而两肋痛，以足少阳胆经从足厥阴肝经之病，治以小柴胡汤；左肋痛者，气与火也，右肋痛者，痰与火也，瘀血痛者，伤处有红肿高起微白，又发寒热而痛，气虚黑瘦，怒则必有瘀血，如无，腰痛日轻夜重，此瘀血凝滞之故也。

引经药品在上部者川芎；手则桂枝；背则白芷；胸腹白芍；脐下黄柏；左肋青皮；右肋香附；腰加杜仲；下部牛膝；足则木瓜；周身羌活。凡看妇女必香附。

凡夹缚，夏天二日，冬天四五日，解开水洗去宿药，不可动摇损处为妙。

脑骨破碎兼伤太阳穴，不治；鼻梁骨断，不治；天柱骨折，不治；目开气出不收者，不治；凡如鱼口缠风者，不治；食喉伤，不治；夹脊断，不治；心胸紧痛，红色裹心，不治；正心口青色，不治；女人两乳堂伤，不治；正腰伤自笑自哭者，不治；肠伤出气者，不治；小肠伤不可分阴阳者，不治；孕妇小肠受伤，犯胎不治；小肠伤吐粪，不治；肾子伤入小腹，不治；手足伤骨出，两胫齐断，不治；跌打不知疼痛，无寒战，不治；高处跌下，尽力叫喊，不治；脑破骨碎及衣，不治；天仓伤，不治；臂中跳脉伤，不治；痛不在处，不治；咽喉沸声，直视无神，不治；左肋下伤透肉者，不治；杂症繁多者，不治；小肠下内伤，不治；耳后受伤，不治；老人左股压碎，不治；阴子伤破者，不治；鲜血出尽者，不治；肩伤透于内者，不治；两眼及伤瞳神者，不治；颠仆仆打伤入于肺，虽未即死，然难过二七日，此症不治；胯骨从裆内出者，难以整理。

秘传药方一卷

上部煎方： 加皮二钱　青皮一钱　乳香一钱　没药一钱　羌活一钱五分　赤芍二钱　乌药一钱五分　苏木二钱　归尾二钱　申姜一钱　山甲三钱　头痛加川芎，头不痛加红花五分。

中部煎方： 羌活一钱五分　归尾二钱　桃仁一钱五分　乌药一钱　赤芍一钱　灵仙一钱五分　杜仲一钱　乳香一钱　没药一钱　红花六分　寄奴一钱　山甲三分。

下部煎方： 羌活一钱　苏木一钱　泽兰八分　防己一钱　苏叶一钱　红花六分　归尾二钱　蒲黄八分　加皮一钱　乌药一钱　青皮一钱　大黄一钱　虚弱者去大黄，加益母，补赤芍。

周身伤重方： 羌活一钱　苏木一钱　防风一钱　藁本一钱　玄胡一钱　杜仲一钱　桃仁一钱　申姜一钱　青皮一钱　加皮一钱　归尾一钱　寄奴一钱　蒲黄八分　防己八分　红花五分　或加大黄、苏叶、乳香、没药、川甲、灵仙、秦艽、牛膝、川断、韭子、乌药、丹皮。

上部接骨煎方： 归尾　羌活　玄胡　蒲黄　申姜　乳香　没药　加皮　龙骨　然铜　红花　青皮　乌药。

下部接骨煎方： 归尾　防己　牛膝　玄胡　然铜　龙骨　红花　苏木　加皮　乳香　没药　青皮　申姜。

上部入骱： 羌活　红花　玄胡　乌药　乳香　没药　青皮　碎补　桃仁　苏木　灵仙　或加秦艽、生地。

下部入骱： 木瓜　防己　牛膝　羌活　乳香　没药　归尾　加皮　虎骨　碎补　乌药　灵仙　或加玄胡、杜仲、寄奴、赤芍、青皮。

转气汤： 川芎　白芷　桔梗　杏仁　陈皮　干葛　枯盐　竹油　皂荚　甘草。

还魂方： 谷精草　甘池菊　生地　荆芥　柴胡　黄芩　乌药　连翘　枳壳　川芎

桔梗　羌活　乳香　没药　血竭　白芷　甘草　灯心。

飞龙夺命丹： 防风　荆芥　蝉蜕　羌活　独活　灵仙　僵蚕　藁本　细辛　薄荷　蔓荆　花粉　当归　陈皮　白芷　甘草　干姜　灯心。

封药： 五倍子（炒黑色）三两　旧毡帽（檐条烧灰存性）五条　降香末三两　松香五分　共为细末，掺于患处。

君臣丹： 肉桂（童便微炒）五钱　红花二钱　归尾（酒浸）三钱　赤芍四钱　丹皮四钱　生地四钱　乌药三钱　杜仲（盐炒）五钱　延胡四钱　桃仁（去皮尖）五钱　牛膝五钱　申姜（去皮毛）五钱　续断四钱　加皮五钱　防风四钱　川芎四钱　羌活五钱　花粉三钱　枳壳四钱　甘草一钱　共为细末，瓶收用。

紫金丹： 月石（研冲入药）一钱　地鳖虫（法制）二钱　乳香（去油）一钱五分　没药（去油）一钱五分　血竭（鲜红者佳）一钱　归尾（酒炒）二钱　大黄（生用）五钱　乌药（去油）一钱五分　申姜（去毛）一钱　木耳灰一钱　黄麻灰二钱　自然铜（醋煅七次）二钱　白头蚓（阴干煅）二条　麝香三分　共为末，骨断出血、吐血并妇人血崩，每服一分酒下，立效。夫人血崩者，童便下，视其轻重，可以三四服，每日一服，不宜多吃。

八宝丹： 川连一钱　血竭一钱　儿茶一钱　龙骨（半生半熟）一钱　轻粉一钱　黄柏一钱　象皮一钱　凤凰衣一钱　真珠一钱　共末，掺上立效。

九灵丹： 专治远年内伤，筋骨疼痛重者，二服愈。人中白二钱　然铜二钱　归尾二钱　苏木二钱　红花二钱　儿茶二钱　牛膝二钱　乳香二钱　没药二钱　共为末，每服二钱，陈酒送下，尽醉取汗为妙。

八仙丹： 此为行药，惟新伤宜之，不可多施。大黄五钱　巴霜（去油）二钱　然铜二钱　申姜（去毛）二钱　血竭二钱　月石二钱　半夏二钱　归尾五钱　乳香三钱　没药三钱　无名异（煅灰）三钱。

胎骨散： 真胎骨二钱　白云耳二钱　山羊血一钱　血竭一钱　白占三钱　猴骨六钱　胡椒一钱　参三七一钱　共为末，酒酿和丸。

羌活散： 羌活一两　乌药一两　千金霜一两　独活一两　防风五钱　小茴（炒）一两　川芎一两　申姜一两　续断一两　红花一两　加皮一两　秦艽一两　杜仲（炒）一两　木香二钱　桃仁（去皮尖）一两　共末，磁瓶收用。

护心丸： 西黄五分　辰砂三分　血竭一钱　乳香三钱　没药三钱　木耳灰三钱　为末，蜜丸如芡实大，每服三丸，酒送下。

揭铁方： 取水仙花捣汁，调揭铁石末涂患处，其铁自出。

金疮肉烂生蛆方： 取皂矾（水飞过）为末，干掺上，其蛆自毙。

破伤风方： 天南星一两　防风一两　共末，以香油润疮口，以温酒调敷，其肿痛寒热自愈。

黑龙散：土青皮灰一两　黄麻灰一两　小茴香（炒）一两　共末，瓶收用。

麻药方：川乌　草乌　法夏　南星　蟾酥　为末敷之，急割不痛。

劫痨散：取宿年便壶，先将绿豆入内水浸发芽出口为度，如是者三次，再将大鳗鲡入内，盖口置火中煨透，然后将壶敲碎，取人中白，用醋煅七次，又必水飞三次为妙，每服五分，陈酒送下。

生肌定痛散：专治溃烂红热肿痛，有腐用此化腐，定痛生肌。生石膏一两　冰片二分　硼砂五钱　辰砂三钱　共末敷用。

疏风散：川芎二钱　当归二钱　防风二钱　赤芍二钱　陈皮二钱　羌活一钱五分　升麻五分　法夏二钱　南星二钱　生姜五分　甘草三分。

一粒金丹：古大眼钱（文火煅研）三个　土鳖（大者佳，去头足）三钱　天花粉三钱　共末为丸如米大。

桃花散：取千年石灰，在腊月入黄胆，阴干取出，用大黄一两炒如桃花色，去大黄置地上一夜，研末，瓶收用。

收眼珠散：龙骨　血竭　冰片　乳香　没药　共末，取井水调，用银簪点在红筋上，即能收上。

人咬方：取栗子肉，嚼烂敷上神效。

敷药：乳香　没药　血余　麝香　白芥子　飞面　老酒糟　共末，取樟木煎水洗患处，加火酒打烂敷上，效。

刀箭方：取新桑叶一味，阴干研末，敷之效。

人参封药：五倍子（炒黑色）　降香末（须入锅内焙出香温气）　京参（炒）　共为末敷上，若出血不止，以青皮末掺上血即止，然后封之。

大敷药：治跌打损伤，筋骨疼痛。姜黄三钱　大黄二钱　羌活三钱　独活三钱　官桂三钱　川乌二钱　草乌二钱　乳香二钱　没药二钱　洋樟三钱　灵芝（醋炒）三钱　砖灰（醋炒）三钱　桃仁（去皮尖炒）二钱　苏木三钱　法夏二钱　碎补（去毛）二钱　巴霜一钱　降香三钱　山栀三钱　续断二钱　飞面四钱　赤芍二钱　酒药四钱　共末，临用加酒饭糟打烂敷于伤处，用绵帘盖上，又须用旧絮扎暖，过一夜效。

胜金散：治跌打损伤遍身疼痛。降香末一两　归尾（酒炒）一两　土鳖（酒炙）二钱　共末，酒下，每服二分五厘。

虻虫散：牛虻虫　丹皮　为末，专治跌打瘀血作痛，孕妇忌服。虻虫入布袋内饱死，去头足并翅，研。

七厘宝：诸般伤可用，伤者将打伤处胡葱汤水洗，重者一分，轻者七厘，生用调服。当归（酒洗炒）　乳香（去油）　没药（去油）　血竭（研）　然铜（醋煅）　草乌（姜汁炒去皮）　古大钱（取外面精华，用醋煅之，其末尽入醋内，滤出任用）　共末，每服七厘，不可多进。

八厘宝：治跌打接骨。乳香　没药各二钱　然铜　血竭　土鳖　硼砂各一钱　大黄八分　归尾一钱　碎补一钱　共末，每服八厘酒下。

保命丹：京参（人乳焙研末）一钱　茯苓二钱　龙骨二钱　胎骨一钱　虎骨五钱　沉香三钱　琥珀一钱　西黄三分　血竭三钱　加皮五钱　苏木三钱　辰砂一钱　贝母三钱　然铜五钱　乳香五钱　没药五钱　申姜（去毛）八钱　木香三钱　郁金三钱　元寸一钱　为细末，瓶收用，每服冲在引经药内进，此为宿伤，险症用。

阴阳红散：妇人损用。明阿胶　发灰　没药　酒煎加童便下。

蔓荆散：眼目损用。蔓荆子　白芷　生地　红花　当归　白术　川芎　水煎，食饱服。

升药：取泥墙上白螺狮壳，以面粉填满，灰火上煅过研末。又方：取用炉甘石，以童便浸煅五次，研末，加真珠三分，冰片三分，共为细末用。

踢伤阴袋方：古大钱（煅）　油壶桃　共末酒服。

宽筋散：牛膝　肉桂　姜黄　茯苓　桐皮　当归　独活　川断　生地　酒煎空心服。

拔刺散：取活蟑螂去头足及嘴，分作两段，炭火炙，凡吐血者用上段，便血者用下段，若竹木刺入肉，用上段涂患处即出。

续筋散：白葱一根　荆芥　加皮　杜仲　当归　白及　赤小豆　南星　芍药　碎补　川乌　百草霜　牛膝　为末汤下。

夺命丹：琥珀　雄蟹　土鳖虫　为末，每服三分酒下。垂危者灌下能即醒。

秘传接骨总灵丹：人中白　自然铜　蛇含石　真胎骨　乳香　没药　血竭　为末，酒下每服五分。

花蕊散：花蕊石　硫黄　法先用粗瓦罐一个，四围盐泥封固，候干入药于内扎口，再以盐泥封好，放于方砖上，书八卦五行字，用炭笼叠，自午时着火渐添炭上至经宿，去火候冷，必隔过几夜方可开药，研末以无声为度，瓶收用。凡遇一切刀斧之伤，掺上其痛立止，血即化为黄水。如内伤血入脏腑，以热童便调服立苏，或肚肠出，纳进后，缝以桑皮线，掺药于患处血止可治。又或产妇恶血攻心，胎衣不下，不省人事，热童便服下立苏。

金疮收口药：粉丹皮五钱　寒水石（火煅）二两　没药二钱　乳香二钱　辰砂二钱　血竭四钱　天灵盖一钱　共末，或麻油，或菜油调敷患处，立愈。

敷药：治内损伤，敷出紫黑色。百草霜半斤　山栀肉（研）半斤　飞麦少许　酒药三两　用酒饭槽打烂敷之。凡遇内伤，敷出紫黑色妙。又方：此方百发百中。小鲫鱼（去鳞肠）一个　铜末（醋煅研三次）三两　桃肉二两　用老酒，或加酒饭槽打烂敷之，自效。又方：此方传之三代，从无有误。乳香二钱　没药二钱　血馀二钱　麝香二分　白芥子五钱　飞面　酒饭槽　为末，将樟木水净患处，加烧酒敷之妙。

东瓜发汗散：东瓜皮（晒干）一两　牛皮胶一两　二味同入勺内炒热炮，候冷脆研末，每服五钱，好酒热吃将醉，拿厚被盖暖出汗，过一夜即不痛矣。如昏闷不省者，用沙糖调好灌于人口内，又将好酒送下；如凶病，不可用也。此药如神，然须先服护心丸，方许无误。

开牙散：取霜梅肉一个，自己口将先嚼烂，以涂患人牙上，其牙渐开，然后进药，可以奏效。

行血散：当归（酒炒）一两　川芎一两　羌活一两　乳香（去油）二钱　没药（去油）五钱　土鳖（法制）三个　自然铜（醋煅七次）三钱　苏木五钱　五加皮一两桃仁（去皮尖）一两　刘寄奴一两　南木香一两　地骨皮一两　共为末，每服二钱，新伤者用山楂紫苏汤冲服，宿伤者酒服进二三服，下药时先用吹鼻散打嚏，若牙关闭，用开牙散，后进药，又恐吐出，须将手指抬其唇下二颊，倘不受药，即为凶症，不治。

闪气散：麝香　雄黄　共末，瓶收，遇有不意中与人相打作闪气者，将药点在眼潭内，立愈。

郁金散：治伤并远年心痛。明阿胶（泡脆）　五灵脂　蒲黄（炒）　郁金　降香共末，每服二分，酒下立愈。

立救极刑方：将死饮之即愈。土鳖一钱　沉香二钱　银珠五钱　共末，凡刑后，以热酒调服，止痛消肿，如若隔夜，不宜此方。

跌打接骨散：官桂五钱　碎补（去毛）五钱　闹羊花五钱　川乌五钱　草乌五钱土鳖二十个　硼砂三钱　甘草二钱　共末，重者四分，轻者三分，好酒送下。

五痨七伤方：赤芍三钱　然铜二钱　桃仁（去皮尖）二钱　硼砂二钱　红花八分归尾（酒炒）三钱　蒲黄一钱　香附（醋炒）三钱　虎骨（酱炙）二钱　木香三钱蓬术一钱　加皮一钱　玄胡（炒）二钱　乳香三钱　没药三钱　血竭二钱　官桂一钱灵脂（炒）一钱　桂枝一钱五分　沉香八分　朱砂二钱　麝香五分　土鳖二钱　共为末，陈酒送下，每服七分，忌风日，并假寐。

成方：凡服末药后调理用之。归尾（酒炒）一钱　红花一钱　丹皮一钱　生地一钱　苏木一钱　然铜五钱　陈皮一钱　羌活一钱　独活一钱　加皮一钱　甘草一钱乌药一钱　酒煎，临起加麝香少许，食远服，凡服七厘宝者，不必服此。

定痛汤：白术一钱　当归一钱　乳香一钱　没药一钱　白芷一钱　羌活七分　升麻五分　甘草五分　水酒各半煎服。

清心降火饮：麦冬一钱　当归一钱　知母一钱　丹皮一钱　山萸一钱　泽泻一钱生地一钱　花粉一钱　黄柏（盐水炒）一钱　白芍一钱　水煎，食远服。

跌打吐血饮：生地一钱　元参八分　地榆一钱　侧柏八分　黄芩七分　山栀七分茅根一钱　水煎服三四贴，其血自止。

跌打损伤方：灵仙二钱　碎补二钱　赤芍二钱　然铜二钱　加皮三钱　桂枝一钱

当归三钱　杜仲二钱　木香五分　桃仁十粒　乳香二钱　没药二钱　苏木二钱　槟榔一钱　厚杜仲一钱　广皮一钱　熟地三钱　红花五分　水煎服。

　　地鳖饮：土鳖　归尾　琥珀　血竭　麝香　牛黄　木香　乳香　没药　灵脂　郁金　胎骨　榧子仁　共末，胡桃酒送下。

　　没药止痛散：白术（焙）一两　当归（酒焙）五钱　炙甘草五钱　白芷五钱　乳香五钱　没药五钱　共末，每服二钱，老酒送下。

　　紫金锭：整骨续筋止痛，内伤肝肺，呕吐不止，心胀肠满，并宜服之。紫金皮二钱　真降香一两　骨碎补一两　琥珀二钱　当归一两　桃仁一两　蒲黄（煨）一两　大黄一两　续断三两　无名异一两　牛膝一两　朴硝五钱　以熟酒泡化，以花叶纸滤过七次，为末，苏木煎剂酒调服。

　　发汗行血散：专治瘀血攻心。土鳖（童便浸一日，煅红）一两　白头蚯蚓（煅灰）五钱　斑蝥（煅）八分　血管鹅毛（煅）一两　然铜（煅）一两　硼砂一两　当门子八分　蝼蛄（煅）一两　共末，重伤用一分二厘，轻用七八厘，红糖调服，用老酒神效。

　　黑龙散：山甲灰六两　丁皮六两　川芎一两　枇杷叶五钱　百草霜五钱　共焙干为末，瓶收用。

　　桂枝汤：通用。诀曰：跌打损伤陈赤芍，枳壳丹皮香附着，桂皮归尾桃仁粉，乳没胡儿功不轻，头损川芎为要药，下伤牛膝可加增，大便不通将军用，落水须求藿叶真。

　　姜黄散：通用。诀曰：桃花兰叶牡丹皮，姜黄苏木酒当归，广皮牛膝川芎地，肉桂乳没并胡儿，老酒童便同煎服。

　　川芎散：头损用。川芎　白芷　当归　防风　赤芍　羌活　生地　黄荆子　花粉　加皮　加姜三片，水酒煎服，若喉伤加桔梗为妙。

　　杜仲散：治损伤腰痛。肉桂　乌药　杜仲　生地　赤芍　丹皮　归尾　酒煎，半饱服。

　　杏仁散：治肚腹作痛。生大黄　桃仁　杏仁　归尾　甘草梢　酒煎服。

　　桔梗汤：治大小便不通。红花　苏木　芒硝　猪苓　泽泻　桔梗　大黄　归尾　桃仁　酒煎服。

　　玉屑散：专治筋伤骨折，止痛神效。取通路墙壁下往来人小便处，年久碎瓦片拾取一块，用酒洗净，炭火上煅红，放在社醋内浸泡，候冷再煅，如是五次为佳，然后刀刮下细末，每服三钱，按上中下三部服法，老酒下神效，再煎加皮、秦艽、川续、赤芍、灵仙、玄胡、丹皮等分，为服。

　　火伤方：血愁草　石榴嫩枝　陈石灰　韭菜　捣敷效。

　　未杖先服丹：陈尿坑内瓦片一两　乳香一两　没药一两　海桐皮八钱　姜黄一两

年年矮五钱　赤芍五钱　秦艽五钱　黄荆子五钱　牛膝七钱　白芷三钱　共末，服用酒送下。

足骨夹伤方： 土鳖　生蟹　捣敷效。

血竭散： 专治吐血。发灰　茅根　韭菜根　酒煎童便冲服。

四骨散： 专治伤后筋不能伸。鸡骨节　虎骨节　龙骨节　犬骨节　黄荆子　川断　独活　秦艽　海桐皮　共末酒服。

五汁散： 专治接骨入骱，漏肩风寒，腹痛等症。豆油　白葱头　韭菜　白凤仙梗　高姜根　生姜　以上各三斤，具用鲜者入油内煎至各色成灰，滤清再煎至滴水成珠，以炒至丹紫色，方入油收用，每油一斤。

麻黄散： 专治破伤风发寒热。肉桂　干姜　陈皮　半夏　厚朴　桔梗　枳壳　麻黄　苍术　川芎　水煎服。

钻骨散： 取蝼蛄打烂敷上效。

揭铁散： 取雄屎虫有角者为佳，瓦上炙干研末，又用水仙花捣汁，调揭铁石末，敷伤处即出。

接骨定痛丹： 川乌　草乌　灵脂　木别子　骨碎补　地龙　青皮　防风　灵仙　小茴香　禹余粮　麝香　红娘子　乳香　没药　为末，水丸酒下。

吕洞丸（一名五黄丸）： 藤黄　血竭　天竹黄　乳香　山切　大黄　儿茶　没药　川断　白蜜　阿魏　雄黄　冰片　牛黄　白占　共末，为丸酒下。

接骨神膏： 童子鸡一个，放于石臼中春烂，带毛连骨和酒酱糟捣成膏，敷于伤处，取嫩柳白皮周围缚一遭，外以大柳条缚一遭，任其热痒，切莫解去，乃过一昼夜去其缚，骨自接矣，累效如神。

去伤痕方： 九月九日采老黄茄子，干炙存性为末，酒下一分，偏身伤痕尽去。

角笋散： 牝牛角生时截下，泥裹煨灰，去泥出火毒，酒下五六分，神效。

钮落川主方： 九死十生。归尾　红花　生地　苏木　桃仁　枳壳　加皮　然铜　陈皮　青皮　赤芍　甘草　头加川芎；腰加杜仲、凤凰衣；下加牛膝、木瓜；气喘加乌药、官桂；小便不通加木通、葶苈子；骨节伤碎加骨碎补；手加桂枝、加皮、独活。酒煎，临服加丁香一分。

神效佛手散： 当归　桃仁　红花　三棱　莪术　赤芍　玄胡　槟榔　黄柏　青皮　羌活　防风　荆芥　柴胡　半夏　大黄　朴硝　加葱姜少许，水煎服。

金不换寻痛散： 专治远年损伤。乳香　没药　血竭　木香　沉香　当归　川芎　白芷　花粉　肉桂　羌活　独活　茴香　丁香　草乌　荆皮　山甲　赤芍　共末酒下。

惠生丹： 专治损伤，痨嗽吐血。五株钱　然铜　花蕊石　真胎骨（如无，以撞壳鸡卵用盐泥封固炙代用）无名异　土木鳖　麝香　沉香　琥珀　乳香　没药　麻灰　牙皂　朱砂　共末，水泛为丸，如葡子大，每服一钱，酒下。

玉珍散：专治破伤风手足撮纵，或痰迷心窍。西黄一分　南星五钱　防风五钱　共为末，酒下。

劳伤复生汤：将放童子雄鸡（杀用碗锋，盛血不可加水，治肠肝肺一切，俱用碗锋）一只　红枣半斤　胡桃（连隔）半斤　砂仁二钱　桃仁三钱　杏仁三钱　红花一钱　野蒲粒根五钱　以上诸味及血肠等俱纳入鸡肚，将线合好，用宿陈酒三斤，置有盖大钵头内，隔水烧透，脱骨为度，只可淡吃，不带咸气为妙。

神仙丹：真珠一钱　龙骨（半生半熟）二钱　炉甘石（水飞）三钱　海螵蛸三钱　冰片五分　共末，若出血不止，或腐烂生肌，掺上如神。

玉龙散：取人中白醋煅七次，为末，瓶收用。

通关散：猪牙皂二钱　香白芷二钱　细辛一钱　薄荷五分　麝香三分　共研极细，通关神效。

《秘传刘伯温家藏接骨金疮禁方》

明·刘伯温（国师）

秘传刘青田家藏接骨金疮禁方序

体仁子曰："是书何谓而秘称禁书？"盖缘外无独秘，故以禁书名之也。非秘而不行之也。所缘元胡久秽中土，我朝太祖高皇帝，爱念民生，平胡灭虏，扫荡膻腥，惟是诸臣，不但恐惧，所向无前。然当破釜焚舟之后，未免疮痍困苦。我太祖临戎则心苦，有切肤之痛，故恒破钱粮巨万，招致方外名人及诸奇医，并求接骨出镞、内伤跌仆、金疮种种异术，遍寻起死回生之妙诀，不待言而心恳切矣。又择选经验者，录出成帙，藏之禁中，以为国家征伐斗战之备用。时青田先生与闻国家大事，君臣鱼水，而得禁藏于家。余乃与裔孙松石翁交好数十年，一日偶谈岐黄之学，因叹青囊秘方不得复见于时。翁云："吾祖有禁方一册，等闲不以示人，用之辄获奇验。"乃出是书，授予视之。书虽不多，然皆出于岐黄外，别传秘方奇法，非时医所能觊其藩篱者也。予何幸而得之，谨当世世宝之勿替也。恐后之子孙不知，或有遗弃之者，故特序其所出之源流云耳。

时宣德二年小春望日谨序

论跌治法

凡人在高处跌下，俗名倒栽葱。天灵盖未破者，可救；如穿者，三魂已散，七魄全无，神不归位，呼吸虽有，是候死之症也，治法灸丹田穴。凡仰天跌下，背脊骨断者，其人坐卧不宁，虽然势重，其神不散，急宜治之无妨。若过七日而医治，则难以救之，必丧黄泉也。其治法：必用空屋一间，上有着力之处，将带悬之梁上，以人扶起，患者倒背，将两条脚带从两胁兜转，脚带在臂上兜起，悬空吊之，前用两条，后用两条，即将人吊起，其人自直。用海板一块，长三尺许，放于背上，又另将脚带胸前绑一道，腰下绑一道，内绑一道，共三道，连人带板而绑，其人一吊自直。而就板绑之，其直非常，轻轻放下，仰天而卧，不可摇动。用药七服，七日后轻轻将脚带放下，其板则不可去。再用七日，轻轻抽去板，二十一日方可摇动其腰脊，自接上也。

再以别药以去其伤而并补之为妙。

仆倒跌坠，有跌断胸膀骨者，即搀起仰卧不用动手，即用接骨丹七服，其骨自接，不拘服药。其骨不断者，只用七厘散三服，不拘服别药而愈。凡跌断肋骨，不用动手，照前法而治之，先以膏药贴患处，即用行伤打药去尽瘀血，后服接骨丹七服，其骨凸出，照后用药酒去伤一月而愈。凡顶骨跌断而陷下者，用鲜虎脂四两，川芎五钱，酒煎服。凡打碎顶门，不可用草药，恐其溃烂，宜用止血散掺之，次服上部末药。凡食喉伤者不治，伤气喉者，先用银丝缝好，外用草药敷之，日换二次。候其皮肉并合，方用生肌散，外贴膏药，服上部末药汤。凡人肠出者，用麻油以青布搭上候软，先用手托住肠子，令人含水一口，默向患人面上一喷，其人一惊，其肠自入。用银丝缝好，外敷草药，内服中部末药汤。一法肠出者，用原酒酿数斤，以布浸透，将布搭于肠上，看肠上之布微微热气，即泡热姜汤与患人服下，姜汤入处即能收进，汤力行到，其肠即收完矣。若肠穿者，可用鲜桑白皮打线，缝好其肚上，破处亦以此法缝之，外以血竭末敷上自愈，此法秘传。凡人指断者，须凑上，用水蜡烛内膜包裹，待内骨接上方用生肌散以膏药贴之。凡人身初跌损血出，用草药先内服上部末药，加接骨丹三分同服下。凡中部初跌损，先服中部末药加接骨丹五分。轻者七日后服煎药，重者二七日后服煎药。

凡下身初跌损，治法同中部，服下部末药。凡人偶然闪挫损伤，不拘周身上下，各宜自裁治服，或敷或贴或服药等类。如重者加接骨丹三分，轻者则不可用也。

论斗殴穴道

凡斗殴周身穴道难以尽述，特纂其要，智者当深察之不可忽也。霸王开锁一拳，即咽喉下是也。若闷者，即在脑后百劳上一寸，左手衬在穴上，用右手不论轻重连打数下即醒。如不醒急用艾灸之。其穴在脑骨下一寸五分，以麝香连灸四五次而醒，即用顺气散，如不醒则无救矣。或灸丹田穴。

封喉在霸王开锁下三寸，用手横打外去者是也。如闷者在霸王开锁穴下半寸，用左手叉住颈项，右手扳住头，往后一扳即醒，后用顺气散。两气眼在隔孔上下，后气眼照前气眼是也。打上气眼闷倒者，照前手衬打后气眼，打后气眼还拳即打前气眼，打前上气眼即打后下气眼，打后上气眼即打前下气眼。若打左边须打右边，若打右边须打左边。若不醒照前法灸肩井穴，醒后服顺气散。打血海，其穴往上第八根肋骨空所为下血海也，第十根肋骨空所为中血海，腋窝中间为上血海也。若打下血海轻者三年死，重者一年死，再重者三月死。打中血海轻者一年死，重者半年死，再重者两月死。打上血海轻者一月死，重者五日死，再重者即死。其穴不拘上下左右，打伤俱要吐鲜血而死，急宜治之无妨。即用行伤打药行血十三味一帖为上，后用归血入筋药，若迟之则无救矣。

打霍肺，其穴在下气眼傍一寸是也，内空而外实，若拳打重者，打进肋骨不拘几根，亦用十三味药一帖，后用接骨丹，其骨自然凸出，再用行药，补药亦可。肋骨不断者，亦用十三味一帖，后用补肺丸为妙。人参五钱　白芍五钱　厚朴五钱　前胡一两　以上研为细末，蜜丸如绿豆大，每服一钱，空心白滚水下。

行血归经散：打血海者用。橘红　牛膝　荆芥各五钱　防己　生地　五加皮各一两　甘草　川芎　桔梗各三钱　当归四钱。

顺气散：陈皮　木香　厚朴　前胡　神曲（炒）　生地　川芎　石菖蒲　五加皮　白豆蔻　杜仲（盐水炒）以上各五钱　共为细末，每服一钱，好酒送下。

扫肠丸：打盘肠者用。苏木　木通　皂矾（火煅）　五加皮各一两　红花　泽泻　前胡各五钱　当归三钱　核桃肉半斤　以上共为细末，为丸如桐子大，每服二十丸，陈酒送下，如大便出粪黑者，不妨。

护心七厘散：打翻肚并黑虎透心者用，大凡打重者，宜先服此药一服。接骨虫（不拘多少，入坛内饿二日，洗净，入酒酿内醉死，晒干为末，备用）闹洋花（不拘多少，用烧酒浸透，晒干用）人参　桔梗　枣仁　甘草　黄芪　以上各等分，为细末，肥壮者每服三分，瘦弱者每服二分，酒冲，临卧时服下，切宜避风。

十三味行药方：不拘重伤，凡有瘀血者俱宜用。红花　桃仁　苏木　当归　松节　五加皮　骨碎补　牛膝　枳壳　木通　泽泻　前胡　大生军　通草　水煎，空心服。如行过，以米粥汤补之，如灸后则血热，可加黄柏。

加减地黄丸：人参　熟地　猴姜　当归　枣仁　茯苓　山药　枸杞　杜仲　牛膝　生地　山萸　杏仁　川断　破故纸　共为末，蜜丸桐子大，每服三钱，早晚白汤送下。

接骨夺命丹：如死有微气者，灌入可治。自然铜　古老钱（各醋煅七次）各三钱　地鳖虫五钱　黄麻根（烧灰）三钱　大黄（酒煎）五钱　桃仁　当归尾　红花各一钱　骨碎补（去毛，酒蒸）　乳香　没药　血竭　儿茶　朱砂　雄黄各三钱　麝香五分　共为细末，入磁瓶内，以蜡封好，勿令泄气，遇症有微气者，即用此药，元酒酿送下即活，连进数服即愈。

接骨丹：小拳鸡一只，干拔去毛，捣烂入官桂末，再捣匀敷骨断处，一周时其骨接上矣，即去之。如时间过长，恐生多骨而长出。

接骨丹：作接骨膏亦可。鸡一只，去净肉，将全身骨酥油炙为末，每服三钱，酒送下。又骨末三钱，取热鸡血，调敷患处，再以生鸡皮绑缚，经一周时即去之。

接骨膏：血余　胡椒　百草霜　虎骨各一钱　麝香五厘，共为末，糯米煮粥，捣匀敷患处，若加生地、地鳖虫更妙。

黎洞丸：牛黄三分　大黄一钱　天竺黄二钱　雄黄一钱　藤黄（铜丝打灯火上烧）三分　郁金二分　人言二分　白三七二钱　唐魏一钱　儿茶三钱　共为末蜜丸，每丸六分，藏固听用，老人服一分，壮者三分，弱者二分，幼小者一分。女人壮者二分，幼小者服一分。

四骨散：治跌打损伤之后，筋骨疼痛不能伸缩者。鸡骨节　虎骨节　犬骨节　龙骨　共为细末，入下部末药内，服后用宽筋汤。

地龙散：治夹打不痛，并治筋骨疼痛。地龙（去净土，酒炒）五分　桑寄生一钱　乳香　没药（去油）各一分　牛膝　红花　木香各二钱　归尾　羌活各二钱五分　以上共为细末，每服一钱，热酒送下。

趁痛丸：治跌仆损伤及走注历节诸风、软风疼痛等症。草乌（去皮脐）一两　熟地（或生地亦可）　南星　半夏曲　白姜虫　乌药各五钱　并晒干为末，酒糊为丸桐子大。每服七丸，空心，日午临卧温酒送下。如伤损处，姜汁和酒研十丸涂患处。猝中倒者，姜汁、青茶研化七丸，灌下即醒，若加地龙、血竭尤妙。

闪腰挫气方：不拘年月浅深，一服即效。归身　羌活　蝎尾　骨碎补　刘寄奴　红花　莪术　没药（研去油冲服）　赤芍　丹皮　泽兰　牛膝各一钱　生地二钱　甘草五钱　桃仁一钱　酒煎服，取汗，忌油煎发物。

论治法

凡跌打损伤跌仆，男人伤上部易治，下部难疗，以气上升故也。女人伤下部者易治，上部难疗，以血下降故也。凡伤须验在何处，按其受伤深浅，明其受毒久新。男子气从左转属阳，女子血从右转属阴，须辨明气血之分为最要。伤前体者死速，伤背肩者死缓；伤左边者气促，面黄浮肿，伤右边者气促而面少血。其死症，痰多者死，眼白者死，唇吊者死，失枕者死，粪者死，口臭者死，斜眮者死，气响者死，喘急胸高者死，耳鼻赤急者死，饮食不进者皆属死症也。

续筋方：先将断筋凑好相对，用旋覆花汁涂之，仍用搽敷包好。

取箭头入骨肉方：用巴豆、蜣螂同捣敷之，少顷发痒可取。

用药歌：阿胶兮女人圣药，藕节吐血之良方。炒蒲黄呕血可用，骨断兮须求土鳖。姜黄破血能止血，瘀血赖丹皮苏木。大黄便闭而可行，生地黄善生新血。破风不醒豨莶一味，跌打后忌姜葱麻油。疮不敛象皮血竭，古钱三七为仙药，延胡索号曰神品无差。手损兮桂枝急用，瘀血在肠桃归须下。散肿兮荆芥为美，止痛兮滴乳堪夸。头顶引以川芎，足损须用牛膝。补血止血兮猴姜，消血积三棱莪术。理腰伤兮炒杜仲，旋覆花续断疗筋，见肿消能除青肿。橄榄灰止血尤良，柿霜饼血流者无殃，乌药二香顺气之良，金刀泽兰跌仆无双。后人若问作歌者，却是汉庭张子房。

脉　诊

凡欲识跌打重伤死生，必先察其六脉，起者生，迟细者生，洪大者死，坚强者生，小弱者死，大者二十日死。若命脉和缓关脉实，虽伤重不妨命，脉虚促虽轻亦死。

辨生死

凡跌打伤有不治者五，不知痛痒兼发战者，一不治也；天柱骨折及太阳二穴伤者，二不治也；小腹带断心伤破阴囊穿者，三不治也；伤食喉，四不治也；汗出如油尽力叫喊者，五不治也。凡人手足俱有两胫，若一胫断者可治，两胫俱断者，则不治。大抵骨碎与断，要看明伤处平正如何，凡骨低是骨不曾伤，左右再看方知伤处，先须拔捺端正，方用外药。凡认伤处则骨头平正，便见左右损处，则相度骨缝，仔细捻捺骨归旧处。顶门虽破骨未入内，可治。

凡耳后受伤不治。食饱受伤三日不死可治。心胸紧痛，青色未裹心，此乃偏心受伤，可治。凡男子两乳受伤，可治，宜急救之，若女人则不治。腹内受伤吐粪者不治。凡气出而不收兼眼不闭者，不治。凡肾子受伤入腹者不治。正皮破未入腹者可治。正心口青肿者不治。夹脊断者亦不治之症也。

拔捺法

凡手腕出骱者，医人用左手仰掌托捻被伤手臂，又用右手在下节手近处骱一把，拿定不可让其退缩，尽力一扯，即入故位，方服接骨丹，仍贴膏药。凡肩臂脱骱者，令患者低处坐定，自用两手叉定抱膝上，将膝借力一扯，视其臂随手直前轻轻放两手，就入骱，方服接骨丹，仍贴膏药。凡肩胛骨出，用椅当圈住胁，又用软衣棉被铺好，再令人捉住，两手伸却，坠下手腕，绢布缚之。凡肩井骨在胁下有损，不可夹缚，须捺平正妥贴，以黑龙散敷绢布包好，胁骨亦如此。凡手骨出，须看如何出，若骨向左者，须向右捺入骨，若向右则向左边捺入。凡脑骨碎，轻轻用手捺平正。若不破，用乌龙散；若破，则用桃花散填口，以绢包之。不可着风水，犯之则破伤风。倘在发内，宜剪去发敷药。凡胯骨从臀上出，可用人挺定援伸，方用足捺入。若胯骨从裆内出，则不可治矣。凡伤重者，大概要伸拔捺正，或取开捺正，然后用桃花散、黑龙散，再夹缚。大抵伸拔要近处，不可覆在第二节骨上。凡拔伸全要相度左右骨如何出，或当正拔伸者，或当斜拔者，凡伸拔或用一人，或用三人，要看伤势轻重难易如何。

修整法

凡骨跌折又出肉外，折处两头必如锋刀，或长短不齐，不能复入，用麻药麻定方用锉之，或用小锯锯齐，然后按入。方用敷药及膏，外加棉纸数层，再以粉板夹好，过一二日换膏药，日进接骨丹两服。若遇热天用清茶洗净，勿令阻气。若胫骨别出在内者，难治，在外者，用手法推入旧处，方服药。凡跌打肿处，患者不肯令人着手摸者，又肿硬难辨肉内骨之碎否，必须以麻药服之。然后用手捻其肿处，如骨肉有声即是骨碎，以刀割开，如有血出，再用止血散，并麻药麻住，然后取出碎骨，以别骨补好，膏药贴之，外用油纸包好，与淡盐汤一杯服之，待醒后再服接骨丹药。凡阴子跌出有血者，先用桃仁散止血，以线缝好，再以膏贴之，伤一月内尚可正理，久则难治。

夹缚法

凡夹缚，夏二日、冬四五日解开，用温水洗去旧药，洗时不可惊动伤处，仍用黑龙散敷。凡平处骨碎皮不破，可用黑龙散贴敷夹缚，若曲折处其势不可夹缚，恐愈后不能伸曲，可用黑龙散敷贴以便曲伸。凡跌破以没药敷口，又用伞纸包好，再用杉木皮缚定。凡夹缚，用杉木皮如指阔，四边排匀，方用绳扎紧三五道，宜粗。如缚指须用苎麻，若杉木皮用尿浸过方用。

凡脚膝盖骨乃另生者，如跌碎或跌出者，当用物做成一箍如盖骨大盖在上面，以长带缚定，外用护膝，又缚如日去之。

医治法

凡重伤必用药水洗过敷药，轻者不洗亦可。凡腹破肠出者，医得其法，一日不死，医者先用麻油搽手，然后送肠纳入。倘若肠出外风吹而肠胀干不入，即将麻油搽肠滋润，又用一人托住其肠，再用一人暗含冷水一口，当面一喷，其人必惊，而托肠之人要乘势将肠一推推入，自然收好，即捻定伤口，用银丝或丝线缝口，先用止血散，后贴收口膏药，少顷腹内作响乃肠复位。肠虽归复内中，伤否目力难知，即取火酒一小杯，令患者饮之，使人嗅其伤处，若闻火酒气味，其伤不可治矣。线缝时不可露一毫针，孔如稍露亦不可治，慎之。凡头颅骨破碎，虽白浆流出，不在太阳穴边可治，用上部末药倍加黄荆子，或有孔血出不止，先用血见愁杵烂搽上，日换二次，孔小贴膏药，孔大则搽三日见红色，见红色加收口药，加在膏药上贴之。

凡出血用桃花散，不止可用三七塞之，另围桃花散。凡骨碎筋断皮破，破处俱用桃花散涂四边，缝好以黑龙散敷之。

凡打后作痛，宜用大黄五钱，桃仁三钱，杏仁三钱，归尾一钱，甘草梢五钱，酒煎空心服。凡大小便不通，用通理汤或川芎苏木汤。

宜忌类

凡浑身无故作痛，宜服排风汤。凡服伤损药，须忌生冷、牛、羊、一切发物，服药必乘热服，使血行运而骨易接。凡跌打处痛肿，此是血凝住，宜用热药汤洗之，外敷黑龙散。凡皮里有碎骨，宜用黑龙散，久骨自出。凡伤重宜服顺气散，不可遽服接骨丹药等类，凡伤不拘轻重忌服草药，犯之即取出不能如旧。凡跌打后大便不通，忌服接骨丹，炒药热爆又兼酒调，则反助火益势，且服四物汤，待其势定。如大便不通，宜用承气汤加木通、朴硝，以通为度，方服接骨丹。凡顶骨碎，不可用草药，宜以止血散搽之，内服上部末药，又用鲜蟹、虎骨四两，川芎五钱，同好酒煎服。凡伤处最忌布绢包，恐日后干血胶粘，难以换药，用油纸伞纸包好极妥安。凡无药处一时折骨，宜权用糯米饭加酒、药、姜、葱同捣，熨斗熨热，包夹安好，内服老酒，使血不凝，然后取药医治。凡正骨，骨整用乌龙散敷四围，桃花散敷填疮口，次用伞纸包好夹缚。

洗药方：骨断皮破者，先用此药煎汤洗，后方服麻药。赤芍药五钱　延胡索五钱　当归三钱　肉桂三钱　苍术一两　荆芥四两　外加防风、槐枝、花椒、葱、艾共切片，每服用一两，水五升，加荷叶二片，煎八分，去渣淋洗。内服麻药方，先用此药麻倒，方可以刀割开。若血涌出，以桃花散止之，用外麻药敷上，使患者不知疼痛，方可割至损处，又用桃花散围敷割处，外边再用收口膏药贴好，与淡盐汤服之。

内麻药方：川乌三钱　草乌三钱　大半夏五钱　南星五钱　黄麻一钱　闹洋花九分（酒浸七次）　蟾酥（酒浸化）一钱　芋芳叶汁拌药　晒干共为末，每服八厘。

外麻药方（名芋芳散）：川乌一钱　草乌一钱　大半夏三钱　南星三钱　闹阳花一钱　黄麻根汁　芋芳叶汁　蓖麻根汁　三叶汁拌药晒干，须拌七次，共为末，醋调敷割肉，或加雄黄少许，蟾酥五分。

桃花散：止血。古石灰（入牛胆内十七次）一升　大黄（入铜锅内炒至灰如花色，取出，置地一夜而出火毒，研末，填疮口并及四边）四两。

黑龙散：又名乌龙散。穿山甲（灰炒）六两　丁皮六两　当归二两　百草霜五钱　枇杷叶（去毛）五钱　共为细末，焙收，用时姜汁调和，四边油纸包好，杉木皮缚紧，服淡盐汤，待醒来服调气散。

调气散：木香　乌药　厚朴（姜制）　白芷　青皮　杏仁（去皮尖）　陈皮　前胡　苍术（米泔水浸炒）　桔梗　甘草梢　加姜三片，枣二枚，水二盅，煎八分，空心服，次服接骨丹。

接骨丹： 土鳖虫（火酒醉死，焙干）三钱　自然铜（火煅醋浸十四次）三钱　骨碎补（去毛尖）五钱　血竭（炙）三钱　当归尾（酒洗）五钱　乳香（去油）三钱　没药（去油）三钱　硼砂二钱　大半夏（汤泡）三钱　共为细末，每服一分，陈酒送下。

续筋丹： 土鳖虫　三七　血竭　龙骨，共为细末，用唾津调搽。

玉龙散： 又名接骨丹。人中白一味，醋煅七次，研末用。

上部末药： 小川芎五钱　蔓荆子二钱五分　赤芍四钱　白芷四钱　归尾四钱　以上共为细末，每服七分，加麻油炒黄荆子三分，若重伤加接骨丹三分，酒调，饱腹服下；轻伤只用接骨丹一分。一方加升麻二钱五分，仙人紫五分（煅、酒送葱头过服）。

中部末药： 杜仲（童便浸炒）五钱　赤茯苓六钱　生地六钱　秦艽六钱　桃仁三钱　红花三钱　延胡索六钱　归尾八钱　赤芍五钱　紫荆皮（酒拌炒）一两　共为末，每服一钱，加炒荆子五分，若重伤加接骨丹五分，轻伤加接骨丹三分，酒调，半饥饱送下。又一方去延胡、白芷、紫荆、血竭、桃仁、红花，加甘草、黄芪、陈皮、白术、血里梗，临服冲入炒黄荆子五钱，仙人紫八分，一日两服，姜过口。

下部末药： 牛膝一两　黄荆子（炒）一两　当归尾八钱　防风七钱　独活七钱　赤芍六钱　秦艽六钱　紫荆皮一两　过山龙一两　千年矮一两　海桐皮五钱　姜黄五钱　木瓜二钱　共为细末，每服一钱五分。若重伤加接骨丹八分，轻者五分，和酒送下。凡骨碎者以接骨丹加入；若骨不碎断，只用玉龙散加入。一方铁线藤、防风、陈皮、白芷各等分，临服加仙人紫一钱，日两服，葱白过口。（前药失记血里梗，无过山龙、黄荆子、紫荆皮）。

上部伤药： 川芎　陈皮　花粉　茯苓　白芷　当归　蔓荆子　防风　赤芍　五加皮　黄麻花　甘草　过山龙，或加升麻　藁本　南星　威灵仙　半夏　姜三片，水两碗，煎服。

中部伤药： 杜仲　红花　桃仁　防风　归尾　官桂　甘草梢　赤茯苓　生地　赤芍　过山龙　枳壳　或加破故纸、桔梗，水酒煎，半饥服。

下部伤药： 牛膝　肉桂　五加皮　生地　海桐皮　独活　秦艽　赤芍　防风　防己　归尾　甘草梢　或加木瓜、厚朴、陈皮，水酒煎，空心服下。

止血草药方： 血见愁　三七　马兰头　旱莲草，共捣烂涂敷。

膏药方： 凡跌打骨碎皮破者不用。片香二斤　真麻油一两　当归一两　红花五钱　白芷五钱　川芎三钱　苏木三钱　杜仲二钱　破故纸二钱　木瓜二钱　牛膝五钱　羌活五钱　防风五钱　荆芥五钱　续断五钱　生地五钱　五加皮二钱　威灵仙三钱　大黄一两　紫荆皮五钱　麻黄五钱　发灰五钱　黄柏五钱　苦参五钱　黄毡四两　细料药：百草霜四两　乳香　没药　甘松　山奈　大黄各等分，再加葱、姜汁各四碗。

收口膏药方： 麻油一斤　川芎一两　赤芍一两　防风一两　荆芥一两　白芷一两

大黄一两　黄柏八钱　苦参八钱　连芥八钱　生地八钱　银花八钱　白及五钱　白蔹五钱　麻黄二钱　天花粉二钱　黄丹四两　水粉四两　细料药：珍珠　海螵蛸　血竭　龙骨　儿茶　轻粉　土鳖虫　共研细末，撒在膏上贴。

活血住痛散：肉桂　归尾　甘草梢　川芎　杜仲　木瓜　虎骨　羌活　独活　乳香　没药　白芷　生地　乌药　水、酒各一碗，煎，加童便服。气喘加沉香；头疼倍加川芎；虚汗加麻黄根、浮小麦、白术、黄芪；寒重加干姜；小便不通加车前子、木通；热重加柴胡、栀子仁；笑不止加杜仲、破故纸；寒不退加人参、白芍、麻黄；胸紧加枳壳、桔梗；热不退加蓬芥、栀子、薄荷；肚内有血块加三棱、蓬术、香附；语言恍惚晕去加朱砂、远志；伤头出血多加生地；呕吐饮食不进加藿香、砂仁、丁香、半夏；若痛不进饮食加人参；口中血腥气加阿胶；如不止用生丁香嚼之；口内吐出粪及食饱伤胃加丁香、草果、半夏、砂仁；如不效是肠断出血，周身麻木，不知人事时或昏闷，加倍人参或独用参汤亦可。

通利汤：大小便闭用。归尾　红花　桃仁　猪苓　泽泻　柏木根　甘草梢　赤芍　桔梗　枳壳　大黄　芒硝　车前子，姜三片，水、酒煎服。

又方桃仁桔梗汤：桃仁三十五粒　桔梗　杏仁　大黄（煨）各七钱　车前子　当归各五钱　红花　苏木　芒硝各五钱　木通　猪苓　泽泻各三钱　加姜三片，水、酒煎服。

排风汤：肉桂　赤芍　白芍　川当归　川芎　薜皮　杏仁　甘草　独活　防风　麻黄　白茯苓，姜三片，水、酒煎服。

阴红汤：治妇人伤，瘀血不散，腹胀，大小便不通，闷乱欲绝，用此药，待瘀血尽后方用前药。阿胶　发灰　没药　酒煎，加童便服。

寻痛散：骨断折可常服，闪腰亦可服。乳香　没药　木香　川芎　归尾　杜仲　肉桂　续断　虎骨（炭火煅，火酒淬）　古铜钱（火煅醋淬七次）　共研细末，每服酒调，服两匙。

紫金散：骨不碎折者可用。红肉消　骨碎补　无名异（醋拌）　续断　归尾　牛膝　桃仁　蒲黄　牡丹皮　川芎　杜仲　苏木　红花各等分，共为末，每服三钱，酒送下。

麻黄散：治破伤风发寒热。肉桂三分　干姜四分　麻黄（去节）一分　半夏（姜制）七分　陈皮八分　苍术五分　桔梗七分　川芎七分　枳壳七分　姜三片，煎服。

消风散：治破伤风牙关紧闭。川当归一钱　川芎八分　南星五分　甘草七分　防风七分　陈皮八分　羌活一钱　半夏五分　白芷八分　芍药八分　升麻一钱　桔梗五分　加生姜三片，煎服。又方：皂角末吹鼻内，男左女右。又方：杏仁泡去皮尖，捣烂，火酒调敷患处。又方：萝卜叶捣烂包破处。

龙骨散：治跌坏，医好后筋不伸。鸡骨节　虎骨节　犬骨节　龙骨　海桐皮各八钱，共研末入下部末药内，加牛膝（炒）二两、黄荆子二两、续断八分、秦艽、羌活、川当归各六钱。

宽筋汤：治前症日进一服。肉桂　牛膝　姜黄　黄芪　白茯苓　独活　海桐皮　川当归　川断　生地，酒煎，空心服。

内麻药方：川乌一钱　草乌一钱　雄黄二钱　蟾酥七分　芋叶七分　半夏一钱　黄麻花五分　共为末，敷肉上。

跌伤阴囊方：古铜钱　油胡桃　共为细末，陈酒送下。

千金丸：专治跌打损伤，血气攻心，作痛作闷；或产后恶露不尽，肠中如刀刺；或月经不通；小儿枕块；瘀血久成痞块，用童便半盅，水半盅，共煎七分，少顷再进一服，恶血自下，男子受刑伤，昏迷恶闷，童便、好酒送下。小肠疝气，赤白痢疾，用米醋合煎三滚，加水一盅，再煎七分，温服。蒲黄（炒）一两　五灵脂（醋炒）一两　延胡索一两　木香五钱　共为末，醋糊丸，重者五钱，轻者三钱。

秘传接骨君臣散：黄末药，此系叶宝太家传秘方。白芷　川芎　桂枝（酒拌）杜仲（酒炒）　牛膝（酒炒）各三钱　续断（酒洗）防风各二钱　防己二钱　独活　秦艽各五钱　甘草梢一钱　木瓜一钱　花粉二钱　共为末，又将牡丹皮五钱，姜黄一两为末，另加明黄末配延胡索六钱，骨碎补四钱，生地五钱。

紫金散：红末药。紫金皮一味，醋炒为末。

黑神散：黑末药。黄荆子（香油炒为末，磁瓶收贮）黑末药名桃红散，痛甚加乳香（炙）、没药（炙）、血竭共研。

灰末药：名接骨丹与前方同。土鳖虫（火酒醉死，焙干）一钱　骨碎补（去毛）一钱　自然铜（醋淬十四次）三钱　血竭（炙）三钱　归尾（酒浸）五钱　乳香　没药（俱炙）　半夏（汤泡）三钱　白硼砂二钱　共研细末，收贮。新瘀血攻心加巴霜、大黄末，每服一分，酒服。

玉龙散：白末药，骨不断者可用。人中白一味，醋煅研细用。

凡跌打损伤，不甚伤，骨不断碎者，用黄末药八分，红末药六分，黑末药八分，桃花散五分，白末药二分，姜五钱，葱白五茎，取汁入酒内，加麻油两匙调服，外贴膏药。

凡跌打重伤，骨碎折将危者，先用灰末药一服，大黄，用灰末药一分配黄末药，加巴霜、大黄末调下五分，瘀血尽后去巴霜、大黄，用灰末药一分配黄末药八分，红末药六分，桃仁末五分，酒调下。

上部伤药：凡头破见髓俱可服。川芎　白芷　桔梗　羌活　防风　川当归　赤芍　或加黄荆子、生地、五加皮、甘草，或加升麻、藁本、南星、花粉、蔓荆子，再加姜三片，水、酒煎服。

中部伤药：凡手、腰、遍身伤俱可用。杜仲　桂枝　红花　桃仁　乌药　姜黄　甘草　丹皮　生地　赤芍　归尾　续断　秦艽　加皮　或加补骨脂，姜三片，水、酒煎服。

下部伤药：凡腿足伤俱可服。牛膝　独活　海桐皮　肉桂　防己　归尾　赤芍　甘草梢　五加皮　姜黄　续断　生地　丹皮　防风　红花　姜三片，水酒煎服。凡痛甚加乳香、没药，三部同用。

桂枝汤：凡伤手者用。桂枝　归尾　独活　赤芍　灵仙　防风　陈皮　红花　生地　防己　五加皮　赤茯苓　水、酒煎服。

海桐皮散：伤足用。归尾　赤芍　生地　防风　陈皮　木瓜　牛膝　防己　赤茯苓　肉桂　五加皮　天花粉　海桐皮　水、酒煎服。

蔓荆散：治跌打伤坏眼目，瘀血胀肿，疼痛难忍。升麻　白芷　川芎　蔓荆　藁本　甘草　木贼　生地　红花　当归　白术　水、酒煎服。

杏仁散：治跌打瘀血在腹肚内作痛。生地五钱　桃仁（去皮尖）二钱　杏仁（去皮尖）二钱　归身一钱　甘草梢五钱　水煎服。如不散，加柏子根三钱，再服。

车前散：治跌打后大小便不通。木通　车前　大黄　朴硝　甘草梢　归尾　生地　桃仁　红花　芍药　枳壳　天门冬　水、酒煎服。

麝香膏：骨碎皮破者不用。红花　白芷　桃仁　牛膝　归尾　桂枝　杜仲　续断　独活　防风　生地　荆芥　大黄　五加皮　灵仙　紫荆皮　苦参　黄柏　发灰各三钱葱、姜汁各三碗，黄占二两，百草霜一两。细药：麝香　没药　麻黄各三钱，同研入膏摊贴。

收口膏：皮破者可用。大黄　黄连　黄芩　苦参各一两　白松香二斤　白醋四两麻油十两　甘草节五钱　先用麻油七两，留三两，看膏老嫩加减，将大黄、草节五味切片，入锅内略炒，取起，将松香溶化，入炒过药片同熬，滚久以麻布滤去渣，绞布须长六尺，使人牵扯，又用净水一缸，绞油须内水，将膏在水中扯成块，取作三四块，仍渐渐入锅内溶化，其膏带水气，油化必盛满锅，锅必用大者方妙，倘锅小火急膏满，急用大扇扇之自定，切不可以水泼成，恐伤人。直待油化红黄，渐渐化尽，其澄清如镜面可照人，方成膏，又须滴入水中，试老嫩如何，以膏贴手，不粘肉为度，老者加油，嫩者加松香，看老嫩得宜，以筛过百草霜，收到膏再加细药：土鳖虫一两　海螵蛸（煮七次）儿茶　血竭　龙骨各五钱　珍珠一钱　象皮（煅）五分　乳香　没药各一钱。

药酒方：治跌打损伤。川当归　赤芍　川芎　牛膝　杜仲　紫荆皮　何首乌　威灵仙　肉桂　乳香　没药　姜黄　虎骨　独活　海桐皮　五加皮　生地　乌药　桃仁红花　丹皮　续断　防己　甘草梢　干姜　秦艽　防风　羌活　落得打　三七根　地鳖虫各五钱　以绢袋盛之瓶内，加好酒二十斤，隔水煮三支香取出，早晚服之，每日二次。

内麻药至宝方：凡俗整骨，必先用麻药将患者麻倒，不知疼痛方可用利刀割开，取出碎骨，若血出来，必以桃花散止之，若有微痛，再用外麻药，方可挫锯修治整理，如有缺欠，以他骨补之，又上续筋丹，割处用桃花散圈，割处用收口膏药贴好，方以淡盐汤服，又服一捻金，内外麻药方俱在前查用可也。

一捻金：川当归　骨碎补　生地　牛膝　五加皮　放杖行　桃仁　红花　羌活　独活　防风　桔梗　虎骨　龟板　肉桂　灵仙　甘草梢　杜仲　川芎　黄荆子　夫功皮　乳香　没药　赤芍　乌药　落得打　上药共为末，每服三钱，酒调下。

血竭散：治跌打伤，血从口出。干荷叶　发灰　茅根　韭根　血竭，上各等分，酒煎，加童便。

跌打服热过多转生痰热：甘草　肉桂　细茶　麻黄　杏仁　桔梗　荆芥　灯心　水煎服。如痰盛加半夏、桑白皮。

附子汤：治伤损少愈，转症伤寒，或阴或阳，宜进此药，若四肢俱冷，是危症也。若不受此药，乃不治之症。川芎　升麻　麻黄　木通　藿香　白术　红花　归尾　牛膝　砂仁　丁香各一钱五分　紫苏二钱　甘草三分　肉桂五分　附子五分　姜（煨）三片　葱头三枚　水煎服，出汗为度。

损伤冒风四肢疼痛：川芎　桔梗　生地　归尾　牛膝　红花　白芷　紫苏　麻黄　升麻　甘草梢　细辛　橘红　香附　赤芍　木通　肉桂　白术　加葱、姜，酒调服。

黄芪汤：治接骨后日久无力不能行走。人参　黄芪　白术　枸杞　牛膝　续断　肉桂　当归各等分　甘草三分　水两盅，煎八分，空心服下。

人咬伤方：栗子肉嚼烂敷之。

抓破脸皮方：用轻粉、生姜　自然汁调敷。

头皮破出血不止方：用柿花捣烂敷患处。

跌伤风方：木瓜　甘草　银花　蝉蜕　僵蚕　全蝎　山甲　防风　白芷　连芥　花粉　薄荷　黄柏　草仁　黄芩　酒煎服。

又方：黄连　黄柏　黄芩　白蔹　栀子　鸡尾灰　煎好，加酒一杯服。

破伤风：用豨莶草一味煎汤服，用酒煎服，名豨莶酒。

胜金丹：肉桂（童便浸）二两　丹皮（酒炒）一两　归尾（酒洗）七钱　桃仁　红花　赤芍　乌药　延胡索　姜黄（酒浸）各五钱　乳香　没药（去油）各一两　三棱　蓬术　续断（酒浸）各三钱　香附（便炒）三钱　刘寄奴　泽泻　紫荆皮　青皮　砂仁（炒）各三钱　生地（酒浸）三钱　木香三钱　甘草一钱　射虫（研白用）五分　蒲黄三钱　苏木汁　酒、童便各一碗，大黄膏一碗，和药为丸，如圆眼大，症重三丸，轻者一丸，须以大金箔为衣。头伤川芎汤下；腰伤杜仲汤下；足伤牛膝汤下。上药寻常酒下，孕妇忌服。

重伤方：桃仁　厚朴　枳壳　桂皮　生地　红花　赤芍　乳香　没药　大黄　童便同酒煎服。若口吐血，须加侧柏、丹皮、蒲黄。

一匙金： 古文钱（醋煅七次）大者一个　地鳖虫一钱　乳香　没药各三钱　人中白五分　五味和匀，研末，红甜瓜子（炒）与上药配对，每服一匙，酒下。

杖丹膏： 大黄　黄柏　红花　归尾　续断　苏木　肉桂　独活　银花　白芷　丹皮　胎发　半夏　赤芍　连芥　防风　生地　白及　白蔹　骨碎补　麻油六斤　将前药酒浸七日，入内熬至枯色，取起再熬至滴水成珠，以飞丹三斤收成膏。

火汤膏： 细茶　乳香　没药　小狗骨灰各一两　儿茶　樟脑　血竭　象皮各五钱　轻粉二钱　麝香五分　上共研，入膏搅匀，入瓦瓶内，埋土中半月，方可摊贴。

又膏方： 川乌　草乌　赤芍　白芷　白及　乌药　肉桂　红花　骨碎补　苏木　川芎各一两　大黄二两　紫荆皮四两　麻油三斤　将药切片浸七日，入锅内熬至黑色，去渣，下姜汁、童便、葱汁、苎根汁、金不换汁各一碗，再熬至滴水成珠，取起称过，如重三斤半，下飞丹一斤，水粉半斤，收成膏，加乳香、没药各七钱，麝香一钱五分，搅和冷收瓶内，埋土中，半月取贴。

铁布衫丸： 乳香　没药各一两　胎骨二钱　自然铜（醋煅十四次）三钱　地鳖虫（焙末）五钱　无名异（酒洗）一两　每味共研细末，取用再加归尾六两，苏木节四两，好酒四碗，童便二碗，入砂锅内，慢火熬膏一碗，去渣，红色砂糖半斤搅匀，入前六味为丸，如圆眼核大，辰砂为衣，每服二三丸，好酒送下，未杖前服。有诀：铁布衫丸没乳香，胎骨苏木自然良，土鳖无名蜜为丸，可救人间屈杖伤。胎骨丸服杖后伤，狗骨一条预收藏，收入瓦罐加醋熬，外用盐泥固封良，以盐和水泥密涂，文武火煅三枝香。羊胎一个入罐中，外口须用盐泥封，文武火煅用心看，一支香时用方同。独脚将军亦加醋，盐泥封口入罐中，文武火煅须用心，一支香时与前同。取胎骨蜜丸焙末，各自收贮如下：

胎骨丸方： 狗胎末一两五钱　羊胎末五钱　三七末一两　独脚将军末一两　胎骨二钱五分　乌梢蛇（重二斤者，取其胆一枚，和入药内）一条　又先捣红枣为丸，如芡实大，朱砂为衣，每服五丸，陈酒送下，朝夕服。

杖丹服法： 即用前下部末药二钱，加落得打草三钱，空心陈酒送下。若先服药，打无名异（便炒不拘多少）一钱五分，极重者服此药，脓血从大便出矣。

杖打煎药方： 厚朴三钱　枳壳三钱　归尾三钱　生蒲黄一钱　桃仁三钱　红花一钱五分　老酒煎，空心服，渣再煎，打极重者二三服。

麻药方： 此系不在《宝书》内。闹洋花五钱　川乌二钱　草乌二钱　大半夏二钱　川椒二钱　胡椒二钱　共为细末，每服一分，陈酒送下，随量饮酒，醒则药力已退，即为麻汁药。

鸡鸣散： 治一切损伤，血积疼痛难忍。一两大黄七粒桃，五钱归尾不相饶，细酒煎来鸡鸣服，所有瘀血即时消。

伤元活血汤： 从高坠下，胁肋痛楚难禁，不省人事者用此。活血花粉草柴胡，大黄川甲与当归，红花桃仁为细末，小酒煎来败血催。

大承汤： 跌仆瘀血深入脏腑，昏沉不省者用此。大承枳壳大黄硝，苏木红花厚朴草，木通当归与陈皮，水煎服之果为宝。

调中二陈汤： 行过宜服此药，调理补养。理中陈腹半夏苓，芎归防芍草芪苓，槟桔二和青红花，苏木紫苏木香乌。

夺命丹： 夺命丹内朴硝黄，苏木归尾甘草良，陈皮肉桂红花等，壳通乳没共煎嗜。

活血通气汤： 活血通气青陈芍，木香乳没归芎索，红花丹参并桂枝，便酒同煎治跌磕。

跌打损伤危甚者用此： 乳香　没药　红花各一钱　土鳖虫七个　共为末，重者一钱，轻者五分，陈酒送下，出汗为度。若金器重伤后，或手足接骱后，筋骨虽愈而不能伸屈者，当用自然铜焖醋煅淬十次亦用，陈酒送下，随量饮可也。若不能伸曲者，饮服后能徐徐伸曲也。

药酒方： 红花　当归　生地　续断　秦艽　苏木　五加皮　桃仁　广皮　乌药米仁　虎骨　苏梗　杜仲　牛膝　地骨皮各五钱，加广木香三钱，好酒十斤浸。

接骨金疮秘禁宝书终

《金疮秘传禁方》

明·刘伯温（国师）

秘书源流

　　是书称禁书耶？因禁故秘之也。夫谓之曰：秘闭之不欲传也，书则为大道之公也，何以禁为不发，于焚烧乎！非耶！称之曰禁者，出自朝廷宫禁之中也，非使禁之而不行也。盖夫厌胡元久秽于中华，我太祖高皇帝应运而生，扫荡腥膻，除残伐伪，亲冒矢石。当时武将不爱命，破斧沉舟，缺枪之下，沉舟破斧之后，难免锋镝死伤，疮痍痛苦之厄，又产异人如中山等以佐之，随伤轻重制方，随手应病其间，实有起死回生之奇。太祖不忍使民肝脑涂地，用选无不屡验者。命采录禁中，为生民立命也。时刘青田预军国大计，君臣一体，亦得集之。因上曾录之，故称禁书而秘于家，民间罕得传写，今幸文武公后裔某者，仰体今上如天之仁，相与业青囊辈，讨论轩岐，谋试昔秘奇书方。予因偶记之，得一则计一，日积月累，谨成快焉。此禁外传之始，惜非全书，特豹文之数班耳，予遂因而酷好此，恐后人将有覆醢之用，乃笔之篇首，开卷先入目，使之为秘书，不敢轻滥，又使知是方所自源流云云。

金疮秘传禁方　刘国师禁方

　　一煎水洗，二相度损处，三拔伸，四或用刀入骨，五捺正，六用黑龙散通，七用风流散填疮，八夹缚，九服药，十再洗，十一再用黑龙散通，十二或再用风流散填疮口，十三再夹缚。十四仍前用服药治之。

　　凡脑骨伤碎，轻轻用手摶令平正，若皮不破，黑龙散敷贴；若破，用风流散填疮口，绢片包之，不可见风，着水恐成破伤风。若水风入脑成破伤风，则必破发头疼，不复可治。在发内者，须剪去发，敷之。

　　凡头骨跌碎陷下者，用鲜虎脂四两，川芎五钱煎，好酒入脂热服，即头晕疼。

　　凡跌损，小腹有瘀血作痛者，用当归五钱，大黄五钱，桃仁七粒，红花一撮，用酒一碗同煎，五更早服。

凡跌伤，小便不通，用小桐子树根二两，切碎，水、酒各半煎服，即通。

凡指头断者，凑上，须端正，外用草药水，蜡烛（草药名）内膜包裹完固，候皮肉接上，再用膏药贴之，收口生肌药搽之。

凡喉颈刎断者，用银丝缝合，外用草药敷之，一日一换。二次，待皮肉相合，再换膏药贴之，上生肌散，内服上部汤药。

凡刀斧损伤，肠胃突出者，用麻油药和水浸湿青布，搭在肠上，候软，托边拔入，凡手脚伤，骨出者，皆有两胫，若一胫断可，两胫俱断，决不可治矣。

凡伤损重者，大概要拔伸捺正，或取开捺正，然后缚贴顿涂夹缚。拔伸当相近本体损处，不可别去一节骨上。

凡拔伸且要相度左右骨如何出，有正拔伸者，有斜拔伸者。

凡左右损处，只相度骨缝，仔细捻捺忖度，便见大概，要骨头归旧，要搏捺皮相就入骨。

凡认损处，只须揣摸骨头平正，便可见。

凡拔伸或用一人，或用二三人，看难易何如。

凡皮破骨出差旧，拔伸不入，搏捺相近，争一二分，用快刀割些捺入骨，不须差。又人拔伸不入，割肉自烂碎了，可以入骨，骨入之后，用黑龙散贴疮之四围肿处，留疮口，别用风流散填，所用刀最要快利，剜刀、雕刀皆可。

凡骨碎断，须要本处平正何如，大抵骨低是骨不曾伤损，左右看骨方是损处，要拔伸捺正，用药贴缚，要平正方是。

凡夹缚三两日，冬四五日，解开用热药水泡洗，去旧药时，不可惊动损处，仍用黑龙散敷夹，大概伤重者方如此。

凡肿是血作，用热药水洗，用黑龙散敷贴。

凡伤重破者，用风流散填，更涂；未破处，用黑龙散贴，须用杉木皮夹缚上。令一人默含冷水一口喷之，一惊，自然收入，然后用银丝缝之，上草药（内服口部药）。

凡大人小儿顶门打开碎者，不可用草药，用止血散搽之即止（内服末药，万无一失）。

凡上身初跌破血出，用四味草药敷上，内服末药，加接骨丹三分。

凡中身初跌损，先服末药，加接骨丹五分，轻者七日后服煎药，重者十四日服煎药。

凡下身初跌损，先服末药，同中治。

凡不时闪挫，外贴膏药而服末药。

凡脑骨伤碎，在头脑骨上则可治，在太阳穴乃是命处，断然不可治也。又云：治跌伤上法，先将药以末药搽口外，将伞纸贴以头，将伤上又将杉树皮紧缚定。

凡肩甲骨出，相度如何整治，用椅当圈住胁，仍以软衣被绵罩，使一人捉定，两人拔伸，却坠下手腕，又着曲手着腕，绢片缚之。

凡金井骨在胁之下，有损不可夹缚，须是捺正平令安，贴平正，用黑龙散贴，绢片缚。两胁骨亦如之。

凡胯骨从臀上出者，可用两人挺定腿拔伸，乃用脚捺入，如胯骨从裆内出，不可整理矣。

凡手骨出者，看如何出，若骨出向左，则向右边拔入，骨向右出则向左。

凡拔伸捺正，要软物如绢片垫之。

凡皮里有碎骨，只用黑龙散敷贴，后来皮肉自烂碎，骨必然自出来，然后方愈。

凡骨打断或筋断有破处，用风流散填涂，或用针线缝合其皮四围，用黑龙散贴之。

凡夹缚用杉树皮，开如指大，四围排均，用绳带紧缚，必一二度，仍须紧缚。

凡平处骨碎皮不破，用药贴。缚夹大概看曲转拆之处不可夹缚，恐愈后不能伸曲正，用黑龙散贴帛片包缚，使其曲转屈伸，便于患者自有知觉。如指断正，用苎麻夹缚，腿上用苎麻绳，须如钱大。

凡贴药，用板子一片，将皮纸或油纸以水调黑龙散摊匀在上，然后卷之损处。

凡用杉木皮浸约如指大，疏排均匀，周匝用小绳三度紧缚，三日一次，如前淋洗换涂贴药。

凡曲转如手腕凹手指之类，要曲伸转动，用药贴，以绢片包裹，之后时时运动，盖能动则能伸，能伸则自能曲也。

凡损一月，尚可整理，久则不能治矣。

凡损不可吃草药，吃则所损出骨不能如旧。

凡跌损肠肚中瘀血，宜服散药、四物汤之类。

凡跌损大小便不通，未可便服接骨丹药，盖接骨方要大约湿热，又用酒调服，反助燥结，且服四物汤，更看如何。又服大成汤加木通，如大小便未通，又加朴硝，通后却服接骨丹药。

凡伤重者，未服损药，先服气药和匀气散之类是也。

凡浑身无故损痛是风损，当服风损散药，如排风汤之类。

凡服损药，不可吃生冷及牛羊诸鱼，若吃牛肉，痛不可治。

凡服损药汤散，必须热服，热便生血气行，易接骨耳。

凡用酒调药，不拘有灰无灰，生热皆可。

凡药三四月炼不可合，五月尤甚，存散药随时旋丸。

凡收药丸子末子，并用罐收入厨内，以火焙之。

凡损忌用火灸，如用之则医不得服药，不效矣。慎之！慎之！诸药惟小红丸、大活血丹最贵。盖其间用乳香、没药贵重，大活血丹内，若无亦可，有则更佳。枫香可代乳香用。

凡所用药材有外产者，有土产者，用各不同，如当归土与川不同，丸子宜土，末子宜川来道地者。

一伤腰笑不止，及伤闪腰不能转动，宜服寻痛散加红花、苏木、嫩桑叶、牛膝、忍冬藤，共为末，入寻痛内服效。

一破伤风牙关紧急，口闭，手足拘挛，诸药不效，此为风气关塞万否而不能通行四肢，即用消风散治之。

一打伤重血气上攻，口眼鼻中皆出血者，即用红花破血散加木鳖子、紫金皮服之效。

一他伤外血破打伤肚腹，伤重阴血肠外脂膏，腹内痛，如不治，其人日渐羸瘦。如怯，正服此药。大黄　朴硝　金砂　虻虫　卷柏叶　上咬咀，姜三片，童便、水各半，煎七分服。

一伤血结，大小便不通，诸药不能奏效，即服此。大黄　木通　红花　上咀片，水煎此药，当通，诸损应妙。

一刀伤破，疮口不合，此药洗之。香附子　厚朴　羌活　紫金皮　共咀片，入姜、葱煎水洗，类数次，疮口即合矣。

一打伤破青紫肿如馒者，用老茄通黄者六两，切作片，干为末，临睡时，酒吞三茶匙，一夜即消之。

一破伤风用杏仁去皮留尖为末，小麦面和井花水刷上即消。

一倒须箭射入，骨痛抽箭，扯带筋出，肿痛欲死，服此有命也。大黄　黄连　全蝎　乳香　刘寄奴　侧柏叶各等分　上咀片，姜三片，水一碗，葱三根，煎至七分服。

一治毒药箭射入肉，急服此，名曰追毒神楼散，更用另煎药，竹筒吸之，否则毒气入肉，必死莫救。

追毒神楼散： 连翘　知母　甘草　白芷　独活　上咀，姜三片。

箭吸筒药： 夏枯草　千层楼　乌杨树皮　铁骨梢（如无不用）　血见愁　山水牛　上水二碗，刮薄薄苦竹筒三五筒，文武火煮，令药水干为度，取筒紧吸疮口上，待筒自脱，又着一个，吸完筒毒尽出，即服去风散，及搽生肌散。

一治箭入皮肉，用麻药定整骨，取出箭头，名曰昏昏散。山黄花　香附子　川芎　黄土　上共为细末，每服一钱五分，酒调服，以草乌自然汁解之，或醋调冷水解之。

治火燎。粪淬苦竹筌者，或被苦竹枪杀伤，有火毒走痛肿痛，服诸药不效，此药大效，名曰无价千金散。

无价千金散： 木瓜　僵蚕　全蝎　侧柏叶　川芎　白芷　防己　黄连　共咀片，

每服七钱，姜三片，葱三根，水、酒各半盅，煎七分温服，以香辛散频频洗去疮毒，上生肌散。

一杀伤疮口深者，于及及散内加入大黄、草乌搽疮口上，此二味为末，用蜜调贴疮口四围，住痛去旧血，生新血，疮口燥，生肌散不能入，用此药贴之，其肉自生满也。

一杀破肚腹肠出者，治之已结口，肚内作痛，不能饮食，此是搅了肠也。缺治法。

一跌粪门膀胱，大小便不通，日轻夜重，潮热往来，宜服五苓散。

一伤重，麻药内加血竭、生矾；若胸膈有血膨闷，多服麻药，不知何麻药。

一伤轻者，不必用麻药，只加血竭服。

生肌散加减定式，白芷（新者，小者去皮），作极细末，一两一包，名曰千金散。乳香　没药各二钱五分　疮口疮痛加一钱，血竭、白及或加归尾，作末入前药内，又能住痛生肌。如疮口干，用麻油调搽。

寻痛散： 治百般伤损，折断肢骨，常常服之。乳香　没药　木香　川芎　川归　茴香　木瓜　虎骨（一两，烧酒淬）　自然铜（酒淬）　草乌　上共为细末，每用服二茶匙，姜、酒调服，一日二三服。

五通散： 治伤重及血瘀归肚，攻作闷胀，急宜灌之，连服巴豆七粒（去壳，以油纸七重包，打去油），生姜一块，如脚指大，切作二片，中作一孔，入豆在内，细嚼吞之，未宜饮食，带泻五七次，去尽腹中瘀血，就将冷粥汤补之，如不住，用水洗口面手足即止。

秘传叶保太仙授接骨奇方临症口诀

一凡被杀肠破出者，可效。百不下死，用真麻油搽医人之手送肠入。如肠出久，被风吹胀干不可入者，用麻油搽肠，待润滑，用手伴送入肚，急须伤口捻住，用线或银丝缝好，用收口止血药敷，仍以膏药贴外，少顷腹中作响声，乃肠复故位，然腹之伤否目难见，不待屎出难治，虽小有针孔，亦不可救。药试之法，取好烧酒，令伤人吃一小盅，或二三口，医人嗅闻伤处，若作酒气即肠破伤，万不可治，切莫妄施汤药，自取庸凡之诮也。

一凡人脚盖骨乃另生者，或跌打磕碎，或脱出，治之法，极难施巧合。用物亦做成一箍以盖骨，大箍住盖骨，用长线织带缚定，护膝再缚，愈日取箍。

一凡割喉见者，必惊惶，多皆奔避，束手待毙，枉死多焉。殊不知事势虽凶，死中可活，于被伤之时，不问气食二喉，急令人以手扶住其头，托凑喉管，紧捻不令气出，急用大针穿银丝隔寸许一缝合讫，用收口药敷膏药贴外愈，愈日银丝自脱出。其人家银丝多，或不备业此者，当预置备以全好生之心耶。

一凡从高坠下，昏沉不苏，形如已死，但未气绝者，俱可效。治急进接骨丹，姜、葱油、酒调服，若坠之时，尽力叫喊，声闻远近，身上油汗如雨，此内伤五脏，万不救一，死在旦夕之间，切勿贪利害名。

一凡随跌仆打伤损臃肿之处，不肯令人着手摸看，或肿硬难辨，肉内骨损，医人用手缓缓捻肿处良久，肿暂软消，如骨损肉内有声，医者用左手仰掌把捉被伤之手，挺直不可让退，恐畏疼，不肯再伸直，用右手施捻骨果碎，用药膏贴讫，外再用做鞋硬荀箬数层，再外添用纸重包好，以布织长带缠扎。如欲换药，解开照前扎缚。倘止伤肿，只用末药方服，膏贴；如痛不可忍者，服药及膏药，各加乳香、没药好。

一凡骨折刺出肉外，折处两头必如利锋，须先用药麻定，然后用锉锉去两头尖头，按入，用药敷贴，外荀箬数层，如法扎缚，再服汤散，筋骨脉络相生，其骨自然坚固矣。若因患者畏惧疼痛，医者畏难，苟安不锉去尖锋，潦草按入皮肉，患处正欲生长肌肉，而一动或劳动则尖芒复，新肉又重作掀，以致日久伤口不合，常流清水或脓血，频仍是谁之过软？可不慎哉！

一凡手腕出臼者，医人用左手仰掌托捻被伤手臂，用右手拿住下节手近肘处，一把拿定，不可让其缩退，尽力一扯，徐徐放就，即入故位，再服接骨丹，外膏勤贴，未有不效。如肩臂脱臼，令被伤者于低矮去处坐定，自两手指相叉抱膝上，将膝借力着实一衬其手臂，随手直前轻轻一放，两手就入故位，若假他人扯拽，反受痛苦，未必就入臂臼也。

一凡肩胫之间，其骨谓之天井骨，此骨若折，必一头高跷不相平，服以膏贴之，用纸数层铺衬，取软施以薄薄杉板压，或用粉匣板以长布带穿缚在腋下，紧紧系拴，仍服接骨丹，愈日任意挑负无害。

一头颅乃百骸之尊，一身之主，或被跌打颅裂，骨陷有出白浆如髓者，见者可畏，多信为脑裂出其能生乎？往往待毙者多矣。吁特未加察耳，非髓也，髓外之浆也。治如常法，倍下落得打，陷骨自起，裂颅自合，功用之妙有如是。夫凡切人术者，盖亦察而知之，全而生之也。

凡用人骨入药，释疑论曰：今之医跌打者，动辄曰：吾药有见骨伤指用指，伤足用足，以人补人，价重千金，某折非此不疗，某伤非此难治。果有之乎？体仁子曰：不知也。师传所用者，天灵盖也。今以骷髅冢骨，用之此误也。不惟误人，抑且自误多矣。曰：子意己见，不言之表，无见骨明矣。然天灵盖既非脑袋，然则何物也？曰：囟门骨是也。其骨乃人一身至高至灵之骨，百骸之尊，如昆仑为诸山之祖，五岳于此而发，宗神仙于此而聚会，囟骨元首之尊，四体于此而分枝，人神于此而飞升，乃所以名为门天灵，非他秽朽之骨相论，取而入药者此也。且囟骨凡人周岁之后，血气完足，另再生长之骨也。若病亡朽骨，精神既散，灵气全无，功用何在？必须于杀人伤中谋取之佳。或又曰：人仁泽反枯骨子所用，虽亦生命，而祸及死亡，且加火灸，杵研何异炮烙肢解而惨以过之，岂不大阴德而伤吾心德之全欤。吁！所存者众而所害者小，又况诛戮之骨，得罪于天，为天讨，罪虽扬其灰而食其肉，亦不为过。况止方寸之骨，何害心德之全乎？请释念而无胶柱于瑟也，虽然，仁者之心不如是之忍，非病势沉重，万一不得已，不禁而莫用之为妙。云云。

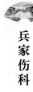

《刘伯温先生跌打损伤秘方》

明·刘伯温（国师）

凡踢打跌仆损伤，伤上部者易治，伤中下部者难治，因气上升故也（此段似专指男人论，若妇女异是）。

凡男女十六岁以上则易治，因气血有余故也。十六岁以下则难治，因气血不足故也。

春伤肝必凶（木），夏伤心必凶（火），秋伤肺必凶（金），冬伤肾必凶（水）。痰多者死，吊唇者死，粪黑者死，口臭者死，耳臭赤黑者死，眼白者死，失枕者死，伤寒者死。

凡看伤须验在何处，按其受毒浅深。男人气从左转，左属阳。女子气从右转，右属阴。伤左者气促面黄，伤右者气促面肿。

凡受重伤须要看其形状治之。伤背者五脏皆附于背，虽凶死，缓百日后死。伤胸者，胸系蓄血聚气之处，一伤则咳嗽迷闷，面生黑色，胸高浮起，三四日死。伤背用小续命饮，次用通圣饮，后用和中丸，必要久服。伤胸用流气饮，次用通圣散，后用和中丸，继之自愈。伤肝者面主紫红色，眼多红发热，先用流伤饮，次服小续命饮，后服和中丸，如不治，主七日死。伤食堵者，心下高肿，饮食不进，气急，热眼，开口臭，面黑黄色，先服大续命饮，次服七厘散；后服和中丸（不治主三七日死）。伤心口者，面青气微，有血吐出，呼吸大痛，身体不动，先服护心养元汤，次服大续命饮，后服和中丸，不治主三七日死。伤肾者，耳必聋，耳角必黑色，面浮光白，常有笑容，肿状如弓，先服小续命饮，次服流伤饮，后服大续命饮，不治主七日死。伤小腹，小便不通，作痛发热，口干面肿，先服流伤饮，次服大续命饮，后服和中丸。伤肠者，气急作痛，口有酸水，先服流伤饮，次服小续命饮，后服中续神汤，再服和中丸。伤脏者，粪红大便急涩，面赤气滞，先服流伤饮，次服小续命饮，后服中续神汤，不治主半月死。

凡男女伤小便，即时气升、心迷面黑、手冷，先用护心养元汤，次服大续命饮，后服降气活血汤，不治主一日死。伤胸背，面渐白瘦，食少，咳嗽发热，先服流伤饮，次服和中丸，二十服除根，此伤不治，主一月死。伤血海，喘气作痛，前胸滞，必有瘀血停住，先用活血汤，后服流伤饮，再服药酒。伤两胁，稍喘气大痛，着席如刀割刺，面白气虚，先服活血汤，次用小续命饮，后服和中丸。

以上诸伤皆可起死回生。

凡伤胸、背、肝、肺、血海、气眼、胁肋、肚腹、心、胃、食堵等处，宜用膏药，惟腰与命门、阴囊、牝户，不宜贴。

凡用膏药，先将葱白头打烂，用麻布包紧在伤处擦，烘热贴上。凡人打重伤者，用褥子斜靠起，或烧沉香，或降香，或安息香，以顺其气。如遍身皆痛，用煮酒烧热洗浴，随用黄麻皮灰炙黑存性，两余，将好陈酒送下。

伤后忌食：心则忌苦，肝则忌辛，脾则忌甘，肺则忌咸，肾则忌酸。

大续命饮：桔梗八分　乳香一钱　没药八分　山楂一钱　麦芽八分　桃仁一钱官桂八分　生地一钱　赤曲八分　苏木七分　山甲（炙）八分　陈皮六分　香附一钱生甘草六分　用水一盅半，酒一盅，煎至一盅，不拘时服。

小续命饮：当归（酒洗）一钱　乌药二钱　山甲（炒黄）二钱　香附（童便炒）二钱　红花五分　苏木一钱五分　甘草二钱　麦芽（炒）二钱　赤曲（打碎）一钱五分　通草二钱　山楂（研）一钱　丹皮一钱　水、酒各一盅，煎至一盅，不拘时服。

中续神汤：归尾（酒洗）一钱　红花八分　川芎六分　赤芍八分　桃仁一钱　苏木八分　乌药六分　神曲六分　麦芽一钱　陈皮六分　蓬术六分　官桂六分　赤曲六分　山甲（炙）一钱　柴胡八分　枳壳六分　乳香八分　没药八分　用酒二盅，煎至一盅，不拘时服。

护心养元汤：发热用此。当归一钱　川芎一钱　紫苏八分　甘草六分　香附（童便炒）一钱　陈皮六分　连翘六分　杜仲（盐水酒炒）一钱　独活六分　柴胡六分青皮八分　枳壳六分　用水二盅，煎至八分，不拘时服。

流伤饮：刘寄奴一钱　骨碎补五钱　元胡索五钱　用水二盅，童便一小盅，充和，温和服。

和中丸：当归（酒洗）一两　苏木六钱　桃仁一两　赤苓五钱　乌药六钱　丹皮八钱　枳壳二钱　木香（研末）四钱　香附（童便炒）一两　三棱四钱　蓬术四钱山甲（炙）八钱　槟榔五钱　沉香（研末）五钱　甘草（生用）四钱　姜黄六钱　元胡索六钱　赤芍八钱　乳香四钱　没药四钱　降香四钱　麝香四钱　地鳖虫（去足）五钱　炼蜜为丸，朱砂为衣，每丸重二钱，好酒空心服。

膏药方：当归一两　川芎二两　苍术二两　赤芍二两　木鳖子三两　大黄二两没药三钱　肉桂三两　川乌三两　草乌三两　松香八分　乳香四两　丹桂三两　沥青八两　香油四两　同香油去滤渣，后下沥青、松香，看软硬。冬用软，夏用硬，贴此膏，先用胡椒、姜汁擦伤处，然后贴上。

验症之例

凡天柱骨折不治。凡脑盖骨伤碎，轻轻捺平正，皮不碎用黑神散，如破用桃花散。填破口包好，忌风。伤左发内，剪去发，敷药自愈。凡顶门碎，用止血散三四匙擦，内服上部末药。凡两日有损可治。如目开气出，不收不治。

凡口如鱼口，缠风不治。凡伤食喉不治，若伤水喉，急令人扶持头，托凑喉管，捻紧，不令人出气。用大银针穿银丝，隔寸许联好，将药捣毡，日换二次，三日后贴膏，内服上部汤药自愈。

凡肩甲骨脱出，何以整治，用交椅当圈住胁，再用软衣绵被填平，再使一人捉住，两人拔伸，却坠下手腕，又曲着腋腕，用绢缚之。

凡肩膊折骨，若一头高跷不相平，治法先用膏贴，又用绸绢数重，辅衬，又用粉匣板，以长布缚定收紧，方服接骨丹，骨折金疮外是伤，折痕轻重须斟量。骨折揣摩折骨正，纸包木夹要安详。土鳖接骨如神妙，末药酒服非效常。血出金疮散搽好，三七松香水粉强。去血过多应四物，瞑眩参芪急又良。跌打内伤恶血阻，鸡鸣散服自然昌。集自念口干绝汤，欲绝之时免祸殃。

黑神散：将黄金子用麻油拌，炒黑，贮瓶内，听用。

桃花散：乳香（炙）　没药（炙）　血竭（另研）　用瓶贮好，听用。

接骨丹：巴霜一钱　自然铜　乳香　地鳖虫　半夏各四钱　半两钱五分　共为末。热酒送下，出汗为度。

君臣散：肉桂（童便浸炒）一两　红花（酒洗）五钱　归尾（酒洗）五钱　牛膝（酒洗）五钱　赤芍五钱　丹皮五钱　生地五钱　乌药五钱　元胡索五钱　桃仁（去皮尖酒浸）五钱　杜仲（酒炒）三钱　川芎三钱　骨碎补（去毛）四钱　共为细末，用瓶收好，临服配姜末少许。

八仙丹（此药专治下瘀血）：生大黄五分　巴霜二钱　自然铜（醋炙十四次）三钱　骨碎补（净）三钱　血竭（另研）三钱　硼砂（煅）一钱　无名异（醋煅七次）三钱　乳香（炙）一钱　没药（炙）三钱　归尾（去油）五钱　头面打青，用新橄榄核磨浓汁，调涂即退。如肿，用萝卜和捣烂，敷之即消。

以上诸方，断用分两，随症轻重，轻者用此，重者依后。君臣散八分　紫金散六分　黑神散八分　桃花散五分　玉龙散三分　和匀，将麻油、姜、葱汁、酒，调服二服，酒送下，外贴麝香膏，过七日服煎药。

凡跌打重伤，断骨节或肠疼痛，先用八仙丹五分，好酒调服，待瘀血尽后，用粥汤止之。将断骨接好，用金丹七分，上中下三部，酒吞一粒，或用乳香一八厘，然后将紫金丹八分，君臣散六分，黑神散八分，桃花散五分，酒调服，过十四日，服煎药。

麝香膏：打碎骨用，如皮破不可贴。红花　白芷　牛膝各五钱　归尾一两　苏木五加皮　灵仙各三钱　防风　荆芥　续断　生地　麻黄　荆皮　黄柏　苦参　桃仁丹皮　肉桂　独活　发灰　大黄各五钱　将麻油一斤，浸红花等诸药，夏天浸一日，冬天浸四日，入铜锅内熬，候药枯黑色，滤去滓，入姜汁二碗，再熬，再滤过，入好香油二斤，再滤再熬，清，入锅，加黄占两，净百草霜二两，同熬膏，取起，下细药。麝香一钱，没药、乳香各二两，麝香另入膏摊贴。

象皮膏：跌打断骨皮破骨用此。大黄二两　川归二两　生地二两　肉桂　红花川连各三钱　甘草五钱　荆芥（俱切片炒）三钱　白及（研末）　白蔹各五钱　先将片香二斤四两溶化，即下大黄以下八味，在内熬滚，将柳在锅搅打得成灰色，再下黄占、白占各三两，及白及、白蔹末并麻油一斤，再熬滚，滚久用新布七尺，绞油入净水缸内，药滓倾去，将膏在水中，捻长块，再段四五块，渐入大锅熔化，膏带水气油花红黄满锅，且看油花红黄渐渐化尽，其膏如镜面，可照人见，方将膏滴水，看老嫩。试法，膏贴手，粘肉为度。老加麻油，嫩加松香。看老嫩适宜，以净百草霜收成膏，配细药。土鳖末二两　血竭（另研）五钱　龙骨五钱　象皮（煅）五钱　螵硝（煮七次）三钱　珍珠二钱　乳香五钱　没药五钱　以上俱细药。

药酒方：当归　生地　乌药　山漆　落得打　肉桂　牛膝　乳香　丹皮　川芎红花　防风　五加皮　独活　杜仲　没药　干姜　姜黄　虎骨　赤芍　海桐皮　续断荆皮　元胡索　入绢袋安瓶内，加酒五六斤，隔汤煮，三炷香为度，取出，早晚服二次。

内伤方：红花　苏木　当归　桃仁（去尖油）　乳香　没药　陈皮（炒）　草果丹皮　山楂　杜仲（上水炒）　枳壳　赤芍药（炒）　三棱　蓬术　乌药　通草　香附（盐水炒）　青皮　降香　元胡索　刘寄奴　大黄（酒浸）　骨碎补　先将大黄酒浸，将前二十三药加水，煎至一碗，入大黄在内，就倾出，将煮酒一碗，随酒量，忌房事。

跌打损伤方：归尾五钱　石口　陈皮　赤芍　川芎　桃仁　蓬术　地骨皮　羌活以上各一钱　山栀　牛膝　杜仲　丹皮　木香各二钱半　五加皮　香附　红花各三钱麝香三分　红花　茯苓　没药各四钱　杜仲　杏仁　丹皮　赤芍　五加皮　陈皮　蒲黄　乌药各一两　生姜八分　乳香三钱　当归一钱　贝母三钱　麝香一钱　何首乌七钱　自然铜二钱

接骨药方：川乌三钱　草乌　红花各二钱　当归八分　乳香　羌活各一钱二分没药七分　阿魏三分　肉桂

麻药方：蟾酥钱半　白附子二钱　川乌　草乌各钱半　生南星一钱　天麻（生切）一钱

《伤科》

马世德堂彩印

跌打损伤正面图（略）

跌打损伤背面之图（略）

药品歌

骨断兮必求土鳖，血疼兮又赖丹苏，姜黄破血兮止血，大黄便秘兮用行，生地善生新血，蔓荆兮目损须寻童便，赤芍兮滞瘀必行用豨莶，人参兮破风血出多灵，跌打后兮葱姜麻油忌用，疮不敛兮象皮、血竭见功，三七右钱兮稍为仙品不谬，无名胡索兮号曰神品无差，手损兮桂枝宜下，血瘀兮桃仁、归尾当投为佳，紫荆兮散肿可羡，乳香、没药兮止痛稍强，头伤兮白芷、川芎可入，足损兮牛膝相当，猴姜兮补损止血，杜仲兮能理腰伤，三棱、莪术兮善消血结，覆根、续断兮疗筋无妨，降香兮能消青肿，烂灰兮血出甚良，胶艾兮女人圣药，藕茜兮止吐血为良，蒲黄炒兮女吐血自当用，柿霜兮流红者无殃，乌药、二香兮一切伤损岂舍，金刀泽药兮诸般跌仆无双，后人要知作者谁，大罗真人张紫阳。

一诊相

凡欲识跌打损伤生死，必先察其六脉，起者生，否者死；沉细者生，满大者死；坚强者生，小者死；大者廿日死。若命脉和缓关实，虽伤重不妨。命脉虚促，虽伤浅者亦死。凡跌打损伤有不治者五：不肿疼无发战，一也；天柱骨折并太阳伤，二也；小肠带断伤心，腹肠破，阴囊穿，三也；伤食喉，四也；箸篦曰气喉也，汗出如油，尽力叫喊，五也。凡人手足骨，但有两胫，一胫断可治，两胫断不治。凡骨碎要看平正如何，大恒骨互是不曾伤左右，再看方知伤处，要先拔捺端正，方可外面用药。凡认伤处，只须揣摸骨头平正便见。凡左右损处，只要相度骨缝，仔细拔捺，骨归旧处。凡顶门虽破，骨未入肉可治。凡耳后一寸三分伤者，不治。食饱受伤，三日不死，可治。凡心饱紧痛，青色不裹心，此乃偏心受伤，可治。凡男人两乳受伤，急救之可治。凡女人两乳受伤者，不治。凡正腰受伤者自笑者，不治。凡肾子受伤入腹，不治。凡腹内受伤吐粪者，不治。凡肾子受伤扯破，未入腹者，可治。凡如鱼口缠风者，不治。凡顶门出水不治，有黑水者亦不治，血水者可治。凡正心口青肿者，不治。凡夹脊断者，不治。

二拔捺

凡手腕出臼，医人须用左手仰托，捻被伤手臂，又用右手拿住下节手近掌处一把，拿定不可让其退缩，尽力一扯即入故位，方服接骨丹，仍贴膏药。凡手臂脱臼，令患人低处坐定，自用两手叉定抱膝上，将膝借力一扯，其手臂随手直前轻轻放两手就入故位，方照前。凡肩胛骨出，用椅当圈住胁，又用软衣绵被铺好，再使一人捉定两手伸拔，却坠下手腕，又由手着腕绢片缚之。凡金井骨在胁下，若损不可夹缚，须捺平正妥，贴用黑龙散，缚绢片包好，胁亦如此治法。凡阴子跌出有血者，先用桃花散止血，以丝线缝好，再贴膏药。凡手骨出者，要看如何出，则向出边拔入。凡脑骨碎，轻轻用手捺平正，用黑龙散。破用桃花散填疮口，用绢包之，不可见风着水，犯之必成破伤风。若发内须剪发敷药。凡胯骨从臀上出，可用两人挺定拔伸，方足捺入，如胯骨挺裆内出者，不可治矣。凡重伤者，大约要伸拔捺正，然后用桃花散、黑龙散，再夹缚。大抵伸拔，要近伤处不移，在第二节骨上。凡拔捺须要相度左右骨如何出，或当正拔者，或当斜拔者。凡拔捺，或一人或三四人，看难易如何。

三夹缚法

凡夹缚，夏二日，冬五日，解开用温水洗去旧药，洗时千万不可惊动伤处，其势不可长夹，恐好后不能曲伸，只用黑龙散敷贴绢包，使便于腕转伸曲。凡跌打，先以没药敷口，次用伞纸包之，再加杉木缚。凡夹缚，用杉木皮如指阔，四边排匀，方用绳紧缚三五道，绳头粗如指大，如扎指用苎麻杉木皮，须小便浸过。凡脚膝盖骨，乃另生者，如跌碎，如脱出，用物做成一箍如骨盖大，箍住以长带缚定，外用护膝再缚，候好方去。

四修整法

凡骨跌打叉出肉外，折处两头必锋刃相似，或长短不齐不能复入，用麻药麻定，

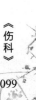

或用锉锉之，或小铜锯锯齐，然后按入，方敷药贴膏药，外加绵纸数层，再用薄杉板夹好，过一二日贴膏药，日进接骨丹两次。倘遇热天，用酒洗净，勿令作气。若胫骨别出在内者，难治；在外者，用手如法推入臼，方可服药。

凡跌打肿处，患者不肯令人摸着看，又肿硬难辨内骨之碎否，必先与麻药服之，后用手捻肿处，如骨内有声，即是骨碎，用刀割开，如有血来，再用止血药并麻内药麻住，然后取出碎骨，以别骨补之，膏药贴之，外用油纸包好，与淡盐汤一杯服之，即醒，后服接骨丹。凡伤骨，一月内尚可整治，久则不治矣。

五医治法

凡重伤，必用药水洗过，方可敷药，轻者不必洗。凡腹破肠出者，医得其法，百无一死。医人先用麻油捻手后送肠入腹，若肠久出外，风吹肠干不入，即将麻油搽润肠上，又用一人托住其肠，再使一人暗含冷水当面一喷，其人必惊，托肠人即要乘势推入，自然收好，即捻定伤口，用银丝或丝线缝好，用止血药，后贴收口膏，少倾腹内作响，乃肠复位，位虽归复，而其间伤破，目力难知，急取火酒一杯令患者饮尽，再令一人鼻闻伤处，若有酒气，其肠已断，不可治矣。线缝时不可露一毛针孔，如少露点，不可治。慎之慎之。

凡头颅骨碎，虽白浆流出，不在太阳穴边可治，用上部没药倍加黄荆子，或恐血出不止，先用血见愁捣罨，日换二次，孔小贴膏药，孔大罨，三日见红色，加收口上药贴之可也。凡喉断，当仔细看之，若食喉断，不治；气喉断，急用一人扶住头，托凑喉管，捻紧勿令气出，用大针线，要隔寸联好，外罨马茶草，日换二次，三日见红色换膏药，并收口膏。凡血出，桃花散不止，以三七塞之，仍围桃花散。凡骨碎筋断有破处，但用桃花散涂四边，缝好敷黑龙散。凡跌打小腹胀痛，用大黄五钱，桃仁三钱，杏仁三钱，归尾一钱，甘草梢五分，酒煎，空心服。凡大便不通，服利汤，或川归苏木汤。

六宜忌

凡浑身无故作痛，宜服排风汤。凡服药，必要热服，使血行骨易接。凡服伤捐药，忌冷水、冷物及牛羊一切血。凡跌打处肿痛，宜用热药汤洗，使血流行，外用乌药散。凡皮里有碎骨，用黑龙散敷，久其骨自出。凡伤重，宜服调肌散，不可竞服接骨等热燥之药。凡伤不拘轻重，忌服草药，犯之则所伤骨出，不能如旧矣。

凡跌打后，大小便不通，忌服接骨丹，此药燥热，又兼酒力调，则反取火为纣，宜用寒物，待其势定，如仍不通，宜用大承汤加木通、朴硝，以通为度，方可服接骨丹。凡顶骨碎，宜用止血散搽之，内服上部没药，又用苏虎脂四两，川芎五钱酒服，最忌草药。

凡伤处忌用绢布包，恐日后血干胶粘，难以换药，用油纸伞条极好上妙。

凡遇村落无药之处，一时骨折，宜权用糯米饭，加酒、药、姜、葱捣烂，熨斗热布夹好，内服热酒，使血不凝，以待取药治之。

凡损伤诸症，总之犯至要，重伤则瘀血气逆，立刻便死，若不即死，就有生机，皆可治也。但损伤无论要命重伤，若昏乱神迷，耳聋眼昏，则不可治。若神清耳聪眼明者，皆可治也。

脏腑施治

肝斗则发怒，大怒则肝伤，肝伤则血脏病矣，治则缓肝之法，急以甘草、当归，散肝之，急则以川芎。

肺受杖之决，发喊叫号，逆气煤心，心气传此为逆气伤肺，肺为气主，又主皮毛，以致愤郁喘嗽，必须顺气以阿胶、沙参，泻肺邪以桑皮，收敛以白芍。

心惊触则伤心，心为神之主，自刑攻、跳断指、缢颈颠蹶跑趋，怨恨要死之状，此皆伤心也，心伤则神失，治法必定其心，以天竺黄、人参、远志、石菖蒲，宁其神，后治其伤可也。肾跌蹼则恐吓，则伤肾，伤肾则失志矣。或覆车坠马，奸淫被捉，努力扛重，强力奔走趋驰，皆无意间致病也。凡治必先安其肾。以破故纸、杜仲补其气，以熟地、阿胶补其血，后治以伤可也。

脾，脾脏所辖甚广，如大饥大饱，逞凶努力，醉饱行房，劳后疲剧，悲凄过度，冒雨冲风，寒暑不节，至于晏安，乐极怠懒，四肢乘凉露卧，恣嗜膏粱，皆致伤损成病，虽五脏各分疗理，未有不由，中气不调而成患者，故曰调理脾胃，医中王道，节戒饮食，祛病良方，医在明理，以平为贵也。调脾胃以四物、四君、八珍、十全大补等剂。

穴脑节骨等项秘方

脑，脑乃诸阳之首，为髓海，伤脑骨，不陷不肿者可治，若伤破脑子出者，不可治。若遇脑破，急将胡葱捣烂敷孔，避风为妙。

耳，耳后二处，皆不宜伤，破此二穴，乃太阳、少阳、阳明交会之处，气血俱多。如伤轻者可治，重者难治。用川芎、白芷、藁本、细辛引经。

心，心窝为鸠尾穴，在正中，上下不可伤，若伤重，立刻气绝矣，又名气海。

左乳根下一寸三分为不容穴，又名血海，血海受伤，瘀血抱肝约三个月，肝枯血没，眼花目暗，失血身亡，男子受伤急治，女子伤重不治，若轻，用当归、柴胡引经。

右乳根下一寸三分为肺俞穴，名为无溪，此处若伤，重者气晕闪痛，吐血痰腥，皮肤黑鱉，约四个月，气短喘急，肺烂，鼻中腥臭而死。伤轻者，用黄芩、桑皮引经。

两腋下左边名天泉穴，右边名渊液穴，此两处若为点戳所伤，四肢麻木，手不能举，用桂枝、桔梗、白芷引经。

两胁季骨尽处为脆骨，此骨伤断三日而身死。伤轻者，左用柴胡，右边用升麻引经。

两腰下不可伤，伤重其子脱挫大痛，其人大叫，立刻身死。伤轻者，用杜仲、肉桂、破故纸引经。

胃口名食仓，若伤重者，咽食吐血约三年，必发鼓胀病而死。如伤轻者，用当归、枳壳、陈皮、木香、山楂、苍术、白术、白芍药、茯苓、神曲、麦芽，酒煎服。

脾为脾关，又名脐风穴，若受伤重者，腹疼转筋，内有瘀血。伤大小肠膜，约五六月后必发咳肿，身胀而死。

脐上一寸三分为分水穴，脐下一寸三分为气海穴，皆主小水不利，用苍术、白芷引经。

小腹、玉茎乃厥阴、任脉交会之处，若受伤则溺涩内热，用木通、黄柏、知母引经。若受寒则遗尿、阳痿，用大茴、山萸肉、肉桂、桔梗、吴茱引经。阳球肾之关，即肾囊也，若囊破子伤，缩入腹者即死。如囊破子不伤者，可治。即将鸡肫皮补好，敷药用独活、知母、升麻引经。

第一节，背心除头骨三节系第一节，为大椎，又名百劳穴，若受伤者，用桔梗、羌活引经。

第二节为陶道，两边为肺俞穴，此处不可受伤，若伤背心一片，冰冷即发寒热，风雨之日常发咳嗽，用羌活、人参、乌药引经。

第三节为身柱，是百病之总源，此处不可受伤，用羌活引经。

第五节为神道，两边为心俞穴，此处不可受伤，若伤用羌活引经。

第六节为灵台，对心，此处不可受伤，伤之则成吐血病，用黄连、细辛引经。

第七节为至阳，两边为膈俞穴，若受伤，心神恍惚健忘，用桔梗、升麻、白芷、葱白引经。

第八节（书中缺如）

第九节筋缩，两傍平处即饭锹，骨下为肝俞，再过傍为魂门，伤之即落魂，其血在胁下，喘急面青，耳聋目眩，心胃满闷，用川芎、青皮、桃仁承气汤。

第十节为中枢，两旁为胆俞穴。

第十一节脊中，两旁为脾俞穴。

第十二节，两旁为胃俞穴。

第十三节悬枢，两旁为三焦俞穴。

第十四节命门，两旁腰子为肾俞，再过外为志室，此三处不可受伤，若伤重则面黑咳嗽，吐血目盲不见，如人将捕之状，用熟地二钱，远志二钱，防风一钱五分引经。

第十五节～第二十节（书中缺如）

第二十一节为尻尾，又名为长强穴，即尾后骨，共督脉所始。若受伤则粪不禁，用升麻。若闭结，用槟榔、大黄引经。

膝盖骨又名膝膑犊鼻穴，若受伤，用柴胡、米仁、木瓜引经。胫骨受伤损折，如双胫全折，骨髓流出必死不治。折一胫者，可治。膝弯内臁外臁受伤者，用木瓜一钱，香附三钱引经。

脚节骨即螺蛳骨，内外踝及后跟。若受伤，则人黄胖脱力，每遇阴寒则酸痛凄楚，用木瓜二钱，桂栀子二钱引经。

脚底，名涌泉穴。若受伤则遗精白浊，腰酸目盲，用独活、肉桂、山萸肉、五味子，再服凉膈散：薄荷 山栀 连翘 甘草 桔梗 黄芩 射干引经。

眼睛如日月之精华，五脏皆有相关。如伤眼目，不必用伤药，须用谷精、密蒙、玄参、山栀、黄芩、赤芍、当归、防风、荆芥、桔梗、菊花、川芎、黄连、甘草、蝉蜕、草决明、木贼各等分，水煎，不拘左右，神效。

咽喉乃呼吸之道路，或被挫偏缢破，危在倏忽，不用治。如伤轻，可先将喉管捏正，将皂角末吹入喉内，先去痰涎，即用甘草、桔梗煎服，再服凉膈散加射干。

秘受跌打损伤神效药方

临症治疗，当视其损伤轻重，若血出不止者，外宜用敷贴之药，内宜用和散之剂，若血蓄于内者，宜下去之，然调理必以顺气活血，止疼和经，使无留滞气血之患，此其要也。

洗药方：治骨损皮破，用此煎汤先洗，后服麻药。赤芍五钱 玄胡五钱 肉桂三钱 归尾三钱 苍术一两 荆芥四两 共切片，每用一两，水一升，加薄荷叶二片，共煎七分，去渣候温，将损处淋洗，再用整骨，骨整后，用黑龙散敷四边，桃花散填疮口，夹缚。

麻药方：名八厘散，治跌打损伤骨碎，先用此药麻倒，方用刀割。川乌 草乌各三钱 大半夏五钱 蟾酥（酒化）二钱 南星五钱 黄麻花 芋芳叶 闹扬花（醋浸）

各二钱　共为细末酒下，每服八厘或二分。

凡折损骨碎，先将此药共为细末与服，倒后方用利刀割开，若血来时，即用桃花散止之，血止后又用外麻药麻患肉上，使伤人不知痛，然后修骨齐整，再用续筋丹搽割处，桃花散围外，又用收口膏贴好，方与淡盐汤服，又服一捻金药。

麻药外敷方：大南星一钱　半夏二钱　川乌一钱　草乌一钱　芋艿叶八分　黄麻花五分　雄黄二钱　共为末，敷肉上，用刀割开整骨，后用桃花散敷疮口。

桃花散：古石灰一斤　入牛胆内阴干七次，同大黄四两入铜锅内慢炒，看灰如桃花色，取出安地上一夜，研末瓶收贮听用，用时些填疮口四边，再用乌龙散敷上，夹缚。又方：古石灰一斤　大黄四两　入铜锅同炒，看灰如桃花取出研末，配血竭、龙骨、螵蛸共为细末，和敷。又方：古石灰　降香节　松香　血竭　无名异　共为末掺。

黑龙散：山甲（灰炒）六两　丁皮六两　土当归二两　百草霜五钱　枇杷叶（去毛）五钱　共为细末，焙干收用，用时取一两姜汁调涂疮口四边，油纸包好，杉木皮缚好，当服淡盐汤，待醒后服调气散。

调气散：木香　乌药　厚朴　白芷　青皮　杏仁　陈皮　苍术　桔梗　前胡　甘草梢　姜三片　枣二枚　水煎服，服后服接骨丹。

接骨丹：土鳖（去足，火酒醉，焙干）　自然铜（醋煅十四次）　骨碎补（去毛）血竭（炙）　乳香（炙，去油）　没药（炙，去油）　归尾（酒洗）　硼砂　半夏等分　共为细末，酒调一分送下。

八仙丹：即接骨紫金丹

诗曰：土鳖自然骨碎，血竭归尾硼砂，乳香没药大黄，加酒下八厘骨（自好）。以上血竭另研，乳香、没药出汗，自然铜醋淬，土鳖焙干去足各一钱，俱为细末，磁瓶收贮，每服八厘，好热酒送下，其骨自然接上，如有瘀血，自下立效。

君臣散：不拘远年近日，有损伤病发皆可服。白芷　川芎　蔓荆　桂枝　杜仲牛膝　乌药　红花　桃仁　归尾　五加皮　赤芍药　肉桂　续断　防风　独活　秦艽防己　海桐皮　花粉　甘草梢各一两　共为细末，瓶收听用。

五色救若丹

黄没药：姜黄一两为末，另收听用。

红没药：紫金皮醋炒为末，另收听用。

黑没药：黄荆子香油炒为末，另收听用。

白没药：人中白醋煅七次为末，另收听用。

桃红没药：立刻止痛，乳香、没药、血竭，共为末，另收听用。

紫金丹：又名金灰没药，骨折者加之。土鳖（火酒制）　自然铜（醋煅七次）　骨碎补（去毛）　血竭（另研）　当归（酒浸）　丹皮　白硼砂　乳香（去油）　没药（去油）半夏（汤泡去皮）各等分　为末，若瘀血攻心将危，加巴豆霜、大黄末立效如神。

　　跌打不甚伤，骨亦不断者用： 黄没药八分　红没药六分　黑没药八分　桃红没药五分　白没药二分　共和匀，用姜五钱，葱白五枝取汁，入老酒内，加麻油二匙，调没药服，初服用，以后不用，只用酒调送，外贴膏药。

　　跌打伤重将危，骨亦折者。先用金灰没药，加巴霜、大黄末，酒调下五分，待瘀血尽后，将金灰没药，不加巴霜、大黄，用一分配黄没药八分，红没药六分，黑没药八分，桃红没药五分，和匀酒调下。

　　上部没药： 凡头上损可用。小川芎五钱　蔓荆子二钱五分　升麻三钱　白芷四钱　归尾八钱　赤茯苓四钱　共为细末，每服七分，加黑没药三分，若伤重者加接骨丹三分，酒调食后服，如伤轻者，加接骨丹一分。

　　中部没药： 中身伤损可用。杜仲五钱　破故纸五钱　赤芍药六钱　赤茯苓六钱　生地六钱　秦艽六钱　桃仁三钱　红花三钱　归尾八钱　红没药一两　共为细末，每服一钱，加黑没药五钱。若伤重者，加接骨丹五分，轻者三分，酒调服。

　　下部没药： 凡下身伤损可用。木瓜　牛膝　黄荆子（炒）各一两　归尾八钱　防己五钱　独活七钱　秦艽六钱　赤芍六钱　紫金皮　过山龙　千年矮各一两　海桐皮八钱　姜黄五钱　共为末，每服一钱五分，若伤重加接骨丹八分，轻加五分，酒调空心下，如行杖，丹药可用下部药，加落得打草末三钱，空心老酒调下，若服后打，加无名异三分。凡跌打伤重，即服没药，仍须汤药收功。

　　上部汤方： 凡头破见髓及破伤风可用。升麻　白芷　川芎三钱　藁本　桔梗　蔓荆子　羌活　当归　赤芍　黄荆子　生地　姜三片　水酒煎，饱服。又一方加：陈皮　半夏　黄麻花　茯苓　过山龙　去桔梗、生地、羌活、黄荆子。

　　中部汤方： 杜仲　破故纸　桂枝　红花　桃仁　乌药　姜黄　丹皮　生地　赤芍　归尾　甘草梢　续断　秦艽　五加皮　姜三片　水煎服，加酒盅半，半饥半饱服。又一方加：防己　赤芍　赤苓　细辛　桔梗　枳壳　过山龙　去乌药、丹皮、续断、秦艽、五加皮。

　　下部汤方： 木瓜　牛膝　独活　海桐皮　肉桂　防风　当归　甘草梢　赤药　生地　防己　五加皮　姜黄　续断　红花　花粉　丹皮　姜三片　水酒煎空服，若痛加乳香、没药，三部皆用。又方加：秦艽　厚朴　广皮　去姜黄、红花、丹皮。

　　治伤腰方： 虎骨　续断　乌药　川芎　补骨脂　杜仲　红花　乳香　草薢　酒煎服。又一方：雄黄　朱砂各五分　麝香五厘　共为末，酒调下。

　　跌打伤眼，瘀血赤肿，及疼痛难忍： 升麻　白芷　蔓荆　甘草　木贼　生地　归尾　红花　水煎服。

通利汤：治跌打大小便不通。归尾　红花　桃仁　车前子　猪苓　泽泻　椿树皮　大黄　赤芍　枳壳　芒硝　甘草梢　姜三片　水酒煎服。

通导饮：治跌打重伤，大小便不通，瘀血不散，腹肚鼓胀。大黄一两　芒硝　枳壳各二钱　当归　陈皮　木通　红花　苏木　甘草各一钱　水煎热服。

鸡鸣散：治一切损伤，瘀血凝积，痛不可忍，此药推陈出新。大黄（酒蒸）一两　归尾五钱　桃仁（去皮尖）七粒　酒煎，鸡鸣时服下，瘀血立愈。又一方加：生地　甘草节。

治跌打，危极命在须臾，先用干柴烧地，长阔如床，通红用。童便泼之，或醋亦妙，用草席一条摊泼，令人扶患者卧草席上，待其人知痛，用护心丹米汤调下，如内有瘀血，服鸡鸣散，如无瘀血，服一捻金。

护心丹：乳香　没药　肉桂　干姜　杏仁　血竭　归尾等分　共为细末，好酒调下。

一捻金：当归　生地　骨碎补　五加皮　放杖行　甘草梢　桃仁　红花　独活　羌活　牛膝　防风　桔梗　龟版　虎骨　肉桂　灵仙　杜仲　川芎　乳香　没药　乌药　黄荆子　十大功皮　赤芍　落得打草　共为细末，酒送下。补遗，跌打气血攻心，疼不可忍，七孔流血，用鹿角灰、朱砂、茅草根为末，酒送。

跌打血从口出：干荷叶　发灰　茅草根　血竭　韭菜根　为末调服，用陈酒童便服。

跌打发肿作痛，不食：归尾　生地　白芷　赤芍　红花　苏木　乳香　没药　乌药　牛膝　杜仲　好酒煎服。

活血止痛散：加减调治。归尾　甘草梢　川芎　虎骨　羌活　独活　乳香　没药　白芷　生地　乌药　丹皮　赤芍　肉桂　水酒煎，后加童便服。

腰痛加杜仲，脚痛加牛膝、木瓜，气喘加沉香，汗虚加麻黄根、浮麦、白术、黄芪，头疼加川芎，小便不利加车前子、木通，寒加干姜，热不退加连翘、栀子、薄荷，热重加柴胡、山栀，寒不退加人参、白芍、麻黄，言语恍惚加砂仁、远志，笑不止加杜仲、破故纸，呕吐饮食不进加藿香、砂仁、丁香、半夏，胸满加枳壳、桔梗，口内血腥加阿胶，如不止用生丁香嚼，肚有血块加三棱、莪术、香附，头伤出血加生地，口内出便乃食饱伤胃加丁香、草果、半夏、砂仁。若如此不效，是肠断不治。如出血过多，周身麻木，不知人事，或昏闷，加人参。痛不能食，加人参。如杀伤胸，血泡出，用清肺汤加蒲黄、阿胶。

补损接骨仙丹：治跌蹼损伤，骨折筋断，皮破肉烂，疼痛难忍。当归　川芎　白芷　生地　故纸　木香　五灵脂　地古皮　防风各五钱　乳香　血竭　没药各一钱　共一剂，煎服。

接骨神丹：半夏一个　土鳖一个　二味一处捣烂，于锅内炒黄色一两　自然铜（醋淬七次）二钱　古钱（醋淬七次）三钱　骨碎补（去毛）七钱　共为细末，每服三分，大黄末一钱五分　当归五钱　当归末五钱和匀，热酒调服，重者三服，轻者一二服痊愈。

寻痛散：伤肢断骨可服。乳香　没药　木香　川芎　归尾　杜仲　肉桂　木瓜　虎骨（火酒淬）　古钱（醋淬）　共为细末，每服二匙酒下。

紫金散：骨不损折可用。红内硝（即紫金皮）　川断　骨碎补　无名异（醋煅）　牛膝（酒浸）　归尾（酒浸）　桃仁　蒲黄　丹皮　川芎　杜仲　红花　各为末，酒服二钱。

阴红散：治女人损伤，瘀血不散，大小便闭，闷乱若绝，急服此药。发灰　没药酒煎服，瘀血尽后，再服别药。

排风散：治损伤后浑身无故作痛。肉桂　芍药　白术　归尾　川芎　薛皮　杏仁　白茯苓　甘草　独活　防风　麻黄　姜三片　水煎服。

打伤青紫肿如馒首：老红糟　黄茄（切片，瓦焙）　为末，卧时酒吞一匙。

打伤红肿骨未折：老红糟　葱　鲜叶皮　黄泥　共捣贴患处。

跌打损伤肿痛骨未折：葱头（切片炒焦）　搭患处，冷则易，止痛消肿，散瘀伤肿痛，瘀血不散，流注紫黑。大块生姜汁调敷患处。跌仆有伤瘀血流注则半夏为末，水调患处，一宿不见痕迹。跌损手足用生地，鲜者一斤、生姜四两，共捣烂，入糟一斤同炒匀，乘热以布裹在伤处，冷则易之，能止痛整骨，大有神效。

损伤筋断，先正筋相对，后旋覆花汁涂相对处。

损伤好后，脚筋不能伸直：虎骨节　龙骨　犬骨节　鸡骨节各等分　为末，入下部没药内，服三日，再服宽筋汤。

宽筋汤：木瓜　牛膝　肉桂　姜黄　黄芪　白茯苓　海桐皮　当归　独活　川断　生地　花粉　酒煎服。

治跌打内伤，不破只红肿：乳香　没药　归尾　甘草梢　水槿根　地骨皮　艾根　山黄花　酒煎下。如足指伤，加皂角根。死血积，加红花。下身红肿，加同煎下服。又方：马兰头　旱莲草　捣敷。

一粒金丹：土鳖　瓜蒌仁（去油）　为粉，上药一钱加粉三分，米汤为丸，如芡实大，酒下。

接骨丹：乳香　没药　儿茶　蚬壳灰各等分　为末，每服二钱，下血火，酒下。

损伤神效方：泽兰　骨碎补　苏木　桃仁　川断　红花　当归　寄奴　羌活　独活　乳香　没药　加皮　丹皮　落得打草各等分　第一贴大黄量用。身前属太阳，加升麻；身前属阳明，加白芷；身侧属少阳经，加柴胡；中脘腕太阴经，加苍术；当脐少阴经，加细辛；小腹厥阴经，加茱萸；有痰加半夏；背痛加羌活；腰痛加杜仲；胃风加柴胡、苏木、木香、槟榔；小便不通，加车前子、泽泻。好酒一斤，水一碗，煎一大碗，临服加砂仁末七分。

内伤酒药方：生地　当归　青皮　牛膝　杜仲　丹皮　枳实各一两　红花五钱五加皮一两五钱　木香　桃仁各五钱　核桃肉二两　好酒十斤浸一日，隔水煮一炷香，去火毒。如打伤加枳壳、玄胡、陈皮、川芎、沉香、香附、羌活、苏木。

跌打内伤方：当归　红花　桃仁　青皮　厚朴　乌药　苏木　赤芍　柴胡　枳壳木通　甘草　水酒煎服，首贴加生大黄。

跌打损伤升药方：大水牛角尖长一寸者五六个，用阳城罐盛之，每服用三分，老酒下之。

夺命丹：人中白五分　甜瓜子（炒）五分　乳香　没药各三钱　半两钱一个（醋淬）　土鳖（火酒浸，炙）二钱　共为末，每遇伤损，服三四分，老酒送下。

七厘散：久伤服此，若先服此药，即打不痛。胎骨　人中白　乳香　没药　无名异　硼砂　自然铜　土鳖　龙骨各等分　为末，每服一钱，老酒送之。

七厘散：川甲　乳香　没药　玄胡　木香　血竭各三钱　大黄五钱　丹皮三钱骨碎补（去毛）五钱　自然铜（醋煅）三钱　土鳖（火酒醉）五钱　共为末，伤轻者一钱，重者二钱或三钱，老酒送下。又方：大活蟹一只，将陈麻四钱捆在蟹上，以田泥包好放在罐内，盐泥封口，炭火烧红，取出研末，加人中白各等分，每服七厘，串入别药服尤妙。又方：蟹壳一味，煅枯为极细末，每服一钱半，老酒送下，其骨自响而接也。重者三四服。

透骨散：掺在内伤膏药上。肉桂　君姜　南星　阿魏　白附子　丁香各等分　为末，加麝香少许。

远年内伤：烟利子炒黑研末，每服三钱，治腹中痞块，每早空心酒下三钱。

跌仆重伤：兼理诸般风湿、鹤膝风、漏肩风等症。黄麻花（连豆叶晒干）一两杨花（醋炒，生用亦可）五钱　野茄花（生用叶亦可）三钱　共为末，老酒送下，出汗为妙。若患虚弱者二分，再弱一分。

活血丹：治跌打损伤。归尾　丹皮　红花　骨碎补各五钱　乳香　没药　自然铜各五钱　葱子一钱　血竭三钱　土鳖（酒制）五钱　生大黄一两　姜黄三钱　木香五钱　香附五钱　共研细末，每服一钱五分，酒送。

敷药方：伤损处敷之神效。肉桂五钱　乳香五钱　半夏二钱　硫黄五分　地鳖五六个　共为末，陈糟一团，捣敷患处，酒亦可。

接骨神丹：治骨节挫动。头青粉（炒黄）二两　寄奴三钱　条香一两　共为末，葱叶二两，隔纸炒黄，共捣和匀敷患处，不一时即发热，热后发痒，即将药刮去，再贴膏药。

虎骨散：治内伤寒湿，浑身骨节疼，此方神效。苍耳子（炒）三钱　五加皮一两　骨碎补三两　虎胫骨（酥炙）二两　乳香三两　没药二两　当归三两　天麻一两　自然铜（煅）　防风（去毛）　槟榔　肉桂（去皮）各三两　龟版（酥炙）二两　羌活一两　牛膝二两　共为末，每服一钱，酒下。

拾灰散：治一切血症。大蓟　小蓟　薄荷　侧柏叶　茅根　茜草　山栀　大黄　丹皮　棕榈皮各等分　为末，烧灰存性，去火毒，藕汁调酒送。

破伤风：治损伤，风冒四肢疼肿。川芎　桔梗　生地　当归尾　牛膝　红花　白芷　山栀　苏叶　麻黄　升麻　桔红　甘草梢　细辛　香附　木通　赤芍　肉桂　白术　姜三片　葱头二枚　水酒煎服。

附子汤：治伤损少愈，转症伤寒，阴阳俱可服。川芎　升麻　麻黄　木通　藿香　白术　红花　归尾　牛膝　砂仁　丁香　紫苏　甘草各三分　肉桂　干姜（炙）　附子（制）各五分　姜三片　葱头三个　水煎服，出汗为妙。若四肢俱冷，此乃危症，受药可治。

损伤服热过多，转热生痰。甘草　肉桂　细茶　麻黄　杏仁　桔梗　荆芥　灯心　水煎服，痰盛加半夏叶皮。

治脚胫骨酸麻疼肿：草薢　红枣　松节　茯苓　乌药　熟地　川芎　五加皮　黄芪　白术　生地　牛膝　苡仁　虎骨　防己　鳖甲　人参二钱　枸杞五钱　当归五钱　好酒浸一日，将药袋盛入坛煮一炷香为度。

治破伤风：蝉蜕　姜虫　全蝎　山甲　防风　白芷　连翘　花粉　薄荷　黄芩　黄柏　金银花　米仁　木瓜　甘草　水煎服。又方：南星　半夏　地龙　共为末，生姜、薄荷取自然汁，调搽。

定风散：治破伤风及金疮，兼治跌打损伤与癫狗咬诸伤，能止痛生肌。防风　南星等分为末。若破伤风，以药敷疮口，再用温酒服一钱。若牙关紧闭，角弓反张，用药二钱，童便调酒下。若打伤欲死，心头微温，童便酒送服二钱，连进二服。若疯犬咬伤，先将陈酒洗净拭干，后敷药。若牙关紧闭，皂角末吹入鼻内，男左女右，待其口开，灌药可也。

破伤风发寒：肉桂　干姜　麻黄　半夏　厚朴　陈皮　苍术　桔梗　枳壳　姜三片　水煎服。

脱凡散：治破伤风五七日未愈，以致角弓反张，牙关紧闭，服之立效。蝉蜕（去头足）五钱　为末，用好酒一碗煎滚服之，立苏。又一方：露蜂巢（带子者佳）烧灰存性，温酒送下三钱亦妙，轻则掺伤上。

一字散：治破伤风搐搦，角弓反张。蜈蚣（去毒，炒）一条　全蝎（去头尾，炒）

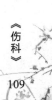

一对　为细末。如发时用一字擦牙，或破伤风发热红肿，风若传经未入深，杏仁去皮研细末，飞面等分共调匀，新汲水调涂患处，肿消热退自安宁。

跌打损伤要药歌诀

跌打损伤金焦根，碎补川断五加陈，灵仙寄奴金钗草，枳壳蓬术共三棱，红花苏木当归尾，川山乌药及桃仁，上身白芷川芎引，下身牛膝木瓜行，身热枯苓柴胡用，大便闭结用将军，内损槟榔亦可用，落水须求藿香真。

治胃气痛方：瓜子草煅灰，清汤送下。

火泡方：浅蚕沙煅灰，麻油调用，好方。

治疗疮：荔子肉　米醋调下。

金疮论

凡被兵器所伤即渴甚，不可急与汤水饮，须吃干食，若油腻之物无害，但不可多食粥，恐血沸攻心必死。所忌有八：一嗔怒，二嬉笑，三大言，四劳力，五房事，六热羹，七饮酒，八咸醋。此八者若犯其一，未有不死也。夫金疮之不可治者，十有三症：一曰伤脑，二曰伤天囟，三曰伤臂中跳脉，四曰伤髀中阴股，五曰伤心，六曰伤乳，七曰伤鸠尾，八曰伤小肠，九曰伤五脏，十曰伤脑髓出，十一曰伤脑声哑两目直视，十二曰痛不在伤处，十三曰出血不止，前赤后黑，或肌肉腐臭。此十三者皆不治之症也，除此外，复察其脉之死生，脉虚细者生，沉小者亦生，数实者死，浮大者亦死。其所伤在阳处，出血过度而脉微缓者，急疾者死。

金疮：三七根三钱　水粉（炒黄）五钱　松香（制七次）三两　共为细末，磁瓶收贮。如刀斧伤，搽伤处包好。如经风，用童便洗后搽药。又方：降香节（为末）一两　白风香（为末）一两　血竭一钱五分　没药五分　文蛤五分　共为末，搽伤处，止痛生肌。

金疮出血不止：龙骨　川芎　川断　熟地各一两　鹿茸（去毛涂酥，炙微黄）五钱　乌樟根三两　突厥白一两　以上捣极细末，敷伤处血即止。如服，温酒下二钱，日进三服。

金疮散：治一切金器所伤及跌打破损，出血不止，开口不合。银末　血竭　发灰　人指甲（煅存性）　珍珠各等分　为末，掺患处，止血住痛，生肌立效。

一捻金：治金疮兼臁疮及马断梁疮。腊月取牛胆一个，入古石灰四两，生矾一两，阴干取出，入黄丹一两，研末掺敷。又方：治金疮狗咬，敷上亦效。牛胆一具　古石

灰一斤　乳香二钱　没药一钱　血竭一钱五分　白及五分　研末，前四味入牛胆内阴干，为末敷上立效。制此药不许妇女见。金疮内血通者为内漏，两肋胀不能食者死，此乃瘀血搏内也。脉牢大者生，沉弱者死。方耳虻虫（去足微炒）三十个　桃仁（炒黄）二两　桂心一两五钱　川大黄（炒）三两　水蛭（炒黄）三十个　以上为末，每服二钱，童便一盏煎五分，和渣温服，日五服，夜三服。如无童便，用水并酒煎服，然后以胡粉散敷疮口。

胡粉散：胡粉二两　干姜二两　生栗子（阴干为末）二两　共研末，敷上即愈。

出箭头方：蜣螂（去壳）一个　狗子三个　女人发灰少许　共研为末，用生油涂中箭处，贴如膏药，俟内作痒，即以两手撼之，其箭头自出。

箭镞入骨：巴豆（微炒）　与蜣螂同研匀，涂伤处，待极痒不可忍，便动箭拔出矣。

出骨中箭头：雄黄二分　蜣螂二分　石灰一分　牛粪（火烧令赤色，为末）一分　威灵仙一分　朝桂鼠（去头，取血）一个　将前药入血内调匀，炼蜜为丸如桐子大，纳疮口中，其箭镞不拘远年自出，箭出后服药方。牡丹五钱　盐五钱　白及五钱　共为末，食前温服，酒送服二分。

中毒箭：芦根一两　蓝叶一两　紫檀五钱　石灰二两　牛粪（火烧）二两　共为末，不拘时以蓝叶汁送下一钱，米汤下亦可。

缝补肠裂及皮肉断裂：剥取新桑皮作线缝之，以桑皮汁涂之，再用桑皮裹极好，小疮以桑白裹，便如筋断亦封于上，可以续之。

敷毒箭：虻虫端午日取大首者，去翼阴干为末，每服一钱，拨破疮口，以药敷之，然后以酸面贴之，即出毒。又方：石灰二两　牛粪灰　密陀僧各一两　黄柏五钱　腻粉一分　共为末，以盐汤洗疮口后，将药敷上，日换一次。

金器所伤之后发热发寒：葛梗　白芷　苏叶　丁皮　川芎　半夏　香附　陈皮　甘草　加姜葱，水煎。

止血定痛天蛾散：晚蚕蛾（炙）　为末搽，包好，随手疮口合，止血神效。

火眼方：绿豆半升　肉半斤　共煮立愈。又：青矾一钱五分　桑树根共清水浸去细片，眼内净。

附杖疮丹：绿豆半升　肉半笔　共煮立愈。

又方：青矾石五分　桑树根（水浸青）一两　敷疮眼内净。

治杖疮神异：接骨丹一两　乳香　没药　归尾　千年矮　姜黄各一两　木瓜　牛膝各一钱　海桐皮八钱　赤芍　秦艽各三钱　落得打三两　共为末，食前酒下三钱，一日两次。未杖之先，服之更妙。

代杖丹：未杖宜先服此丹，不救诸疮先救刑。乳香　没药　无名异　土鳖虫八分

真胎骨　然铜（宜用醋来烹）　六味将来同研末，炼蜜为丸弹子大，临时只用一杯酒，不怕日中到天明。杖后服。土鳖（酒制，焙干）　古铜钱（醋淬）　巴霜　苏木节　乳香　红花　没药各三分　共为末，每服八厘送下。

杖后敷药： 大黄　轻粉　龙骨　樟冰　血竭等分　为末，酒调搽　夹楼　半夏　白芷　官桂　甘草　共为末，酒调涂包好暖，内服代杖丹。又方：蝇虎三个　瓦上焙干为末，火酒一盅送下，再涂别药，其骨有声。

化瘀散： 治杖血上攻心，化瘀。归尾与苏木二味三钱，须秤足。大黄　红花各二钱　黄酒、童便同煎热，杖打若重，血攻心，须将此药乘热服。

杖疮膏药方： 密陀僧（为末）四两　香油八两　入锅内文武火熬，用柳条拨住搅，熬成黑色，滴水成珠，入密陀僧，不老不嫩为度，油纸摊贴患处，消毒生肌，又治顽疮、臁疮神效，立能止痛。

不二膏： 大黄　黄柏　黄连各一两　乳香　没药　轻粉各一钱　儿茶二钱　血竭一钱五分　片脑二钱五分　水银三钱　宫粉三分　为细末，合和猪脂八两，炼油入黄占一两，再将药滤过，入前药柳条搅匀摊贴。

接骨跌闪骨药方： 当归五钱　生地五钱　红花三钱　木通三钱　寄奴三钱　赤芍五钱　薄荷五钱　厚朴三钱　枳壳三钱　骨碎补三钱　桑皮三钱　枳实三钱　丹皮三钱　杜仲三钱　香附三钱　川芎五钱　牛膝三钱　木瓜三钱　米仁三钱　羌活五钱　独活五钱　连翘三钱　肉桂三钱　黄柏三钱　荆芥三钱　白藓皮三钱　防风三钱　苏梗三钱　桃仁三钱　甘草二钱　五加皮三钱　麻油三斤　煎至滴水成珠，去渣，用提过松香收用，松香可加油四两，不老不嫩方妙。

掺药方： 龙骨一两　血竭七钱　乳香五钱　没药五钱　研为细末，若掺药一两五钱，加麝香一钱。倘骨折皮破血出，不用麝。

破骨药方： 熟地二两　生地二两　肉桂一两　土鳖十个　金银花一两　黄芪一两五钱　当归二两　红花一两　白芍一两　连翘一两　甘草三钱　玄参一两　白芷一两　大黄一两　麻油三斤　文武火煎至滴水成珠，去渣净油后，加水粉七两收。

破掺药方： 赤石脂五钱　血竭二钱　轻粉四分　乳香三钱　没药三钱　龙骨一钱　儿茶五钱　研末用。

滚汤伤： 宜用雄黄　猪板油　原矾各等分　研末，加火纸数张，包宜甚紧，一面满一面不满，用小火烧其满，使碗接其油搽伤处，其效如神。加威芽、三黄散、蜈蚣（米醋，煅灰）。

治重伤风方： 用月月红冲茶吃。

还少丹： 淮山药（乳拌）二两　茯苓（乳拌）二两　金樱子（漂淡）四两　泽泻一两　当归（炒）二两　甘菊花一两　青盐一两　槐角一两　制首乌六两　肉苁蓉一

两 五加皮一两 旱莲草六两 覆盆子一两 鹿衔草六两 川柏（盐水炒）一两 菟丝子（酒炒）一两 骨碎补一两 石菖蒲一两 杓把子（酒炒）一两 马料豆七两 淮牛膝（盐水炒）一两 杜仲（盐水炒）一两 补骨脂（盐水炒）一两 淮生地（酒洗）六两 蛇床子一两 女贞子二两 诸药炒为细末，水法为丸，每早吃三四钱，淡盐汤送下。

蒸骨痨方： 地骨皮四两 鸡一只煮。

诸葛亮人马平安散： 麝香一钱 雄黄精二钱 冰片一钱 神砂二钱 川连（小稚）五分 金箔三贴 月石一钱五分 仙茅 苍术（米泔水浸）二钱 共研细末，以磁器收贮听用，或点舌上，或点眼角。

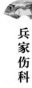

《秘传神效骨镞科》

撰人不详

秘传神效骨镞科目录

痛活血汤　杖后身热（肿痛）　生肉消血饮　铁布衫二方　杖疮净药　临杖前后方　杖丹　杖丹又方　杖丹益药　杖丹敷药　杖青伯府方　胎骨定痛夺命丹　万年水丸　拳泛雷洞丸　七厘散　麦壳散　夺命丹　行瘀血

总论领经

吐血用犀角一钱，黄连三分，茅根五钱，藕节五个，水煎，鼻衄同治。

咳嗽用桑皮三钱，杏仁二钱，桔梗二钱，苏叶二钱，蜜水煎，痰火同治。

疟疾用柴胡三钱，黄芩一钱，生姜寒用三钱、热用一钱，阴阳水煎，三服即愈。

红痢用地榆（炒黑）三钱，茅根一两，木通一钱，灯心一握，蜜煎，血崩肠红同。

疳积用银柴三钱，胡连二钱，知母二钱，圆眼肉三个煎，骨蒸劳热同。

伤寒用羌活三钱，苏叶三钱，桔梗三钱，葱头三个，水煎，发斑同治。

龟病用浮石（煨）二钱，麻黄去节，乌药二钱，沉香三匙，天竹一握，气喘同治。

肠痛用乌药三钱，赤芍三钱，延胡索三钱，胃口痛倍白蔻，腰痛倍杜仲。

呕吐用竹茹一团，生姜五片，阴阳水煎，呕逆加柿楴三个。

隔症用磁石（醋煅）三钱，丁香七只，白蔻三钱，水煎，反胃同治。

白积用木香（生磨）三分，木通二钱，通草二钱，樗皮二钱，水煎服。

痈毒用连翘一钱，银花一钱，川山甲一钱，角刺一钱，葱三个，水煎，酒冲服。

总论此方领经加减不必多方浑杂

当归酒浸，入心、肝、脾三经，头止血上行，身养血中守，尾破血下行；红花行血，主产后血晕；续断酒炒，入肝肾二经，益力气、续筋骨、散诸血；加皮入肝肾二经，主五内邪气、诸冷气，化宿食；桃仁去皮尖，入大肠，破瘀血；木通入小肠；乌药入脾肺二经，主一切气症及中恶心腹痛，宽膨肾气；川芎入肝经，上行头，外消阳之气而止，下行血海，养心血以调经；青皮入肝脾经，破滞气、削坚积；乳香去油，入十二经；骨碎补入肾经，主折伤、补骨碎，蜜拌晒干用；刘寄奴入心脾经，破血通经；枳壳入肝、肺、大肠、胃；赤芍破血疗腹痛；羌活入小肠、膀胱二经，利周身节痛；防风入肺经，疗诸风、开结气；楂肉入肝经，散结气、行滞气、健脾消食、儿枕痛；苏木入肝经，主损伤、去瘀血、和新血、排脓血，止痛散肿；香附入肺、脾、肝、胃四经，疏风开郁；甘草入心脾，和诸药；牛膝入肾经，补精气、利腰膝、填骨髓、疏腨痛、祛寒湿、破血结、理膀胱；自然铜醋煅，破积聚、疗折伤、续筋骨、散血排脓止痛，加减煎方。

没药方： 此方续骨去伤，真方也。乳香（去油），入十二经，补肾益精，生肌止痛；没药（去油），入十二经，破癥瘕宿血，止痛生肌，疗跌打损伤诸症；无名异（醋煅），折伤内损，止痛生肌诸症；然铜（醋煅）七次，研极细；土鳖（酒净灸）五钱，入心、肝、脾三经；蜈蚣（煅），破瘀血；白芷入脾、肺、胃三经，为肺引经之药，通经利窍，生肌长肉，排脓托疮；乌药入脾、肺经络；大黄入脾、胃、大肠、心、肝五经，定祸乱、致太平，名曰将军药，推陈致新、去瘀生新。当归（酒炒），入心、肝、脾三经；红花行血；血竭（另研），入诸经，破血生肌止痛；碎补（蜜晒），大和脾胃，除湿化痰止吐；甘草（制）；巴豆入脾、胃、大肠三经，削坚积、通闭塞，去油排脓消肿，散血通经；半夏各一钱，入脾、肺、胃经。已上诸药各等分为细末，装好藏于磁器，每服一钱，煮酒下。伤甚加白术、苏木、黄连水煎，调前末药一钱，空心服下，以出汗为妙。饶君铁棒浑身打，应知一服病无踪。

七厘散：此方最妙。地鳖（酒灸）硼砂入肺经，消痰止嗽，理喉闭，破结癥瘕；巴霜　乳香（去油）　没药（去油）　血竭（另研）　当归（酒炒）　麝香　桂枝亦可，各等分为末，酒服七厘散，立愈。

总论诸治

伤寒发热：柴胡汤；左肋疼痛：活血止痛饮，琥珀丸即和伤；瘀血疼痛：琥珀散，和伤丸，调理药；不能开口：吉利散，清心和气；小便不通：琥珀散；内有瘀血：大黄汤；首骨损碎染破伤风：止血定痛散，疏风理气汤，补中益气汤；目要：明目生血散；鼻梁骨断：壮筋续骨丹，吉利散；缺唇：活血止痛散；下颏：补肾养血汤；天井骨：提气活血汤；肋骨：壮筋续骨丹；肩骱：吉利散；臂骱：吉利散；手骱，吉利散；手指：活血止痛汤；破指染破伤：疏风理气汤，退毒定痛汤；豚骱：生血补髓汤；膝骱：壮骨续骨丹；断折损伤两腿：活血止痛散，壮筋续骨丹；盖膝骨：止痛接骨丹汤；损伤小肠：吉利散，止痛接骨膏，壮筋接骨丹；脚踝骱：宽筋活血汤；脚面断折：壮筋续骨丹，吉利散；枪戳伤者：护风托里散；刀斧磕伤头者：护风托里散，补中益气汤；骨碎如粉：生血补髓汤，药酒壮筋续骨丹，吉利散；跌出背脊骨：疏风散气汤，和伤丸，补中益气汤，吉利散；断折左右肋骨：疏风理气汤，吉利散；碎阴囊：吉利散，托里止痛散，疏风理气汤；捏伤阳物：小便不通琥珀散，小便若通吉利散；肛门谷道：通肠活血汤，大黄汤，吉利散，桃花散；火灾炮伤：清心去毒散；斩落手臂：托里止痛散；压伤或断：护风理气汤，补骨和血汤，吉利散，接骨散，疏风理气汤；受倒插伤：吉利散；伤头额角：疏风理气汤，吉利散；小腹受痛：通肠破血汤，刀勒咽喉：护风托里汤，补中益气汤。

夫医各科，皆赖先圣传授于世，惟骨镞一症，遍阅诸书，未得其详，予少游江河，适遇一奇人，称为日本国来，业精此症，讲之甚明，上骱有术，接骨有法，予不吝金帛，待之如父，随行数载，不惮辛苦，所得传授，无不应验，以为子孙养身之术矣。今将原伤骨骱论方，实非不传之妙，不易所得，后世子孙一字不可轻露与人。俗言勿使庸医见之尔，宜谨慎珍藏，毋违我之嘱。

致命穴道

囟门（即天庭盖），骨碎髓出不治。两太阳重难治。截梁（即鼻梁），两眼对直，打伤不治。突（即结喉），打断不治。塞，结喉下横骨上空潭处，打伤不治，塞下为横骨，横骨以下至人字骨处心坎，悬一寸三分为一节，下一节凶一节。心坎，打伤晕闷，久后必血泛。食肚，心坎下。丹田，脐下一寸三分内即膀，到插伤不治，一月而亡。捏破外肾不治。脑后，与囟门对看，百劳穴与塞对，断者不治。尾子骨两肾，在脊左右与前对，打碎或哭或笑不治。海底穴，大小便两界处，重伤不治。软肋，左乳上，亦即食肚。气门，左乳上脉动处，伤即塞气，救迟不过三时。血海，右乳下软肋，两乳左伤久发嗽，右伤呃，验凶吉。

入门看病审视轻重治

一看两眼，内有瘀血，白睛必有血筋，多瘀血亦多，血筋少瘀血亦少。看眼活动有神，易治，否则难治。二看指甲，以我擎其指甲，放指即还原色易治，少顷后还原病重，若紫黑色不治。三看阳物，不缩可治，缩则难治。四看脚爪，与指同看。五看脚底，红泛者易治，黄色难治。五绝全犯不治，如犯一二件，尚医治也。

病人受打顺逆之法

向上打为顺气，平拳为塞气，倒插为逆气，最凶。各样内伤，总怕倒插，血随气转，气逆则血凝也，心背前后相对处，伤久成怯，小腹肚腹打伤，久必成黄病。

初下药法

凡人初打其伤七日内，血未成积聚，只宜发散活血，十四日其瘀血或有定住在胸，其势方归大肠，大肠肛门作痛，要吃行药。

凡人打伤，要看指甲黑断。大脚指甲黑凶，眼内有血筋亦凶，脚底黄凶症，面黑亦有伤，卵子升上，十分凶症。肝经脉数，胸腹有血，必然吐血。

跌打损伤穴道要诀（对景方）

凡人受打，右胸名为痰穴，左胸名为气门。右肋名为血海，左肋名为食腑。胸前名为龙泉穴，背脊名为百劳膏肓穴。左乳伤发嗽，右乳伤发呃。两腰为二珠穴，已上身穴，紧要之诀。

凡踢打跌仆损伤，男人伤上部者易治，伤下部者难治，以其气血上升故也。妇人伤上部者难治，伤下部者易治，以其血下降故也。凡伤须验在何部，按其轻重，明其受伤新久。男子气从左转，左则属阳；女子血从右转，右则属阴，要分气血之辨。此症既受脏腑脉络，又复验其生死迟速，然后看症用药，或竟服吉利散治之，伤全体者死速。然而亦按其轻重，随症用药，先以砂仁汤调吉利散服之，始先以活血汤治之，仍以和伤丸，糖酒下四五丸，再以调理药酒，每朝下饮，轻者竟以红糖油和酒，调服吉利散而安。看轻重，如重者先将砂仁汤调吉利散服下，次以和伤丸酒化服，再服调理药酒，每朝下饮，轻者用红糖油和酒，调吉利散而安。伤左边者，气促面黄浮肿；伤右边者，气虚面白血少，即将行气活血汤治之，再服调理药酒，左右同治。伤背者，五脏皆系于背，虽凶死缓，先以吉利散治之，次以和伤丸糖酒送下四五丸，百日后见危，须用调理药酒为妙。伤胸者，胸系血气住停之所，伤久必发哮嗽，高气迷闷，面黑发热，主三四日而死。先服疏风理气汤，次服行气活血汤、吉利散而安。伤肝者，面青红赤眼赤，七日而死。先服疏风理气汤，次服吉利散，后服琥珀丸而安。伤心口者，面青气少吐血，呼吸大痛，身体难以舒动，主七日内死。先服疏风理气汤，次服和伤丸，每日将百合煎汤，不时可饮。伤食肚者，心下捉阵而痛，发热高浮，如鼓皮紧状，饮食不进，气促发热，眼闭口臭，面多黑色，主七日而死。先服疏风理气汤，后服和伤丸。伤肾者，两耳即聋，额角多黑色，面浮光白，常如哭状，肿如弓形，主半月而死。先服疏风散、顺气补肾活血汤三四剂，再服吉利散，后服琥珀丸。伤小腹者，小便闭塞作痛，发热口干，面肿气急，不时作痛，发热口有酸水，主三日而死。先以水酒各一盏，煎疏风顺气汤服之，次服吉利散，后服琥珀丸。伤大腹者，粪后出血，急涩，面赤气滞，主半月而死。先服槐花散，次服吉利散，后服和伤丸。粪后出红者，乃伤重也，非大肠之火也，看症需斟酌，即用槐花散，尚宜加减为妙。伤膀胱者，小便痛涩，不时有尿滴出，肿胀发热，主五日死。先服琥珀散，次用行气活血汤而安。伤阴囊阴户者，血水从小便滴出，肿痛极，心速欲死，主日内死。亦服琥珀散，后行气活血汤。胸背俱伤者，面白肉瘦，食少发热咳嗽，主半月而死。先服疏风理气汤，后服和伤丸。伤气门眼者，气喘大痛，夜多盗汗，身瘦食少，肿痛不宁，主一月内死。先以砂仁泡汤，调服吉利散，次以酒煎服补肾活血汤，后服调理和伤丸。伤血海者，血多妄行，口常吐出，胸前背后，板滞作痛，主一月而死。先饮活血汤，次服吉利散，再服调理药酒而安。伤两肋者，气喘大痛者，睡如刀刺，面白气虚，主三月而死。先饮行气活血汤，次服和伤丸。两肋痛者，肝火有余，气实火盛之故也，须用清肝止痛汤治之。或有清痰食积流注，两肋痛者，须用清肺止痛饮治之，次服吉利散而安。或有从高跌仆损伤，瘀血凝滞而肋痛者，急将大黄汤治之，次服吉利散，后服和伤丸即安。有酒饱房劳脾虚乏，肝木得以乘其土位，而胃脘当心连两肋痛者，急投归原养血和伤汤治之，再以十全大补丸加减，每朝送下三钱。又有伤寒发热两肋痛者，以足少阳胆经、足厥阴肝经之病治之，用小柴胡汤。左肋疼痛者，痰与食也，先须通用利痰食顺气宽胸，次用活血止痛饮服之，后以琥珀丸化服即痊。瘀血疼痛者，伤处有红血肿高起，肥白人发寒热而痛，多气虚；黑瘦人发寒热而痛，多怒，内必有瘀血，兼腰痛日轻夜重，此瘀血停滞，故作痛也，速将琥珀散行之，后服调和伤丸，再服调理药酒而愈。凡踢打跌仆损伤两肋痛者，另有领经药医治，扶领经药为最，必须检点，看得痛真，切同脉确，然后发药，容无忧虑。若伤上部，须用川芎；在手臂，须用桂枝；在背须用白芷；胃腹须用白芍；膝下用黄柏；左肋青皮；右肋柴胡；腰须用杜仲；下部用牛膝；足用木瓜；周身羌活；妇女必用香附；顺气须用砂仁；通窍须用牙皂。药剂之法，亦须随症加减，修合丸散，不可不精也。

看死症法

左：心、小肠、胆、肝、肾；右：肺、大肠、脾胃，命门。痰多者死，眼白者死，唇吊者死，失枕者死，粪黑者五日死，口臭者死，邪视气喘者死，喘急者死，胸高者死，耳鼻赤色者死，脑髓出者死，伤突者死，骨碎青色者死，捏碎卵子者死，勒断水喉者死，大肠穿破者死，天井骨断折者死；而太阳、命门、胞脑、背腰腹、心口压碎如粉者，不能饮食，汤水不进，口眼不闭，牙关紧闭，小便闭塞者死。此皆古今之屡验之确论也。惟盖心骨断，耳后脑衣穿破，阴囊、阴户、肛门、谷道伤极者，痛切难忍，毒血迷心，未有不死者也。凡人受打重伤，即名医而不可骤用药饵。如患者不能开口，即以牙皂细末，吹入鼻内，一嚏而开，随以韭菜，惟取白根捣汁炖熟，和童便灌入口内，如不纳，便为难治之症；若其纳而瘀血吐出者，辨其轻重，先以吉利散，用砂仁汤调服，次服清心和气汤，外贴接骨膏；至重者，又不吐血，头有昏迷，亦将韭菜，单取白根捣汁，绞入陈酒内服。如破损碎伤打断者，用封药调护之；如小便不通，用琥珀散通之；如腹内疼痛，必定有瘀血凝结，将大黄散以行之，后当随症加减用药。

接骨入骱奇妙手法

论头脑：夫人之首，原无臼骱，亦无损折，验之则有跌仆损打之症。若见脑髓出难治，骨青者难医，骨碎如黍米者可救，大则不可。若犯此症，则先将止血定痛散敷之，使其血不涌流，候血稍定，再以金疮药敷之，避风戒欲，患者自宜慎之。若染破伤风，牙关紧闭，角弓反张之凶候，即以疏风理气汤治之，候身不发热，再投补中益气汤，服之痊愈。

目有斗伤，倘有落蛛之症，先将收珠散敷之，用银针蘸井水，将前收珠散点之红筋，次用青绢汤捺进，则用还魂汤服之，平后再以明目生血饮，服之即安。立查五代以来，并未曾治过此症，如珠落出，没有真正仙方，亦不能收进，如故求医者竟却之。

鼻续有鼻梁断骨之症，必须提正断骨，先用止血散掺之，竟服壮筋续骨丹，其外自然平复。如不断不破，惟有损伤膏贴之，内服吉利散而安。

唇有缺唇之症，先用代痛散敷之，代痛散即麻药也，惟以小铜铃，牢将细线缝合，余药不可食，将人参汤每日吃下，后将稠米烊薄粥汤饮之。切不可笑，候痊愈日，方可食物、笑矣。此症最难调治，凡求者宜用心斟酌视治，缝合之后，即将金疮药调敷患处，内服活血止痛散。如痛血冷，必须敷代痛散，以利刀略𠲿破，待其热血少流出而缝合，惟缝合第一手法，快便为主，仍用煎药调理。

下颏伤人之头面，惟有一颏一骱，偶落而不能上，言语饮食皆不便，多有肾虚者得此。其骱如剪股，连环相纽。用绵裹大指入口，余指抵住下边，缓缓捺下推而上，多服补肾养血汤，再以补肾丸调理为主。

颈项伤：天井骨，急难损折，人有从高坠跌者犯此症，其骨不能绑缚，多有损折骨出者，此实凶症，务必揪手其骨，先贴损伤膏，次服吉利散，以砂仁汤服之，使骨相对，用绵布连肩背络之，又投提气活血汤，三四剂而安。天井骨，即头颈骨也，此症伤重者必死，折者不过三四时死，轻者无妨。

肋伤：肋骨多有损折，骨不能对，必须捏骨平稳，外贴接骨膏，内服壮筋续骨丹而愈。

肩骨伤：肩骨骱与膝骱相似，膝前迭上有力，肩骱要上之迭下有力，先将手上按住其肩，下按住其手，缓缓转动，使其筋舒，患者坐在低处，使一人抱住其身，医者两手叉捏其肩，抵住其骱骨，将膝夹其肩手，齐力而上，绵裹如鹅蛋大，落在其腋下，外贴损伤膏，内以羌活桂枝煎汤，调吉利散。

臂骱伤：臂骱出于上，一手抬住其腕，一手挽住其脉踝，先鞠其上，而后抬其腕，竟捏平凑拢可也，外贴损伤膏，内以引经之药煎汤，调服吉利散，扎敷包裹，必用白布，做有两孔眼，恰落其臂骨。布式（图）必须做来正好为妙，两头只消两条。

手骺伤：手骺侧迭出，一手按住其五指，一手按住其白臼，手掌鞠手骺，鞠下一伸而上也，此乃阴脉之所，即以桂枝煎汤，调服吉利散。骺出不用绑缚，如断方用绑缚，先贴接掌骨，绵布包裹，用阔板一片按住患处，共用杉木板四片长三寸，待其痊愈日，方放之吉。

手指伤：手指有三骺，中节出者有之，易出者亦易上，两指捻伸而上也。以桂枝汤调服活血止痛散，贴损伤膏，不然最疼痛也。切不可下水洗净。今人之身，十指最难，若伤破其一指，则连心之痛难忍，中指比别指尤难。若染破伤风，即将疏风理气汤服之，外将金枪药敷之。如人咬伤者，将童便必捏去其牙龈毒气，用龟板煅灰，研极细末，以真麻油调搽。又将麻油纸钉，点火远指略燀受伤患处。若犯破伤风，亦投疏风理气汤，三剂后服吉利散。且刀斧磕伤易治，人咬者有毒故难医。内多服退毒定痛散。如遇有病人咬伤者，十有九死，治之尤难，不可不辨。

四肢同治，大臂与小臂同伤折，与大腿小膀同治，惟服药，上部须加川芎、桂枝；下部须加牛膝、木瓜。

豚骺：豚骺比诸骺最难，此臼出则触在股内，使患人侧卧，出内手随内，出外手随外，上手擒住其腰，下手捧住其湾，将膝掬其上，出扳于右，向右扳伸而上也。出扳于左，向左扳伸而上也，外贴损伤膏，内服生血补髓汤，仍用药酒调理即安。

腿折伤：易折在于人之两腿，伤折则为断。医者在于绑缚，使患人则卧在床，与无患足取齐，次用损伤膏贴之，要用布二条，阔二寸，长五尺，裹于膏药。外将纸杉木板八片，七寸长，再将绵被三条，与杉木板均齐绑缚，内服活血止痛散三四剂，又用壮筋续骨丹，药酒调理兼服。

膝骺骨脱：膝骺，此臼油盏骨在上盖之，其骺迭出于上，使患者仰卧，一人抬起脚踝，若使出于左，随左而下；出于右，随右而下，医者缓缓双手扶襟，上手挽住其膝，下手按住其脚腕，失臼对膝，上手则捺膝骺，下手则抬起必上矣。先贴接骨膏，次用壮筋续骨丹而安。

盖膝骨破：有盖膝骨，又名冰骨。其骨如跌破，或二块三块，将膝伸直，揪其骨平复，用薄篾片照膝盖骨大，做一篾圈，将布摊卷于圈上，圈上再用布条四条，扣于圈上，连下敷之，着肉贴布摊损伤膏药一张，膏不必换，即投止痛接骨治之。饮食用鸭煮烂，可食其汁共食，不拘几只。其受患足放另床，切不可一床。在受患半月之后，须用绵软之类，放于脚湾处，每日增高垫起，如是日后则可弯曲，不然愈后，诚恐不便弯曲行动。如遽而曲高，又恐其碎骨未曾汶好，汶碎之故也。如欲大解，须用马桶摆照床一样高，解之可耳，候愈，方可去篾，不可下水洗净。附煎药方：当归 羌活 丹皮 乳香 没药 续断 陈皮 赤芍 加皮 各一钱 生地 牛膝 木瓜一钱半 甘草三分 红花一钱 如身发热，加柴胡一钱半，桔梗一钱半；如肿加黄芩一钱，不肿去此。水酒各一盏，煎至一半，不拘几贴，多则七八贴，再以药酒丸药调理为佳。

膀肚骨折：小膀有二骨：一大一小，一茎折伤易治，二茎俱折两断者难治，折之则有藕劈者易治，两段者难治，尚有骨触皮碎之凶，又折又破，急于外治，先将金疮药敷之，内先服吉利散。如在炎天，敷药一日，看换二次；在寒天，二日换一次，若非此症，则与大腿同治。若犯此症，骨必在皮肉上，而后将对骨对，不可用汤熏洗，恐伤毒入内之故也，敷用金疮药。如骨骭皮肉不破，撤骨平复，外竟贴接骨膏，然照前绑缚，须用杉木板六片，长三寸五分，上骨断，上板长五分；下骨断，下板长五分，取其担力。此症最痛，必须先服止痛接骨丹数剂，次服壮筋续骨丹，药酒调理。

脚踝别出：脚踝骭，易出易入，一手抬住其脚踝，一手扳住其指，出右手偏于右，出左手偏于左，脚指跟搊上，跟搊下一伸而上也，外贴损伤膏，内服宽筋活血散而安。

脚指别出：有男妇偶别脚指前半节，或翻下断，或翻上断，医者即以手按捏其指之两侧，再以右手捏平而上也，将损伤膏帖之，须以脚带裹紧，内服壮筋续骨丹，或竟服吉利散，数剂而安，不可下水洗净，外有促筋失枕刀斧磕伤，碎骨补骨之奇，亦备言之于后。

舒筋法：大抵舒筋，必用宽筋散煎汤熏洗为主。手足之筋，皆在手指之动，指动者，此筋也，就将此筋，用汤挪洗，微微缓动伸舒也。凡有骨节断折者，不可多洗多熏；不断者，可以熏洗。

失枕治法：失枕有卧而失，有一时之误而失者，使其低处坐定，一手扳其首，一手扳其颈，缓缓伸直之也。如有人来求医者，此症惟吉利散服之可也。

通大便法：如有受打极凶，大便不通，须用皂角为末，以蜂蜜调和为丸如榄大，塞入大便内即通。

枪伤：枪戳者，看其伤处，致命不致命，伤口深浅，致命处伤不深亦无患。若伤在于腹，必探其浅深，恐深而内伤于脏，大痛者难治。伤口直者出血不止，先敷止血定痛散；伤口深者，待其血稍流定，竟将金疮药封好，内服护风托里散即安。如人受阴殛者，十有九死，无药可治也。

刀斧砍伤：刀斧砍伤头颅额角者，防其身发寒热者，一见则以金枪药敷之，护风为上。脉须沉细者生，洪大者难医。伤于硬处者，看骨损否；伤于软处者，看伤肉深浅。损骨先疗骨，损肉即生肌。刀斧砍伤，比触伤者不同，外敷金枪药为主，内服护风托里散为主，更详前首原无旧骭内参看。

自勒咽喉：有人自以刀勒咽喉处，观刀之平不平，而有湾者深，无湾者浅。两刀勒者易治，一刀勒者难治。若破食喉或破半爿，或全断者，急将绸绵线合缝，看其血出不止，将滑石、五倍子各等分，共为细末，干掺治之，后将金疮药封固，内服护风托里散四五剂，使其身不发寒热，寒热定即服补中益气汤，内加人参一钱五分即安。若水喉已断，并略穿破者，切不救治矣。

肚腹破碎肠出：此症因险而肠出者，实无患，医者当去其指甲，恐伤破其肠腹之故也，如伤反受其患矣。内脏不伤，汤药饮食如常，可保无虞，将温汤揉上，用油绵线缝其皮，竟将金疮药封固，内服通肠活血汤五六剂，再服补中益气汤而愈。

取碎骨法：凡有骨损碎如粉，看其伤处，破其，要取出碎骨，外将金疮药封固，内服生血补血碎髓汤，再服壮筋续骨丹。如骨碎不破，捏骨平复，外将损伤膏贴之，内服吉利散，红糖油酒服下。

背脊骨伤：凡人偶有从高坠下，兼跌仆致伤，不拘上下，背脊骨折者，若破者，看脊骱出否，若骱又出又碎者，即将碎骨，用指轻轻撤上平复，急以止血定痛散敷之，后将金疮散封好，恐染破伤风，急投疏风理气汤；如不发寒热，即以补中益气汤，服下痊愈。如不触出者，并不碎，皮肉不破，外贴损伤膏，内用吉利散，次服调和伤丸，仍饮药酒即安。

肋骨骱伤：凡人受登高踢伤打跌仆，断折左右肋骨者，然此骨难以绑缚，将手撤平复，外竟贴损伤膏，内用接骨散，久服可愈。

捏碎卵子阳物：人或捏碎阴囊，卵子拖出者，卵子碎者竟不治。皮破而拖出者，以指轻轻撤进，将绵线缝合，外将金疮药封好。若不发热，竟将吉利散治之，次服托里止痛散。若身发寒热，急投疏风理气汤。或有捏伤阳物者，看其小便，若不通者，急投琥珀散行之；若通者，将吉利散治之。

肛门谷道伤：或有踢伤肛门谷道者，看其肛门，或肿，或肉肿胀，或大便不通，或有血无血。若肛门肿胀者，投通肠活血汤。或大便不通，竟将大黄汤行之。若有血，有血紫者，不妨以吉利散治之。若血来鲜者，伤于大肠，急投槐花散治之，即有身热不妨。若将再服除热症之药，乱矣。如大便已通，血已止，竟再服通肠活血汤六七，治之即安。

火灾炮伤：或有人被火灾及炮打者，然此症语其最轻最重。何为最重？理其火毒，入于内脏，不能饮食，更畏食热物，或不时思饮冷水，乃是火毒入内，火重之故也，急投清心去毒散。何为最轻？若毒不入脏腑，饮食如常，始见火毒之轻也。伤破皮肉，亦将去毒散服之，此乃小心预防其火毒入内之故耳，外将琥珀膏敷之而安。

斩落四肢治法：或有斩落手臂、指、脚、膀、腿者，此症承其血热凑上为妙。或手臂，或周身，若血冷者，骨不能两对，其大不便医治矣，人虽不死，然不完全体肤矣。若血热凑上，立将止痛散敷之，再以金疮药封护，内服托里止痛散，再服调理之剂而安。

压脱骨节等伤：或因桥梁、墙壁、城垣倾倒，压脱骨节者。若伤头颅，看其若破，又兼骨碎，将铜铃去其碎骨，若不去碎骨，恐有后患，不能收口。第一畏染破伤风，须投疏风理气汤护风理气，次服接骨散。若伤两太阳者，晕迷不醒，饮食不下，口不能言，汤水不下，竟不医治。或脑髓出者亦不治。伤断天井骨者亦不治。若倒胸前背后，若伤肝胆五脏者，兼不能言语，饮食不进，尚可救之，何也？有气闷在心，急将吉利散，用砂仁汤调服，若受此药，尚可医治。看有身发寒热，急投疏风理气汤。若不受此药，再看两日，再将吉利散，用砂仁汤调服探之，如再不受，竟辞之。如若两边软肋者，看轻重，饮食如常，不发寒热，只投疏风理气汤。若伤腰子者，伤重竟不治，轻者如皮不破，外竟贴损伤膏，内服补肾和血汤，药酒调理而安。

打伤不开口法：凡打伤不能开口言语者，用吹鼻散，猪牙皂角为极细末，略些于鼻内，一嚏即能开口。如吹进不嚏，用灯草含湿一些，蘸皂末戳于鼻内，即嚏也，随即吐痰者，可保无虞。如不嚏不吐，此症凶也，不可救治矣。

凡人打伤，或倒插，或紧要能致命处穴部，牙关紧闭，口眼不开者，先以砂仁研为细末，泡汤令受伤人食之，顺气须用吉利散，淡姜汤调服。如伤头颅，额破损，昏迷不醒，须用水萝卜子炒，研为细末，泡令患者饮之，次将淡姜汤，调吉利散数服。凡受最重者，用前散二钱，轻者一钱。第一避风为上，此症恐染破伤风，服过砂仁汤，后即将疏风理气投下一剂护风。

小肠跌伤：或有小腹受伤，踢打跌仆损伤疼痛者，伤处痛如涩滞，小便闭塞，一步不能行走，其内必停瘀血，故作痛也，急投归通补血汤而安。小便若不通，二三日尚可救治，不比大便可迟，迟久实难治也。凡人阴囊之后，谷道之中，肛门之前，名曰海底穴，或被跌伤，或偶然受伤者，其伤之轻重，或肿、或青、或紫、或黑、或红。如红肿而兼红紫，痛极不可忍者，内先服行气活血止痛汤一剂，外贴损伤膏，次服吉利散。如肿而青黑，身发寒热，小便不通，两卵子不时升上升下，气塞迷闷，小腹疼痛，必内有瘀血，须先服疏风行气活血汤，次服琥珀散，外贴损伤膏，亦服吉利散。谷道肿胀，大小二便不通，日夜寒热，饮食少进，坐卧不安，先服疏风顺气汤，次服琥珀丸；气喘发嗽，欲笑欲哭，络绎小便涩滞不胀，红肿不消，作阵而痛，先服补肾活血止痛汤，次服吉利散，竟服补肾调理药酒。更有一种受伤，即不言语，人事不醒，口出吐涎，喉鼻喘息俱无，六脉沉细，面白者，此为凶候，胸膛有动，或可医治，以牙皂末少许吹入鼻中，如不嚏，再以含湿蘸入得涕，竟以砂仁泡汤，令患者饮之，即以吉利散，仍用砂仁汤调服，次服疏风理气活血止痛汤服之。若身不发寒热，不犯前论之症，即以补肾调气药酒久服而安。如犯有前论中之症，即照前论方法忝酌调治，伤处须贴损伤膏。如不犯全论，略疼痛，只用吉利散，砂仁汤调服，贴膏而愈，不必他药。

病人所忌：凡患症者，务必戒气欲、散心、避寒、慎暴怒、节饮食，不可太饱，忌食鸡、鹅、牛、羊、醋、蛋、面、醋、萝卜、鲜、生冷、炙炒、发物，识者自宜珍重，慎记此数者，余略言其意。如后有求学者，必择贤良信诚者传之，务使其坚定静心，逐一细讲手法、方书、医术，牢记于正，所谓口传心之妙。

接骨膏（又名损伤膏）：当归（活血） 白芷（止痛，治肿痔漏疮痛） 川芎（祛风湿补血） 赤芍药（破血） 杜仲（治腰脊痛脚酸） 独活（入肺、肾，疗新旧诸风湿）

荆芥（便血疏风）　银花（解毒）　僵蚕（治诸风口噤）　川乌（破积消痰）　防风（祛风）　羌活（入小肠、膀胱，主风湿）　穿山甲（主消痈疽，通血脉去风）　大黄（推陈致新）　黄柏（入肾、膀胱、三焦，主下焦隐伏之火，止血，除脐下痛）　黄芩（治诸热）　蝉退（催生下胎衣，导乳汁，止夜啼，定惊逐邪热，杀疳虫，止渴）　龟板（治骨蒸劳热）　贯仲（去水毒，金疮，破结，止鼻衄）　连翘（排疮脓肿毒）　皂角刺　以上各一两　南蛇蜕（攻头疮瘰疬）半条　蜈蚣（去瘀血）五钱　荠苨五钱　狗脊（入肾、膀胱，主肾气虚弱，风寒湿痹，腰膝软弱，骨节疼痛，失溺不节）　五倍子（主收敛）五钱　蜈蚣（主小儿口噤，鬼疰蛊毒，诸蛇毒，杀积物、温疟，去三虫，心腹寒热，结聚，去血坠胞胎，去头足炙用）　上真菜油五斤，渐下诸药，煎至滴油不散，候药枯，滤净去渣，将东丹二包，炒黑色，以筛渐入调匀，滴入水内看老嫩再加乳香、没药各五钱，樟冰一两，蟾酥三钱，略调匀至半个时辰，倾入水中，逐渐隔水去火气，听候摊用，每一膏重四钱，加麝更妙，布摊，五纸摊二钱。

诸旧诸般，一应损伤，名为黄末药，又名吉利散，又名七厘散：当归（入心、脾，活血为主）　川芎（入肝经，上行头角，引诸汤之气而止血，下行血海）　赤芍（破血，疗腹痛）　枳壳（入肝、肺、胃、大肠四经，性缓也）　枳实（入心、脾经，麸炒，用性速也）　乌药（治冷气，宽膨顺气）　防风（入肺，祛风疗结）　甘草（解诸药毒）　陈皮（入脾、肺、肝、胃，化痰破结，下气消食）　香附（治多年瘀血，理血气，入肺、肝、脾、胃四经）　紫苏（入肺、脾，表汗）　羌活（主骨节痛）　独活（疗诸风，入肺、肾）　薄荷（消风清肿，宽中下气）各等分　芨葽（即乌头，主中风恶风）　泽泻（入膀胱、肾、三焦、小肠，主利水）三钱　根黄（未老）五钱　上为细末，以红糖油陈酒服。

封口金疮方：主一切破伤及刀斧砍伤腐烂，血流不止，久不收口者封之，能生肌长肉。乳香（去油止痛，疗痈，补肾益精）五钱　没药（去油，破积血，生肌）五钱　白及四钱　樟冰一钱　白占（看老嫩，随重酌用）　冰片五分　上用猪油半斤，熬净去筋另放，惟以菜油半斤，炭火熬，先下白及，熬至枯，滤去渣，然后猪油、菜油调匀后下细药，再以夏布滤净，再下白占，调匀候生油熟透，收贮磁瓶，隔五六日去火毒气听用。每用要油纸护外，仍用青布或青软绢扎缚。此方医家之帐本，切勿轻传此药。原方加虫五分、艾七分更妙。

琥珀丸（名和伤丸，又名大内伤丸）：此丸专治跌打重伤。此方加铜雀蜜，上三件各三钱更妙。乳香（止痛生肌，补肾益精）　没药（止痛破血结，骨节疼痛）　川芎（入肺经，治风痰）　黄芩（治诸热五淋）　桂枝（止痛，破血治气，削坚积）　青皮　木瓜（主温气，心腹痛）　白芍（补虚生血退热，入肝经，炒）各一两　归身（养血）　苏木（去油，入肝止痛宜血，能除败血排脓）　生地（入心、肝、脾、肺四经）　熟地（入心、肝、肾三经，补血且疗虚损）　羌活（驱风除筋挛、肿胀痛）　陈皮（开胃）

独活（疗诸风）　续断（治崩漏）各一两　牛膝（补虚挛痛，理脚气，除风湿）　米仁（除风湿）各六两　琥珀（安神散血）二钱　桑皮（入脾、肺二经，主瘀血停流，益元气，补虚劳）二钱　五加皮（入脾、肾经，多年瘀，主疝气，心腹痛坚，治筋腰膝脚痛）四两　甘草（解药诸毒，入心、脾经）五钱　柏末（泻膀胱火）三钱　黑豆（明目解毒）三合　肉桂（行血，疗心痛）二钱　上药共研为细末，用糖油为丸，每丸重三钱，一丸为分，作二次，空心服陈酒下。

止血定痛散： 降香（顺气）　五倍子（入大肠，去风热敛收）各等分　花蕊石三分　陈石灰五分　上为细末，听候掺。

琥珀膏： 琥珀（生肌长肉之妙药，入心、脾、小肠三经，主辟百邪，安五脏，定魂魄，止心痛，消瘀血，利水破癥结，去目翳，即用琥珀也）归身一两　生地一两　尖圆五钱　郭用三钱　上用真菜油四两，板猪油三两，将归、地入油熬枯，滤去渣，将猪油熬烊调和，将黄占收老嫩，不拘多少，贮磁器听用。

代痛散： 即麻药。蟾酥（主膜）三分　麝香（开窍）二分　乳香（止痛活血）六分　没药（散血消肿）六分　共研细末，干掺三二厘，不可多用。

顺气活血汤： 伤全体者。归身一钱五分　羌活（主十二经）　生地（宣血）　红花（行血）　丹皮（止嫩退骨蒸）　牛膝各一钱　桔梗（宽胸理气）　厚朴（入脾、胃二经，治腹胀，除湿和胃，止惟消食下气）　木通（五淋）　陈皮（开胃下气消痰）五钱　甘草三分　上用水酒各二杯，煎至八分，加砂仁末一钱，空心服。

行气活血汤： 伤左右两边。青皮（去气）　羌活（散风发表）　归身（养血）　红花（行血）　苏木（破血止痛排脓）　生地（宣血）　杜仲（主腰痛）各八钱　木香（入心、脾、肺、胃、膀胱，调诸气、中下焦气，九种心痛）　陈皮（理气）　丹皮（退热除蒸）　木通（利水）　川芎（祛风湿，明目）各八分　甘草三分　上用水酒各一杯，加砂仁末一钱。如身发热加柴胡一钱，煎八分，空心服。

调理药酒方： 归身（养血）　羌活（散风）　红花（行血）　杜仲（壮筋）　牛膝（续骨）　碎补（去毛，疗折伤）　淫羊藿（羊脂拌炒，疗风寒，补阴虚而助阳，主茎中作痛，小便不利，入肾经，绝阳不起，绝阴不育，益力气，坚筋骨，久服有子）　木瓜二两　续断（治崩漏，益筋骨）　陈皮　青皮　丹皮（退热疗蒸）　乳香　没药　各一两　虎骨（酒炙入肾，强筋骨）　甘草各一钱五分　生地　熟地　山楂（入脾经）各三钱　加皮四两　上用老酒三十斤，加砂仁末一两，胡桃肉四两，大枣二十枚，用夏布包入酒煎三炷香为度。

疏风理气汤： 伤胃者。防风（入肺经，去风湿）　陈皮（理气）　灵仙（主十二经风，通五脏风秘）　当归　青皮各一钱　紫苏　枳壳　细辛（疗内外邪）各七分　加皮二钱　苏木二钱　甘草三分　白芷六分　川芎六分　红花五分　黄芩五分　水酒各一杯，加砂仁末五分煎服。

疏风顺气补血汤：伤肾者。当归一钱　杜仲（盐水炒，益肾添精）一钱五分　赤芍一钱　防风一钱　灵仙一钱　肉桂六分　桂心（入心、脾、肾三经，主九种心痛，补劳伤，通九窍，暖水脏，续筋骨，杀三虫，散结气，破瘀血，下胞衣，除咳逆，疗腹痛，止泻痢，善发汗）　官桂（入肝、脾经，上焦有寒，走肩臂而行肢节）　白芷（止崩活肿）一钱　川芎（补血清头）八分　熟地一钱　陈皮五分　青皮一钱　牛膝五分　甘草三分　上水二杯煎八分，空心服。

补肾活血汤：当归一钱　红花一钱五分　熟地三钱　陈皮五分　杜仲三钱　川芎一钱　加皮一钱　甘草三分，水煎，空心服白芍一钱，肉桂二分，灵仙六分。水酒各一杯，煎八分，空心服，渣再煎服。

疏风理气汤：伤小肠者。青皮（入肝、脾）一钱　木通一钱　厚朴（祛胀消痰，破宿食）一钱　泽泻（入肺、肝、胃、大肠，下胸中之气，消心中痞塞之痰）枳壳一钱　黄芩一钱　防风一钱　陈皮一钱五分　没药一钱五分　甘草三分　猪苓一钱　乳香六分　上水二杯，煎八分，空心服。

槐花散：伤大肠者。槐花（治肠风痢痔）四两　黄芩四两　黄柏二钱　甘草三分　上为细末，每服三钱，空心服灯草汤下。

琥珀散：伤膀胱者。赤芍（破血，疗腹痛）　杜仲　荆芥（便血疏风）　柴胡（解肌）　陈皮　紫苏　防风　木通（利水）　琥珀各一钱　羌活八分　桃仁八分　甘草三分　大黄一钱半　芒硝八分　水酒各一杯，煎，空心服。

活血汤：伤血海者。归身一钱　红花一钱　生地一钱　槐花一钱半　木通一钱　骨皮（退骨膏，蒸）一钱　陈皮一钱　青皮一钱　香附一钱　白芍一钱　乌药四分　甘草三分　吉利散　药酒，用水酒二钟，加砂仁末一钱，煎服。

清肝止痛汤：两肋痛者。当归一钱半　羌活一钱半　柴胡（入肝、胆、心包络、三焦、胃、大肠）一钱半　黄柏　丹皮　防风　红花各一钱　乳香二分　没药二分　黄芩（治住诸热，五淋）　桔梗（下气，利胸肠，入肝经）　赤芍八分　陈皮五分　甘草三分　加生姜三片，煎服。

清肺止痛饮：消痰食积。川贝（消痰，止嗽，利心肝经）　枳壳　沙参（消肿排脓）　橘红（消痰止咳嗽）　青皮　香附　灵仙（主十二经，治大风脾，肤痒痛，五脏、心、膈痰，腰膝脚疾）各一钱　陈皮　丹皮八分　麦冬一钱半　甘草三分　加灯草二十根，水煎空心服，吉利散亦可。

大黄汤：登高跌仆损伤凝滞，两肋痛者。三棱（入肺、脾二经，多年癥癖如石，不能化为水）一钱　三七　木通　桃仁　苏木（酒蒸）　羌活各一钱　陈皮六分　归尾一钱半　甘草三分　大黄（补积滞，止上下诸血，生肌）二钱　朴硝八分，橘核（炒）瘀血作痛，用阴阳水各半煎服，吉利散、和伤丸俱可。

归身养血和伤丸汤：醉饱房劳，更兼跌仆内伤，真虚损之症。归身　生地　羌活

红花　加皮　木通　熟地　续断　牛膝各一钱　陈皮　肉桂各五分　川芎八分　青皮六分　杜仲一钱半　甘草一分　水、酒各半，煎服。蒲黄、小便入肝经，主行血，通经堕胎，消瘀血排脓。

小柴胡汤：伤寒发热兼肋痛者。柴胡、黄芩入肺、大肠、膀胱三经；半夏主风痰，入肺、脾、胃三经，下气消痰，止呕吐；甘草、人参、丹皮一钱，如心胸饱闷，加枳壳、黄连入心经，桔梗五分煎服。

活血止痛饮：左肋疼痛。当归　羌活　青皮　天门冬（入肺、肾经，清心解烦渴，保肺气，强筋骨）　生地（宜血）　续断　红花　苏木　川芎　白芍（主怒气伤肝，胸腹中积聚，腰脐间瘀血）各八分　乳香一钱　没药一钱　枳实五分　防风六分　陈皮七分　加皮一钱　甘草三分　加灯心二十根，水酒煎服。

清心和气汤：跌仆重伤者吐血后用，宜加三七。山茱萸（去核用，入肝肾大补，精通九窍，杀三虫，除鼻塞，疗耳聋；麦门冬入心、肺经，退肺中阴伏之火，生肺筋）一钱　百合　橘红　紫菀（治嗽）各一钱　丹皮　苏木各一钱，槐花二钱　山药　香附　厚朴（祛胀消痰）各八分　青皮一钱　甘草三分　加灯心二十根煎服。

疏风理气汤、补血益气汤：首骨碎损染破伤风。人参　升麻（除湿去风，入大肠、脾、胃、肺四经）　柴胡　橘花　当归　白术　甘草（炙）五分　黄芩（劳役病热甚）加一钱　水煎，空心服。

明目生血饮：目要。生地　当归　白芍（肝经，健脾补血）　白蒺藜（炒，破血催生）一钱　甘菊八分　白蔻（退目翳，消肺中滞气）　川芎　羌活　茯苓　精草　荆芥各八分　防风　薄荷　连翘（入心、肝、胆、胃、三焦、大肠，通六经之血热，除肿）　细辛（入心、肝、胆三经，除喉痹，通血闭）　甘草各五分　枳壳三分　加灯草煎服。

壮筋续骨丹：鼻梁骨断。归身　红花　玄胡索（理气调经）　防风　独活　羌活　川芎　甘草　香附　木通　陈皮　淮牛膝（强足补精，强腰膝）　丹皮　生地　乌药　青皮（除胸膈膨胀）　枳壳　麦芽　白术　桂枝　桃仁（破瘀血）　木瓜　神曲（止泻关胃）　杜仲各一钱五分　柴胡三钱　黄芩二钱　荆芥四两　加皮　川断二两　苏木一两　上药共为细末，以糖油调热酒服，大人每服五钱，小儿三钱，酌轻重加减，此方亦可蒸药服更妙，加吉利散。

活血止痛散：缺唇。当归　羌活　荆芥　川芎　桃仁八分　木通　独活　乌药　续断　陈皮七分　乳香（去油）　没药（去油）　加皮八分　红花　防风六分　苏木一钱　甘草三分　加灯心二十根，水酒各半煎服。

补肾养血汤：下颏。生地　熟地　归身　杜仲（盐水炒，坚筋骨，补损伤，主肾虚腰痛等症）一钱半　白芍（入肝经）　红花　川芎　白术（土炒，入脾经，除湿利水道，进食强脾胃）一钱　陈皮六分　加黑枣数枝，水酒煎，空心服，白芷破宿血。

提气活血汤：天井骨伤。川芎七分　桔梗　当归　陈皮　苏木　续断　黄芩　加

皮各一钱　红花七分　羌活八分　桂枝（解肌发表，理有汗之伤寒，入肺经）七分
白芍八分　甘草三分　大枣三枚。

疏风理气汤、吉利散、退毒定痛散：破指染破伤风。连翘　羌活　荆芥　花粉
当归　乳香　没药一钱　独活　防风　银花　续断各八分　甘草三分　水酒各一杯，
煎服。

生血补髓汤：豚骱。胡麻（益力气，长肌肉，填髓脑，坚筋骨，生疗疮毒肿，止
痛嚼服）当归　生地　熟地　白术　枳壳　荆芥　白芍各一钱　续断　黄芩　熟艾
香附　羌活　防风　陈皮　杜仲　丹皮各八分　川芎　干姜　牛膝　独活　加皮六分
红花五分　茯苓八分　甘草　加大枣三枚，水煎，空心服。

止痛接骨丹：盖膝骨。附子（大热，有大毒，主风寒咳逆，邪气金疮，破癥积血
瘕，寒湿拘挛，膝肩不能行动）乳香　没药　当归　续断　红花　羌活　加皮　苏木
各一钱　青皮　白芷　丹皮各八分　甘草三分　水酒煎，空心服。

宽筋活血散：脚踝骱。羌活　防风　独活　香附　桃仁　当归　加皮　木通　苏
木（破血排脓，止痛散血）木瓜　续断各一钱，荆芥　乌药八分　花粉七分　杜仲一
钱半　枳壳六分　甘草　加灯心二十根，水酒煎服。

护风托里散：枪戳者。川活　独活　薄荷　花粉　细辛各五分　白芷　川芎　茯
苓八分　荆芥（下瘀血，通血脉，治筋骨痛）当归各一钱　僵蚕五分　甘草三分　加
生姜、大枣煎服。

护风托里散、补中益气汤：刀勒伤咽喉。人参　柴胡　白术　防风　当归各一钱
升麻　陈皮　枳壳五分　橘红八分　没药三分。水煎服。

通肠活血汤：伤破肚肠。枳壳　陈皮　青皮　苏木八分　川断　羌活　独活　木
通七分　桃仁　红花五分　当归　大黄一钱　延胡七分　加皮七分　腹皮　熟地一钱
甘草三分　水、酒各一杯，煎服。

接骨散：断折左右肋骨。续断（止痛生肌）羌活　木通　生地　香附（止痛破积
血，疮生肉，恶疮久不合者，损折，血聚皮肌，治多年瘀血）红花　加皮　丹皮　乳
香　没药各一钱　乌药八分　肉桂六分　归身一钱半　木瓜八分　甘草三分　加砂仁
末一钱，水酒煎，空心服。

托里止痛散、吉利散：捏碎阴囊。归身　黄芪　生地　羌活　续断　红花　乳香
没药（破血，止痛，散血）各一钱　陈皮　白术各八分　桂枝一钱半　肉桂　加砂仁
末，煎服。

清心去毒散：火灾炮伤。防己（主十二经，尤善腰以下至足，利大小二便）泽
泻　玄参（入肺、肾二经，明目，去浮游之火，治结热，头风眩晕）青皮　甘草　升
麻（入大肠、脾、胃、大肠四经，解引诸药，游行四经）木通二两　知母（入肾经，
泻火）桔梗八分　枳壳八分　黄芩　葛根（止渴）一钱半　加淡竹叶一钱五分，水

煎服。

护风理气汤：疏风理气、补肾和血；接骨膏、吉利散：压脱骨节等伤。杜仲一钱半 熟地一钱半 青皮 红花 黄芩各七分 丹皮一钱 黄芪（入肺、脾二经，生肌收口）一钱 陈皮（除痰，隔痰热，吐降痰，消食）一钱 川芎八分 当归一钱半 炙草 加大枣数枚，煎，服。

归通破血汤：小腹疼痛。归尾（破血）一钱三分 木通一钱半 赤芍（破瘀血）一钱 生地一钱半 陈皮八分 桃仁一钱 苏木（破血止痛）一钱 木瓜（入肺、肝，主脚气、水肿、湿痹、霍乱、吐泻、心腹痛、血渴，降痰，腰脚无力、强筋消肿）一钱 丹皮八分 泽泻（入膀胱、三焦，治小便淋涩）一钱 甘草 水、酒各一杯煎，空心服渣，再煎服。

捷径方、四症神方（跌打损伤门）：服药之后，周遍一身，过伤处飒看声，病人自觉药力往来。乳香 没药 苏木（止痛） 川乌（去皮尖，消积痰）降香（顺气） 松节 龙骨一钱五分 自然铜（醋煅七次，破积聚，疗折伤，续筋骨，散血排脓，止血定痛）各一两 地龙（去泥，油炒）一钱五分 水蛭（通经破血，油炒）一钱五分 土狗（油浸泮，去伤，产难催生，生罨出肉中刺，消火退肿）十个 共研为细末，每服一钱五分，无灰酒送下，病在上者食后服。

头面黑紫伤肿：大黄末送姜汁调涂。又方：莱菔子捣烂涂之，两日无不变白矣。

四症伤肿罨法：熟麻油冲服，以火烧地上，卧之，以被盖之，睡觉减半，然后服药。

伤重入肉者蒸法：以生姜擦伤处，用粗纸四五层，蘸陈社醋，用熨斗火烫之，然后服药。又方：绿豆粉用新铜勺炒紫黑色，新汲井水调敷，以杉木皮捆扎紧即效。

破伤风牙关闭亦可治：蝉退三分。酒送下即醒。

四症单方：自然铜（研极细末，水飞过用）当归 没药各一钱五分 酒调顿服。又方：黄麻皮，不拘多少，烧灰存性，红砂糖调热酒服。

四症煎方：杏仁 厚朴 归尾 枳壳 红花 泽兰 加皮 刘寄奴（酒炒，入心、脾经，金疮出血，破血通经） 生蒲黄（入肝经，生行通经，炒止血，除崩漏，生瘀血排脓，酒煎，空心服） 大黄（煎味药半熟，下甚者加童便冲服）秦艽（入胃、大小肠三经，主蒸热、肠泻血，利大小便，除风湿，黄疸，解酒毒，去上头风）

加减方：川芎（伤头角用） 蔓荆子（眼目用） 玄胡索（胸背用，酒炒行血，醋炒止血，生用破血，熟用调血） 杜仲（腰痛用） 桂枝（四肢用） 牛膝（膝用） 白马蹄甲（脚跟） 虎骨（筋骨用） 松节（脚节用） 木香（气升用） 沉香（血升用） 乌药、桂枝（痛甚用） 郁金（两便出血用） 桃仁（气喘上升皆可用，破瘀血最有功） 丹皮（三日内用） 番屑（久者用） 活地鳖虫（骨碎筋断用） 白及（随症用多少） 香附（妇女用） 此方不定，盖有老幼强弱、远近轻重，不同其法最活，其效如神。即如大黄一味为方内之要药，然应否轻重多少老幼强弱之不同，行后补之不当，则反受其累，不用则此药服之不应，学者不可乱用，恐有反误致害人，慎之。

吕洞丸方：兼敷患处，能起死者灌下即活，此方得之都中真仙方也。川郁金（主二便出血）三钱　麝香（开九窍）三分　阿魏（破癥积）三钱　人言一分　大黄三钱　自然铜（醋煅七次）三钱　儿茶三钱　雄黄（主瘴毒）一钱　血竭（破积血止痛，去五脏邪）二钱　冰片（开九窍，消风毒痰）三分　乳香（去油）　滕黄（纸包布裹，入粪内浸二日）三钱　以二黄（止惊风，清心明目）三钱　三七三钱　煎膏黄者妙，余药为末，冬天熟蜜五钱、黄占三钱；夏天熟蜜三钱、黄占五钱，化开为丸。每丸重五分，另蜡为衣，不可泄气。最重者三丸，立起矣，四症并治酒化服。

跌打未伤皮肉者，则瘀血反发于脏，人心昏沉不醒，肿腹膨胀，二便不通，结胸不食，恶心干呕，即服后方：朴硝（通大肠，破血）二钱　大黄三钱　枳壳二钱　番屑　当归　甘草　陈皮　厚朴　红花　木通各一钱　加生蜜二匙，煎服。不行，渣再服。

又跌打金疮血流太多，昏沉，不醒人事者独用：人参（二碗煎一碗，加川米一合，再煎不时服，渣再煎服即苏）一两。

又破伤风，因皮肉损破，复冒风以入经络，渐传入里，有寒热变作，口噤咬牙，角弓反张，口吐涎沫。入阴分则身凉自汗，伤处反为平，后而陷如是者，其毒内攻难治，当用灵丹令汗，风邪自出。次以玉真散敷患处，有脓为效。如汗后邪正症不退，伤处不高，发时醒时昏，发时口噤不开，语音不出者，为死候不治。

万灵丹：茅术八两　全蝎　石斛　天麻　当归　川芎　羌活　荆芥　麻黄　防风川乌（汤泡去皮）　草乌（泡去皮尖）　首乌　甘草（炙）各一两　雄黄二分　共为末，蜜丸三分等，大者重二钱五分，中者一钱九分，下者一钱二分，以分别老小、强弱、轻重，朱砂为衣，磁瓶封固听用。此药兼治毒、疔、恶疮初起二三日之间，或痈疽发背十日前后，但未出脓，状如伤寒，头疼烦渴，拘急恶寒，体节疼痛，恶心呕吐，四肢沉重，恍惚闷乱，坐卧不宁，皮肤壮热。又治伤寒，四季感冒，传变瘟疫，但恶身热表症未尽者，俱宜服之，皆用连须白头葱九根，连叶煎汤一碗，投药一丸，化开热服，令被盖出汗为效。服后无汗，葱白汤再催之，汗必如淋，然后渐去被盖，使汗漫收自敛，金疮另药医治。杂症未成，消退以成者，高肿溃脓，如无表症相兼者，不必发散，只用热化服，不必尽盖被，只宜避风，食稀粥，忌生冷房事，孕妇忌服。

八珍汤：四症吐血，血出虚者服方。人参一钱　当归三钱　熟地三钱　白芍一钱半　川芎一钱　白术一钱半　茯苓一钱半　甘草三分　加大枣二枚，生姜三片，水煎食远服。

伤折脉论

打跌伤损者，血过多，脉当虚细。若得急疾大数者，风热乘之必死。如从高坠下，内有瘀血，腹胀满，六脉坚强者生，小弱者必死。

病　论

折伤者，论其有所损伤于体也。或为刀斧所伤，或坠高地，或仆身体损伤，筋骨皮肉，皆能出血不止。或瘀血积于脏腑，结而不去，下之不早，则有入腹供心之患。

疗　治

当视其所损轻重。若血不止者，宜外敷贴之，药内宜和散之剂。血蓄于内者下之，然后顺气活血止痛和经，使无留滞气血之患为要也。大凡打仆伤损坠堕，或刀斧皮未破而损者，必有瘀血停积，先宜逐去瘀血，然后和血止痛。若肌破而止血过多者，宜和气养血带脾胃为主。如腹痛者乃瘀血也，宜桃仁承气汤，加当归、红花、苏木，入童便煎服。

治仆损伤极重者，大便不通，乃瘀血不散肚膨胀，止攻心腹闷乱，主死者，先服此药，兼打瘀血。然方可服补损之药，先服通道散。

通道散：大黄　芒硝　枳壳四两　当归　陈皮　木通　红花　苏木　甘草二两，水煎服。

鸡鸣散：治从高坠下及木石所压，凡是伤损瘀血，凝滞不可忍，服药退存致新。大黄（酒蒸）一两　归尾五钱　桃仁七粒　酒煎，鸡鸣时取下，瘀血即愈。

活血止痛散：治打仆损伤，落井坠车，一切疼痛。乳香　没药　赤芍　白芷　川芎各一两　当归　生地　丹皮各一两　共为细末，每服二钱，温酒入童便调服。

仙人丹：接骨止痛。地鳖（十个，焙干）一钱　人骨三分　巴豆三分　共为末，先服一钱，二服五分。又另合无巴豆者二服，各五分，再服有巴豆者五分，用烧酒下。

又接骨方：地鳖（十个，焙干）一钱　巴霜（通闭塞，除坚积，入胃、脾、大肠）半夏各等分　为末。每服三分，酒下。

又接骨散：接骨续筋止痛。当归五分　硼砂二分　宫粉（煅）五钱　共为末，每二钱苏木汤调后频服。损在下，空心服；损在上，先吃淡粥半碗，然后服药，另作糯米入末药拌和，摊纸上或绢上，裹伤处，如骨碎，用木蓖夹或衣包裹。

接骨紫金丹：硼砂　乳香（去油）　没药·（去油）　血竭（另研）　大黄　归尾　地

鳖　申姜　然铜（醋煅）一钱　上为末，磁罐收之。每服热酒调下八厘，其骨自然接下。如有瘀血，吐血经事不调，俱用酒下，专治跌打损伤骨折。

导滞散：治四症伤重，腹内有血。大黄三钱　归尾　桃仁一钱　为末酒服。大便出血即愈，用米粥止之。

神仙保命丸：治跌打损伤，痈疽发背。牛黄　冰片五分　胎骨（煅）四钱　麝香五分　白芷　山甲　蛤粉（煅）一两　乳香二两　然铜（煅）二两　胡椒二两　大黄四两　没药　归尾　桃仁　苏木　红花　灵脂（理血气之刺痛）　赤芍　木香　加皮　血竭　青皮二两　甜瓜子一两　无名异（生肌长肉，止折伤内损）二两　千金子（去油）四两　地鳖（焙干）一升　山豆根五钱　毛蒂菇一两　大蓟　朱砂五钱　共为细末，蜜丸如弹子大，朱砂为衣，再用金箔为外衣晒干，入磁瓶封固，不可泄气。每服老酒下一丸，重二丸。

神效接骨方：地鳖虫（阴干，每服四个，用研入药）　乳香　没药　然铜（煅）龙骨（止阳风下血，疗泻利）各等分　麝香少许　共为细末，每服三分，入地鳖末，酒调下。将用药时，将骨整理凑正扎好，然后服药，慎之。

黄金散：治金疮，止血定痛。郁金　半夏二两　风化石四两　为极细末，伤处干掺之。

箭镞入骨不可拔者：巴豆半个　蜣螂一只　同研涂上，候肉内极痒不可忍者，此时即镞钳拔之，主出将黄连、贯仲煎汤，俟温洗之，以牛胆调风化石灰敷之。

刀斧伤：黄丹　白矾　等分为末，敷之。

骨打碎：田草鞋烧灰存性，研细，油调稠涂之。

金疮药：大黄炒　陈壁泥　蝉退少许　研细，敷患处。

金疮主药：乳香二钱　没药（不经火）二钱　地鳖（焙干）一钱　然铜（醋煅七次，骨折者用一钱，平常者用五分）五钱　申姜三钱　韭菜　地龙（去泥，白酒洗，新瓦上焙研）一钱　骨折者加龙骨研末患处；筋断者以旋复花根绞汁取筋，相对以汁涂而封之，即相续矣；折脚者，研细极，水飞自然铜末，和酒服之。

四症通敷药：凡伤破肉及断骨折者，疼痛血流不止，新肉不生，先用葱须汤洗之，将肉敷之，绵纸裹住，薄绢扎紧，一日洗，一日换。麝香　檀香　细辛　紫苏　草乌　厚朴　当归　南星　羌活　龙骨　白芷　没药　方八（即木鳖子）　轻粉（主通大肠，转胞）　降香各二钱　花蕊石（煅七次）五钱　童便　蛇含石（童便煅三次）二钱　研细末封固，磁瓶听用，凡用必要葱洗之，用药掺上后，以清凉膏护之尤妙。

四症伤破及磁锋、刀斧所伤，血流不止，筋骨断者，葱汤洗过，用如圣金刀散或桃花散。如血止后复流，急用玉红膏涂之，伤处前法扎之，候内长盖其筋，其血方止，斯人面色必黄，宜避风寒，内忌生冷毒物，因血流过多，用人参汤、八珍汤补之。

如圣金刀散：松香净末七两　白凡一两五钱　共为细末，掺伤处，绵纸盖绢扎三四日，后必焮痛作脓，葱汤洗去，掺生肌散，日三次，痛止换玉红膏，葱汤日洗日换，避风为主。

桃花散：风化石灰半升　大黄一两五钱　切片同炒，灰色变红，地上去火毒，筛去大黄，研细掺伤处，绢扎血止后，葱汤洗净，换红玉膏，即长肉收敛，忌房事发物。

玉红膏：当归二两　紫草五钱　甘草一两二分　白占二两　轻粉四钱　血竭四钱　麻油一斤　先将归、紫草浸油内三日，慢火熬微枯，滤去渣复煎滚，入血竭化尽，又白占化尽，将碗四只盛，将膏分四股，又入研细轻粉，各投一钱搅匀，浸一伏时，取起听用，专治棒疮、金枪伤破、痈疽、疔、发背、溃烂流脓时，葱汤甘草汤，甚者淡猪脚汤洗淋，软绢挹干，将膏抵之，掌中擦化，搽患上以太乙膏护之，大症早晚洗换。

玉真散：治同上兼破伤风。南星（入脾、肺二经，主中风牙关闭，下气破坚积）白芷　防风　灵仙　白附子　天麻（入肺、膀胱，利腰膝，强筋力，活血通九窍，利周身）羌活等分为末，热酒调三钱，倘有瘀血，加童便服，至重昏死者，惟心腹尚温，连进二服即可醒矣。风犬咬伤，以漱水洗净搽上，毒去að效。

镇风散：专治破伤风，诸药不效，病在危急，顷刻者用药。鱼膝（切碎，微炒）相粉（炒黄）皂矾（炒红色）各二钱，为末，热酒服二钱，二服即愈，兼治猪羊牵风发之昏倒，每服二钱。

生肌散：赤石脂（入心经，明目益精，止血生肌，疗痛下利）三钱　龙骨二钱　血竭二钱　轻粉一钱　乳香一钱半　没药一钱半　共研至无声，掺之则生肌长肉收口矣。

刀伤敷药：端午日午时韭菜同炒　矿石灰（捣和晒）五分，敷伤处，名军中一捻金。

跌打骨碎：麻油二三两，冲调好热酒一壶，服尽将被盖暖，醋出汗醒时，痛止即合。江西抚州人传瑞香花青叶不拘多少，去叶背一根粗筋，双手揉挤自然汁少许，入口即活，如以死有微气撬开滴下。

破伤风论

表脉浮而无力，太阳也。脉长有力，阳明也。脉浮而弱，少阳也。太阳宜汗，阳明宜下，少阳和解。大凡破伤风之邪，乘虚而入，诸疮久不合口，亦能为患，是以寒热兼作，甚有口噤目邪，身体强直，如角弓反张之状，死在旦夕。治法当同伤寒，在表者宜汗之，在里者宜下之，在半表半里者宜和解，又不可过也，

如金散：川乌　草乌三钱　苍术　细辛　川芎　白芷　防风一钱　上为细末，每服五七分调服，忌油腻荤腥面。疯狗咬加两头尖、红娘子各一钱，酒调服。蛇蝎大伤，口含盐水洗之，干掺上金疮，血流不止掺之，杖疮有血干掺。汤火伤，新汲水调鸡翎

熨上。

定风散：南星　防风，等分　为细末，破伤风以药敷口，然后温酒调服一钱。如牙关紧闭、角弓反张，童便调下二钱。打伤欲死，但心头微温，以童便调二钱，连进二服。

一字散：治伤风搐搦、角弓反张。蜈蚣（去头足，炒）一条　全蝎（去头足，炒）一对　上为细末，如用一指擦牙缝或吹鼻中。

脱风散：治破伤风五七日未愈，已至角弓反、牙关紧闭。蝉退（去头、足、土）一钱五分，为末，好酒一碗煎滚，服之立醒。

退风散：治破伤风不醒人事、角弓反张。防风一钱　荆芥五分　薄荷七分　僵蚕（净）五分　天麻（酒洗）一钱　白芷一钱　麻黄一钱　茯苓一钱　当归一钱甘草（炙）一钱　加生姜七片，水煎服。

羌活防风汤：治破伤风和传在表。当归　川芎　白芍　防风　羌活　藁本　细辛　地榆　甘草一钱　若大便闭加大黄，身热加黄芩，水煎服。

水调膏：杏仁（去皮尖、研）飞面等分　新汲水调如膏，敷患处，肿消热退，治初破，伤风热红肿，风邪欲将传播经络而未深入者用之。

灸法：治破伤风神效。用桃壳半爿填稠人粪满，仍用槐白皮衬和伤处，用艾灸壳上，若遍身出汗，其人大困则愈，如远年则灸前伤处。

调中二陈汤；已服行药之后，常进此方二三剂养之。陈皮　半夏　茯苓　甘草　枳壳　红花　川芎　腹皮　当归　白芍各八分　防风　槟榔　黄芪　桔梗　青皮　乌药　苏木　枳实　紫苏各二分　木香三分　加生姜三片，大枣二枚。

独参汤：治四症出血太多，昏沉不醒者。人参一两　水煎，不时通口服。

花蕊石散：乳香　没药　羌活　紫苏　细辛　草乌　厚朴　白芷　蛇含石（煅）降香　当归　苏木　檀香　龙骨　南星　轻粉各二钱　麝香三分　花蕊石（便煅七次）五分　治一切所伤筋骨折断，疼痛不止，新肉不生者，并效。上研极细末，磁瓶收固，伤处用葱汤洗净掺上，软绢或绵纸盖扎，一日一换。

生肌散：治同上，治外科不能收口，收功者神效。石膏一两　轻粉一两　赤芍一两　黄丹二钱　龙骨　血竭　乳香　樟脑二钱　甘草　当归　白芷各一钱　煎汤洗净，患处掺上。

大承气汤：治四症从高坠下，以致瘀血流入脏腑，昏沉不醒，大小便不利及木杖后瘀血内攻，肚腹膨胀，结胸不食，恶干呕，大便燥结并服之。大黄三钱　当归　苏木　木通　红花　厚朴　甘草各一钱　陈皮一钱　芒硝　枳壳二钱　水煎，不时服，加生蜜三匙。

刀斧伤及跌打出血不止：白占研末敷之，血立止并不作痛，加海螵蛸末敷之。又松香一钱　川贝一两　研末敷。又古矿灰研末敷同功。

金枪出血不止方：蚤蚕蛾炒研，敷之。

四症急便用方：韭菜捣汁，童便冲服。

骨折者：白及末二钱，酒调服，外捣葱白头蜜调敷，折伤处扎好。

九龙针：蓟艾（磨末）二两　麝香（研细）三钱五分　雄黄三钱五分　神曲四钱母丁香二钱五分　獐脑二钱　升麻一钱半　用白矾、川连，连纸一二张摊药卷紧，灯火热针，打伤仆伤处兼治三钱，风痛初起者立效。

行军金疮秘方：平时将雌雄血相半晒干，研末敷患处，立愈收口。

棒疮门：逢不免大狱，于未便刑前，先服此药，方能保命。铁布衫丸　乳香　没药　苏木　地龙（韭地，去土晒干）　当归（酒洗，捣膏）　自然铜（醋煅七次）　无名异　木鳖子

打仆触击碎死者：槐米，不拘多少，用锈铁灯红色为度，入好酒注锅中数沸，澄清饮之，多饮尤妙，但心头微热者，入口即活。

刀伤气绝：五倍子，为入龙骨少许同炒，研服立效，即掺伤处血止。

杀伤不透膜：乳香、没药各如肥皂子大，研细加童便半盏，好酒半杯同煎，然后乌贼鱼骨或龙骨敷疮口，如痛者，葱白捣汁，热敷一二次。

洪宝丹：治一切肿，散血消肿，汤伤火伤，金疮打仆，出血不止。花粉二两　白芷二两　赤芍二两　郁金一两　共为细末，热用茶调冷，用酒调涂患处，如血衄不止，水调涂后项上，即绝血路。

杖夹诸症

大凡杖毕后，先服酒冲童便，免血攻心。次用热豆腐铺紫色处，其气如蒸，其腐即紫，须得紫色散尽，转淡红为度。或用葱熨法，以散血为度。又法用活凤仙九棵，连根捣涂患处，干则易换，一夜血散即愈。如冬天月无鲜者，秋间收阴干为末，水和涂之。又法皮用鸡子清调，微炒，真绿豆粉涂之。又法皮不破者，用白萝卜捣烂罨之，又法用大黄为末，水调涂之。又法用猪胆汁涂之。

化瘀血散：治重杖血上攻心。苏木三钱　红花二钱　大黄二钱　共为末，酒一盅，童便一盅，煎热服，最重者入杏朴煎剂三贴。

八仙过海散：治杖打极重者，血沁满不治即死，急服八厘，好酒送下。半夏　巴豆霜　当归　乳香　没药　硼砂　血竭　土鳖　等分，共为细末。

金箔散：金箔二十张　白占一两　乳香　没药各三钱，共为末，每服温酒调三钱。

杖疮膏：密陀僧（为末）四两　香油八分　同入锅内，文武火熬，用柳数条，不住手一顺搅成膏黑色，滴水成珠，去火毒，油纸摊贴，当时痛止，能拘流脓水，自然生肉，如瘀血贴上即下，又治头疮大泡。

鬼代丹：乳香　没药　自然铜　木鳖子（去壳）　无名异（去土）　等分　地龙（去土）　等分共为末，炼蜜丸如弹子大，每服一丸，温酒送下，凡打不痛。

寄杖散：白占一两，细细切碎，滚酒化入碗中服之，即不痛。

将军箭：大黄末，生姜汁调患处，治伤损，肿痛不消，瘀血流注紫黑。

葱搭法：治同上。葱头切烂炒焦，搽患处，冷时再易，能止痛消肿瘀血。

壁钱方：阴囊伤破，二丸脱出者，取壁钱慢慢托上，久而如旧矣。

刀箭药：牛胆一个　石灰不拘　血竭少许　乳香少许　白及末五分　共为末，入胆内阴干，每用少许干贴，制时不可犯妇人手。

又重杖不破，用药不及，疼血攻心，此先用针点破出血再治，或瘀攻肠，膨胀恶心，便闭者，服此方在前。

夹棍护心丹：人参　麻黄（炒）一钱三分　真金屑　又用白石鸭腿后骨六付，同白占匀慢熬，好酒氅箸上，炙去油，社醋淬三次，研末糊丸绿豆大，每服五丸，随身藏或酒茶水津吐，临刑前三日嚼咽下，即夹扁不妨，后用煎剂，步履如旧，亦不大痛。

杖疮膏：菜油四两，同头发一小团，煎熬焦，去发入东占半斤溶化，先用东丹四两飞净盛碗内，将滚油冲和调匀拨出火毒，用纸两重照疮口大小下面一孔用针，针孔夹药，中间贴上，絮裹布捆，一日一日洗。

英雄丸：乳香　没药　密陀僧（喇呕吐痰，禁血痢，镇心惊）　然铜（煅）土木鳖（去壳）　花椒　地龙各等分　为末，蜜丸。

打杖监刑护心丹：清水薄西姑（即耳）五钱　白占末　朱砂一钱　同研末煎滚，白酒调下。

若干图（略）

圆谱之司天者，天之气候也。在泉者，地之气候也。按其气候，当抑其太过，扶其不及，后以和平之云尔。

六气诀

子午少阴君火天，阳明燥金应在泉。丑末太阴湿土上，太阳寒土雨连绵。寅申少阳相火旺，厥阴风木地中联。卯酉却与子午例，辰戌丑未反相传。巳亥转与寅申换，六气分明在数言。此气对冲定位言之。

五运歌（即天干化气）

甲己化土乙庚金，丁壬化木尽成林，丙辛水运分清浊，戊癸南方火运成。

地支化气（即十二支所属）

子辰属水，丑癸卯土，寅巳属木，未酉金，午申戌皆属火，此说未得当，查刻气流行，有太过不及。甲丙戊庚壬年为太过，为阳。乙丁已辛癸年为不及，为阴。

六气（主气定而不动）

厥阴风木，风木一；少阴君火，君火二；少阳相火，相火三；太阴湿土，湿土四；阳明燥金，燥金五；太阳寒水，寒水六；寒气动而不息。

木　君火　相火　金水

木，初气，自大寒后至春分前；二气，自春分后至小满前；三气，自小满至大暑前；四气，自大暑后至秋分前；五气，自秋分后至小雪前；六气，自小雪后至大寒前。

十二经

三焦（父）心包（母）胆（火）脾（土）小肠（火）胃（土）肝（木）肺（金）大肠（金）膀胱（水）肾（水）

十二原

胆原丘墟，肝原中都，小肠原腕骨，心原通里，胃原冲，脾原公孙，大肠原合谷，肺原倒缺，膀胱原京骨，胞络内关，肾原水泉，三焦原阳。

五子起月例歌（起时例）

甲己之年丙作首，乙庚之岁戊为头，丙辛便向庚寅起，丁壬壬位顺行流，惟有戊癸从处起，正月始从甲寅求。甲乙还生甲，乙庚丙作初，丙辛生戊子，壬壬庚子居，戊癸推壬子，时元定不虚。

十干所属脏腑（经脉纳甲）

甲胆乙肝丙小肠，丁心戊胃己脾乡，庚属太阳辛属肺，壬日膀胱癸肾堂，三焦亦向壬中寄，胞络同归入癸方。阳干属肺，阴干属脏，随五行所属。

经脉纳支

肺寅大卯胃在辰，脾巳心午小未中，申膀酉肾心胞戌，亥三子胆丑肝通。

手足三阴三阳歌

太阳小肠手之经，阳明所属大肠寻。少阳三焦太阴肺，厥阴胞络少阴心。
太阳膀胱足之端，阳明所属胃相干。太阴脾土少阳胆，少阴肾水厥阴肝。

司天司地司人歌

当日日辰即司天，前进三辰是在泉，泉泉又名司地是，左右间气司人言。

论宜忌生死

许洞曰：人为兵器所伤出血者，必甚渴，即不可与水饮，所食之物，旋七在吻，食干食，肥腻之物，无所妨忌，贵解渴而已。不可过饮粥，则血溢出，人必死矣。所忌有八：一曰慎怒；二曰喜笑；三曰大言；四曰劳力；五曰妄想；六曰热羹粥；七曰饮酒；八曰酸咸，犯此八者，少有生矣。夫金疮不可治者有九：曰伤脑，曰天仓，曰臂中、跳脉，曰大小肠，曰伤五脏，此九者皆死症。有必不可治者四：曰脑髓出；曰脑破而咽喉中沸声，两目直视；曰痛不在伤处，此谓伤经；出血不止，前赤后黑，自肌肉腐臭，寒冷坚实，其疮不愈，此四者皆不治之症。除此之外，复论其脉之虚细者生，数实者死；沉小者生，浮大者死。其所伤在阳，患处失血过多而脉微缓者，恐变疾者，死甚速矣。

按金疮，乃刀斧剑刃所伤，其色淡红者良，万不失一；所恶者紫红色，百无一生。金疮属金，主与肺。患金疮者，则忌咳嗽、呕哕、反胃，肺之症，亦宜避风为要。盖入疮口，则至疮口浮肿，溃疡秽烂，而成破伤风，则变生余症，多止不救；虽有活法，宜辨疮浅深，脉之虚实，吉凶见矣。所喜者胃气益旺，胃气旺则元气旺，气血生，最宜戒怒远色，怒则疮口迸裂；亦忌姜肉，欲则疮口腐烂，以损新肌。凡治金疮，用药敷口，当以乳香、没药、血竭、天灵盖、乳石之类为主，可保无虞。凡服汤药，必照胃补血为主，金疮虽有变易，各有治法，居边隘为刀箭所伤，非得此神药，安能治之？塞垣军旅之间，罗于毒者，若非秘方，必至危者多矣，理甚微，宜细心者审之。

金疮乳香方：乳香一两　没药一两三钱　天灵盖五钱　血竭一钱　黄连二钱　花

蕊石（要淡黑微黄色，主金疮，止血生肌）一钱　珍珠二两　金箔五片　黄丹一钱
上方用降香、松节，加旧毡帽（檐，烧存性），再加五倍末用之。

治金疮至重者：花粉三两　姜黄一两　赤石脂二两　白芷一两　共为细末。凡筋断脉绝血尽人危，须用绳索及绢带扎住两来血脉，然后用此药以清茶调敷，用软绢缚之，其血立止，其肿顿消。若金疮着水番花者，可用韭菜汁调敷疮口两傍，以火微微灸之，或用稻柴烟熏之，疮口水出即愈。

避风止痛方：金疮初伤者用。当归（酒拌，微炒）五钱　川椒（去皮目，闭口者，炒去汁）一钱　芎䓖一两　附子（去皮尖）一两　上捣为末，温酒调一钱，日三服。

治金疮疼痛不可忍者：防风　南星（汤泡）各五钱　水、酒各一杯，生姜一片，煎，空心服三服，有效。

金疮出血不止：龙骨一两　川芎一两　乌樟根三两　突厥白一两　鹿茸（去毛，醋灸黄色）一两　共为细末，敷疮上，血即止；如服，以温酒调下二钱，日二服。

手槌膏：治一切诸毒，跌打损伤闪肭。松香四两三钱　没药　铜青二钱　天麻杏仁各四十九粒　麻油八分　人乳一盅　研末捣千余下，用水浸养，不可见火汤灌气，烘炀摊贴之。

最妙接骨丹：治跌打内伤，或出骱止重者，服之有效。乳香（去油）二钱　没药（去油）八钱　丹皮（酒浸）一两　香附（制）一两四钱　然铜（醋煅）五钱　鹿角霜六分　当归（酒炒）一两　接骨虫（盐水炒）一两　桃肉一两　苏木一两　无名异（去土）二两　降香五钱　杜仲（打堪水出）一两　共为末，服三钱，沙糖、油、好酒调下，将接骨虫八付去土浸酒，净二三日，入红花内于食之，五六日后取出，每虫一两，用麝香三分和匀用。

煎方：当归二钱　官桂二钱　然铜（煅）一钱半　香附（童便制）一钱　红花二钱　苏木一钱半　玄胡（炒）三钱　桃仁一钱　白芷二钱　乌药三钱　熟地二钱　木香六分　加皮三钱　申姜二钱　无灰酒煎服。

跌打损伤者可救：当归梢　白芷梢　大黄　红花　苏木　桃仁　桃枭十个　水煎服之即活。又方：归尾　川芎　元胡　红花　苏木　陈皮　枳壳　青皮　白芷　香附　木香　桂枝　赤芍　杜仲　寄奴　槟榔　乌药　桃仁　牛膝　丹皮　蓬术　等分为末，酒送下三钱。

汤泼火烧：寒水石一两　大黄一两　青黛一两　雄黄五分　共为末，鸡子清调涂，湿则干掺。

煎方：治同上。连翘　赤芍　羌活　防风　当归　山栀一钱　大黄（炒）二钱甘草一钱　加灯心水煎服。

八厘散：土鳖四钱　巴豆霜　当归　硼砂　乳香　然铜　血竭　半夏一钱　麝香更妙，为末酒糊为丸，打后酒服。

六厘散：汉文钱十个　珍珠五粒　香瓜子六分　血竭一钱　金箔十二张　为末，杖后老酒，六厘再无后患。

护心定痛散：然铜　无名异　骨碎补　南木鳖　乳香　没药　瓜儿竭　白占各五钱　辰砂二钱　地龙（去土）一两　土鳖一两　胎骨一两　为末酒送下。

鬼代丹：川乌（破积消痰）　草乌　半夏各等分，为末，监时姜汁调涂，两腿皮更杖，不觉疼痛，如不责，用甘草汤洗解。

杖丹膏（又名千金不换卫生膏）：儿茶　赤石脂　官粉　乳香五钱　没药二钱　水银六钱　上将水银于用时，将儿茶叶研和入药内，如不用水银，即用轻粉，一般为末，用真菜油调成膏，将绢帛摊贴。如无，用白绵纸将甘草汁浸晒干，摊贴。

铁甲卫身丹：此药末，责之先用酒送下，更责时不觉甚痛，虽重责不致深溃，如披铁甲一般故名。蚺蛇胆一钱半　参三七一钱半　鹿角霜　水乌木　木鳖霜　白胶　降香节　自然铜各三钱　穿山甲　地龙　羌活　血竭　辰砂各三钱　为末，炼蜜为丸，辰砂为衣，老酒化服。

杖毒：牛皮胶八分　穿山甲四两　蜈蚣（烧瓦上，焙为末）三条　如服酒三匙。

又杖毒方：蜈蚣三条　龟板胶　僵蚕　画皮　麻皮　血余共等分　烧灰为末，酒送下。

夹棍拶指：用麻黄花并子研末，老酒冲服，入室胎骨尤妙。人中白一两　牛膝（酒浸）　自然铜（煅）　云耳灰五钱　乳香没药一钱　上为末，老酒调服，如夹破，用飞罗面并姜末合患处。

夹棍方：乳香　没药　硼砂　水蛭五钱　当归　木瓜　红花　牛膝　苏木　共为细末，每服一钱，老酒下。

初责定痛活血汤：当归　赤芍　芎穷　防风　甘草　蒌仁　桃仁　苏木　红花　羌活　加皮　木瓜　生地　牛膝　白术　茯苓　陈皮　水煎，加乳香、没药末者，酒冲服。

杖后发热，浑身青肿痛：赤芍　当归　赤苓　柴胡　白芷　黄芩　连翘　防己　银花　红花　苏木　防风各一钱　甘草五分　土藿少许　清水煎时加酒冲，如不食粥饭，加香附、青皮、枳壳、莱菔子。

治杖退肿生肉消血饮：当归三钱　白芷三钱　川芎一钱　秦艽一钱　木通一钱　木瓜二钱　牛膝二钱　防己　银花二钱　赤芍五钱　羌活五分　甘草三分　水煎空心服。如若人倦加茯苓一钱，口渴加干葛一钱，每日一剂，四日止。

铁布衫：桃仁　苏木　红花　麻梗　加皮　当归　枳壳　粟壳　金钗草　银花　防风　荆芥　熟地　陈皮　甘草等分　乳香　没药一钱　童便、老酒各一杯煎，空心服，觉满身热起，血行即效也。

未打先服：当归　川芎　乌药　生地　大黄　红花　杏仁　番白草　香附二钱

乳香　没药　血鹅毛管等分　水、酒各一杯煎服，如不杖或葱根甘草汤解之。

杖疮净药方：防风　荆芥　当归　银花　甘草　共煎汤洗之，加川羌活三钱、豨莶草三钱。

杖责不拘前后并皆服之：红花　当归　苏木　茯苓　芍药　黄芪　银花　花粉　荆芥　防风　麻皮灰　白芷　连翘　羌活　独活　柴胡　甘草　大黄　人参　桃仁　水、酒各一杯，煎服。

杖丹：五加皮　当归　红花　蓬术　乳香三钱　没药三钱　水酒煎，共三服。又方：红花　桃仁　苏木　当归　芍药　生地　丹皮　防风　加皮　银花　金钗花　寄奴　牛膝　故纸　碎补　羌活　独活　甘草　如热加柴胡、黄芩，发寒热加青皮，小便不通加猪苓、泽泻，恶心加藿香、姜汁，口渴加知母、麦门冬，水酒煎。

杖丹益药：归尾　川芎　防风　荆芥　生地　熟地　黄芩　桔梗　加皮　桃仁　杏仁　羌活　独活　僵蚕　红花　米仁　甘草　黄连　申姜　川膝　苏木　酒四碗煎服，临时加乳香、没药、儿茶、血竭，冲服。

杖丹敷药：大黄粉　甘草　半夏六钱　蕊石一钱　桃仁四十粒　将葱头捣绞汁，调前药在腿上，用油纸盖之，再将裹脚带卷好，五日后揭开，如干再调，帖湿剂不必。

杖责宽胸肠进饮食不疼立验：此方乃城伯府传。乳香　没药　血竭三钱　归尾　丁香　桃仁　胡索　苏木四钱　枳壳　红花三钱　麝香五分　为末，炼蜜丸弹子大，每服二丸，未责先吃，仰卧两腿将青布盖好，令人不便，摩摸待睡着候醒，如减半者罢。若未效再服二丸。

胎骨定痛夺命丹：胎骨　地龙　土鳖　人参　当归　三七　白芷　乳香　没药（去油）　血竭一两　胡椒六钱　猴姜　然铜（醋煅）　无名异（去土，煅）人中白一两　珍珠　麻黄花　琥珀四钱　蚺蛇胆　牛膝三钱　麝香　喜蛛巢三钱　冰片一钱　红花膏子　雄黄五钱　上金百张为衣，蜜丸如弹子大，每服一丸，老酒送下。

万年冰丸：治跌打损伤方，秘传。用露天粪窖砖瓦块多年水浸，炭火煅红，投入醋内煮数次，研细末，陈米饮，打烂为丸，如梧桐子大，酒下一钱，立愈。未打服之，可以不痛，不宜多服，多则骨软。

拳泛跌仆擂洞丸：此方洞蛮所传。牛黄（入心经，风痰，安魂安神）五钱　麝香（入十二经络，通开窍）　冰片（入肺肝经，通九窍，消风去喉闭）大黄（推陈致新，乃君药也）　儿茶　郁金（入心、肺、肝，通经破血，主二便出血，开郁结）乳香（去油，诸邪下气，补肾益精，心腹急痛）　没药（去油，破瘢结宿血，止痛）　血竭（破积血止痛，去五脏邪气）三钱　阿魏（主破瘢积，止腹痛）一钱　雄黄少许　共为细末，如绿豆大，朱砂为衣，每服二丸。

七厘散：乳香（去油）　猴姜（炒）一钱　当归（酒炒）一两　硼砂（止嗽消痰，理气喉痹，破瘢结，入肺经）二钱　麻皮灰一两　自然铜（醋煅七次，破积聚，疗打伤，续筋骨，散血排脓止痛）六钱　五车钱（醋煅）三五文　坑内砖（醋煅七次，为末）块半　前药八味，共一处为末，每服三分，老酒下。

麦壳散：此方秘传，妻子莫说，越墙走马，诸般损伤折其，妙不可言也。乳香（去油，入十二经，止痛生肌，补肾益精）　当归（酒炒，入心、脾、肝三经）　血竭（另研入药，诸阴经，破积血，生肌止痛）　川乌（炒，解风痹，入醋研衣）　自然铜（醋煅，破积疗折伤，续筋骨，散血排脓止痛）　等分无差。将药精洁藏于磁器内，每服七厘，不宜多吃。若病人伤下者，食前服；在上食后服。服过即卧避风。另将热麸皮熨其患处，药遂至，其效如神。

夺命丹：归尾　草乌　甘草　地鳖虫（酒煅）　胎发灰（入心经，二便不通烧灰吹，鼻衄立止）　等分为细末，每服一二分，酒送下。

行瘀血方：此方秘传。乳香（去油）　没药（去油）　血竭（另研入）　归尾（酒炒）　桃仁（去皮尖）　加皮（酒浸）　苏木　然铜（醋煅七次）　续断（酒炒）　大黄等分为末，酒服煎服亦可。

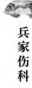

《太医院纂急救仙方》

明·吴文炳辑

奇 病

项上生疮如樱桃大，有五色，疮破则项皮断，但逐日饮牛乳自消。

寒热不止，经月后，四肢坚如石，以物击之似钟磬，日渐瘦恶，用茱萸、木香等分，煎汤饮即愈。

大肠头出寸余，痛苦，直候干自退落；又出，名为截肠病。若肠尽，乃不治；但初截寸余可治，用脂麻油器盛之，以臀坐之，饮火麻子汁数升，其肠自收。

口鼻中腥臭水流，以碗盛之，有铁色虾鱼，如粳米大，走跃不住，以手捉之，即化为水，此肉坏矣，任意馔食鸡肉愈。

腹上麻痹不仁，多煮葱白吃之自愈。

妇人小便出大粪，名交肠，服五苓散以利之。

两足凸如肿，上面生黑色豆疮，硬如钉子钉了，覆地不得。胫骨有碎眼，髓流出，身发寒颤，惟思饮酒，此是肝肾气冷热相吞，用炮川乌头末敷之，煎韭子汤服效。

腹胀经久，忽泻数升，昼夜不止，服药不验，乃为气脱，用益智子煎汤浓服立愈。

四肢节脱，但有皮连，不能举动，名曰筋解，用酒浸黄芦三两，经一宿取出，焙干为末，每服二钱，酒调下，服尽安。

玉茎硬不萎，精流无歇，时时如针刺，捏之则脆，乃为肾满漏疾，用韭子、破故纸各一两，每服三钱，水一盏，煎至六分，作三次饮之即住，其效如神。

咽喉间生肉，层层相叠，渐渐肿起不痛，多日乃有窍子，臭气自出，遂退饮食，用臭橘叶煎汤，连服愈。

腹中如铁石，脐中水出，旋作虫行之状，缠身匝喙，痒痛难忍，拨扫不尽，用浓煎苍术浴之；以苍术末入麝香少许，水调服立痉。

眼前常见诸般禽虫飞走，以手捉之则无，乃肝胆经为疾，用酸枣仁、羌活、玄明粉、青葙子花各一两为末，每服二两，水一大盏，煎至七分，和渣服之，一日三服。

大肠虫出不断，断之复生，行坐不得，用鹤虱末，水调五钱，服之效。

眼睛垂出，至鼻如角，黑色，痛不可忍，或时时大便出血，名曰肝胀，用羌活煎汁，服数盏，眼即愈。

腹中有物作声，随人言语，用板蓝汁一盏，分五服服之，文名应声虫，当服雷丸自愈。

有饮油五升以来，方始快意，长得吃则安，不尔则病，此是发入胃，被气血裹了化为虫也。用雄黄半两为末，水调服，虫自出，如蛇形者，置于油中，逡巡间连油泼之长江即止。

治卧于床，四肢不能动，只进得食，好大言说吃物，谓之失说物望病，治法如说食猪肉时，便云： 尔食猪肉一顿，病者闻之即喜，遂置肉令病人见，临要却不与吃，此乃失他物望也，当自睡中涎出即愈，不思。

手十指节断坏，惟有筋连，无节，虫行如灯心，长数尺余，遍身绿毛卷，名曰血余。以茯苓、胡黄连煎汤令饮之愈。

遍身忽皮底混混如波浪声，痒之不可忍，抓之血出不能解，谓之气奔。用人参、苦杖、青盐、细辛各一两，作一服，水二碗，煎十数沸，去渣饮尽便愈。

眼白浑黑，见物依旧，毛发直如铗条，虽能饮食，不语如醉，名曰血溃。用五灵脂为末二钱，酒调下。

著艾灸讫，大痂便退落，疮内鲜肉片子，飞如蝶形状，腾空去了，痛不可忍，是血肉俱热。用大黄、朴硝各半两为末，水调下，微利即愈。

临卧浑身虱出，约至五升，随至血肉俱坏，每宿渐多痒痛，不可言状，虽吃水卧床，昼夜号哭，舌尖出血不止，身齿俱黑，唇动鼻开，但饮盐醋汤十数碗，即全妥矣。

眼赤鼻孔大喘，浑身出斑，毛发如铜线，乃胃中热毒气结于下焦。用白矾、滑石各一两，为末，作一服，水三碗，煎至半合，不住饮，候尽乃安。

有虫如蟹，走于皮肤下，作声如小儿啼，为筋肉为火之化。用雄黄、雷丸各一两为末，掺在猪肉片上，乘热吃尽自安。

手足甲忽然长倒生肉刺如锥，痛不可忍，吃葵菜自安。

鼻中毛出，昼夜可长一二尺，渐渐粗圆如绳，痛不可忍。虽忍痛摘去一茎，即后更生，此因食猪羊血过多。急用乳香、硇砂各一两为末，以饭丸如梧子大，空心临卧各一服，水下十粒，自然退落。

面上及遍身生疮，似猫儿眼，有光彩，无脓血，但痛痒不常，饮食减少，久则透胫，名曰寒疮。多吃鱼鸡韭葱自愈。

肠破出臭秽，急以香油摸肠，用手送入。煎人参、枸杞淋之，皮自合矣。吃羊肾粥，十日自安。

鼻中气出，盘旋不散，涎如黑色，过十日，渐渐至肩胸，与肉相连，坚胜金铁，无思饮食，此多因疟后得之。煎泽泻汤日饮三盏，连服五六日愈。

遍身忽肉出如锥，既痒且痛，不能饮食，此名血痹。若不速治，溃而脓出，以青皮葱烧灰淋洗，吃豉汤数盏自安。

眉毛摇动，目不能视，交睫，唤之不应，但能饮食。有经日不效者，用蒜三两取汁，酒调顿服即安。

毛窍节次血出，若血不出，皮腹膨如鼓，须臾眼鼻口被气胀合，此名脉溢。饮生姜水汁各一二盏，即安。

忽然气上喘，不能言语，口中汁流吐逆，齿皆摇动，气出转大，则闷绝，苏复如是，名曰伤寒并热霍乱。用大黄、人参末各半两，水三盏，煎至一盏，去渣热服可安。

口内生肉球，臭恶，自己恶见，有根线长五寸余，如钗股，吐球出，饮食了却吞其线，以手轻捏，痛彻于心，困不可言，用水调生麝香一钱服，三日验。

浑身生潦疱，如甘棠梨，每个破出水，内有石一片，如指甲大，疱复生，抽尽肌肉不可治，急用三棱、莪术各五两为末，分三服，酒调连进，服之愈。

头面发热，有光色，他人手近之如火烧，用蒜汁半两，酒调下，吐如蛇状，即安也。

人自觉自形作两人并卧，不别真假，不语，问亦无对，乃是离魂，用辰砂、人参、茯苓浓煎汤服之，真者气爽，假者化之也。

男子自幼喜饮酒，至成丁后，日饮一二升不醉，片时无酒，叫呼不绝，全不进食，日就衰弱。其父用手巾缚住其手足，不令动，取生辣酒一坛，就于其子口边打开，其酒气冲入口中，病者必欲取饮，坚不可与之，须臾口中忽吐物一块，直下坛中，即用纸封裹坛口，用猛火烧滚，约酒干一半，即开视之，其一块如猪肝样，约三两重，周围有小孔如针眼，不可数计，弃之于江，饮食复旧，虽滴酒不能饮矣。

夜间饮水，误吞水蛭入腹，经停月余，日必生下小蛭，能食人肝血，腹痛不可忍，面目黄瘦，全不进食，若不早治，能令人死。用田中干泥一小块，死鱼三四个，将猪脂溶搅匀，用巴豆十粒，去壳膜研烂，入泥内为丸，绿豆大，用田中冷水吞下十丸，小儿只用三丸至五丸，须臾大小水蛭一时皆泻出，却以四物汤加黄芪煎服，生血补里即安。

妇人产后，忽两乳伸长，细小如肠垂下，直过小肚，痛不可忍，危亡须臾，名曰乳悬。将川芎、当归各二斤，半斤剉散于瓦石器内，用水浓煎，不拘时候多少，温服。余一斤半剉作大块，用香炉慢火逐旋烧烟，安在病人面前桌子下，要烟气在上不绝，令病人低伏桌子上，将口鼻及病乳，常吸烟气，直候此药尽，看病症如何，或为全安，略缩减，再用一料，如前法煎服，及烧烟熏吸必安。如用此二料虽已用尽，两乳略缩上，而不复旧，用冷水磨蓖麻子一粒，于头顶心上涂片时，后洗去，则乳全安矣。

《新刊军门秘传》

明·吴文炳

伤损用药法则

夫跌打损伤者，由此，血气在身不能流行。因此，或成血片，或血死作痛者；或昏，闷绝不省人事者；或寒热往来，或日轻夜重，变体多端；皆由血气不调作梗故也。医者若不审原因，妄投药剂，而枉死者多矣，予深昔之。当时当下，贵得其宜；或受伤至半月得医者，死血已固，当疏通水道，既表后，再不可后表，但看仔细重轻，加减吃药。如受伤处原顺青肿转红色者，此血活将愈；如伤重，服药将愈，用熨法，后进千金不夺散，浸酒服尽之后，庶得痊愈；如病人攻重，牙关紧急将死者，宜击开牙关，将返魂夺命丹随用。正药方内加羌活、防风、荆芥、胡黄连煎。既以入药不死，如不纳者不治，切忌当风处及地下坐卧，并忌一切冷水、细茶、冷酒之类，油腻毒食之物。如遇伤重者，先令人解开病人衣服，遍身照见，看形色何如。又要去鱼际骨上下看有脉调和否，如绝然不至者死，沉细者生。山根好，阴囊内尚有子可治，如肾子在小腹内去，即辞莫医。又用神妙手散，如病人口内入药不进，可将大鲫鱼煮熟，取脑子和眼睛调下药末，入腹略醒可救；再用凤仙子一匙，沉香研水吞下。

折伤形症辨

凡折伤有损身体，或坠跌打仆，倒压闪挫，气血郁逆而皮不破；或金刃伤皮出血，外损筋骨者，可治。内损脏腑里膜，及破阴子耳后者，不治。

凡未出血者，宜苏木去瘀，黄连降火，白术和中，三味用童便酒煎服。在上者，宜韭汁和粥吃；在下者，可下血；冷则凝，不可饮冷水，引血入心即死；消瘀，鸡鸣散、花蕊石散，顺气，木香匀气散加童便、红曲或红酒。已出血者，急用阵王丹止血，先服补托药，而后消瘀；虚甚者，亦不敢下；血虚者，四物汤加穿山甲；气虚者，用苏木、参、芪、当归、陈皮、甘草，服半月，脉散渐收，方敢以煎药调下自然铜末一味，空心服之，如骨不碎折者，忌用。素虚损甚者，紫河车丹去麝香。但伤损妙在补气血，或破寒冷者，先宜起寒，最为良法。

凡折伤专主血论，非如六淫七情，有在气在血之分。然肝主血，不问何经所伤，恶血必归于肝，流于胁，郁于腹，而作胀痛，或增寒热。实者下之，虚者当归须、复元活血汤调之，或十全大补汤加香附、陈皮、贝母等分，水煎服。

凡损伤，疮口忽干，毒攻腹内，恍惚烦闷，呕吐，及已出血多，而又呕血不止者，难治。初起呕吐者，用平胃散为末内服，外用姜汁调敷，破伤风浮肿者亦宜。初起吐血者，苏木煎汤调古乌附汤或古蚌霜散；如恶血入肠胃，下血浊如瘀血者，用百草霜为末，酒调服；如伤外肾，小便出血不通者，五苓散。

凡折伤，命门脉和缓，关脉实者，纵伤重不死；命门虚促而脱者，虽伤浅难治。凡血未出者，脉宜洪大；已出血者，脉忌洪大，此折伤脉要也。敷药单糯米膏、小曲散。定痛，乳香定痛散，夹骨法。折伤后为四气所侵，手足疼痛者，应痛丸。

凡接骨须经络穴法，骨髓明透，而又有传授，故右以危氏为善，接骨紫金丹并接骨丹选用。

跌打金疮诸症脉法

从高跌仆，内有血，腹胀满，脉坚强者生，小弱者死。

斫剌俱有痛多少，血出不能止，脉大七日死，滑细者生。

斫疮出血一二日，脉来大，二十日死。

金疮出血太多，其脉虚细者生，数实大者死。

金疮出血，脉沉小者生，浮大者死。

得效良方具后

通导散：治跌打伤损极重，大小便不通，乃瘀血不散，肚肠膨胀，上攻心腹，闷乱致死者。先服此药，行下死血、瘀血，然后服补损药。不可用酒煎，愈不通矣。亦量人虚实而服。大黄　芒硝　枳壳各二钱　厚朴　当归　陈皮　木通　红花　苏木各一钱　甘草五分　上锉一剂，水煎热服，以利为度，惟孕妇小儿勿服。

返魂夺命丹：治跌打损伤，牙关紧闭，心腹痛闷，不省人事，将箸撬开牙关，灌下一碗即生。银丝草（即山榄姑，叶长有毛，白色，生山上者佳）一两　毛鸡子（过一月者不用，不去毛）一只　二味共捣烂如泥，热酒冲起，布滤过，调小儿骨末一钱，服即生。后服棱莪散。

棱莪散：治跌打损伤，遍身疼痛，不能举止者，神效。三棱　莪术　赤芍　黄柏千里马各一两　西木香　槟榔　玄胡　陈皮　紫苏　青皮　大腹皮　羌活各五钱　防风　大黄　北柴胡各一钱　荆芥　桔梗各二钱　半夏　芒硝　黄连各三钱　上依制法，如等分，姜五片，葱白五根，桑白皮，半水半童便煎，空心热服十分。汗大，葱白只用一根，如要利，用大黄、芒硝；有痰用半夏；如孕妇受伤，除三棱、莪术；如血出甚，亦除之及葱白，加当归、蒲黄；偏心受伤者加红花二分；囟门受伤除三棱、葱白；

如出血多，就用止血金枪丹；如手足伤断，用手揣正，内灯心灰纸卷定，要厚实停当，外用杉皮押定，进接骨回生丹，再用小小裹脚紧紧扎定杉皮，无有不愈；但攻下之药，多加乳香，没药；痛重，加西香二钱，赤芍、玄胡、乳香、没药；或有咳，乃肺气旺，加干葛、杏仁，勿用半夏，加贝母；如伤重心痛，加石菖蒲；如原伤处今结痞癖，加干葛、赤芍、甘草、桔梗、防风、荆芥、连翘，每用原汤子煎，随病加减带热服。

通络活血止痛散：治跌仆打伤，败血冲心，心胸紧痛者，神。三棱　莪术　赤芍　黄柏　黄连　青皮　紫苏　香附　北胡　千里马　乳香　起初不下此药，十分重者方下。内加红花、苏木、石菖蒲。

仙传火龙行气法：生姜四两　食盐四两　麻油四两　瑞香叶三两　头酒糟四两　大黄二两　荆芥二两　生半夏　泽兰　牙硝各二两　共一处研烂，以麻油炒熟，带热熨上七八次，冷了又炒热，频频熨上，自能安愈，后进千金不夺散及佛手散，有效。

千金不夺散：防风　荆芥　五加皮　生半夏　紫金皮　钩藤　天台乌　角茴　木瓜　川芎　白芷　槟榔　木香　威灵仙　羌活　独活　五灵脂　归尾　杜仲　芍药　石南藤　牛膝　乳香　没药　自然铜　破故纸　人热者，加黄连、赤芍为散，各等分，每用头酒一坛，用绢袋袋定，浸三五七日取出，随量不拘时带热服，忌红酒、坚咸、油腻等物。如孕妇，除牛膝、赤芍，加归身、北艾。服此药七日见功，不问诸虚百损，遍身疼痛，无不全效，宜珍重之。

神效佛手散：治筋骨断折，金枪重伤将死者，统用此药，大有神效，子孙宜珍宝之。鹿茸　当归　肉苁蓉　熟半夏　禹余粮　菟丝子　覆盆子　紫石英　桑螵蛸　五味子　白芍　川芎　琥珀　白茯苓　干姜　北艾　酸枣仁　牡蛎　上为散，依制法各等分，姜三片，枣一枚煎，慎勿轻用。

鸡鸣散：治症同前。雄鸡（去鸡肠肚）一只　甘草　茯苓　人参　阿胶　黄芩　白芍　白术　桔梗　大枣　生姜　麦门冬各一两，砂锅煮烂，去药渣同汁服。

回春再造散：专治手足及筋骨断折者，神效无敌。铜钱（醋淬火煅）五钱　木香一钱　自然铜（醋淬）一钱　麝香一分　为细末，每服二钱，无灰，酒送下，令病人口先嚼下丁香一粒，乳香一粒，方进此药神效，伤在上，食上服；伤在下，空心服。如即日未安，次日再服，如未断折骨者，慎勿轻用。

回生续命丹：治筋骨断折损伤，疼痛不止者，神效。川乌（炮）二两　草乌（炮）二两　五灵脂　乌药　骨碎补　威灵仙　木鳖子　金毛狗　自然铜（煅）二两　地龙（去泥）青皮　陈皮　茴香各二两半　乳香（另研）　红娘子　没药　麝香一分半　黑牵牛五钱　禹余粮（醋淬）四钱　上为末，酒调服一钱，神效，后服再生活血止痛散。

再生活血止痛散：治症如前。大黄五钱　柴胡二钱　当归二钱　桃仁（去皮尖，研如泥）五十个　红花五分　天花粉一钱　穿山甲（炒成珠）一钱　甘草一钱　上半酒半水煎，空心带热服。

千金破血散：治伤重，败血攻心，无时昏闷者，神效。羌活二两　肉桂一钱　水蛭（炒净烟，另研）五分　柴胡　归尾　连翘各二钱　麝香（另研）一字，上为散，半酒半水煎熟，去渣，入水蛭、麝香在内，不拘时服，昏闷疼痛即止，后进调经暖血汤。

调经暖血汤：川当归　川芎　赤芍　黄芪各一钱半　青皮　陈皮　乌药　熟半夏　乳香　茴香各一钱　上为散，姜三片，苏叶煎服。而痛不止，再进四仙喝住散，即愈。

四仙喝住散：粟壳（去膜，炒）四两　白芷二两　甘草炙两半　乳香（另研）一钱　煎熟前三味，方入乳香，每服四钱半，水、酒各半煎，不拘时服。

滋营双解散：治打伤之后，营卫虚弱，外受风寒，内伤经络。没药　当归　白芷　石莲肉　玄胡　川乌　自然铜（醋淬火煅为末，水飞）各一两　生半夏　川芎各两半　上为细末，每服二钱，空心老酒送下，其效如神。

万金不换乳香寻痛散：治远年近日诸般伤损，遍身疼痛者，神效。乳香　没药（俱制）　血竭各五钱　南木香五钱　沉香三钱　当归　川芎　白芷各一两　甘草五钱　天花粉　木瓜　肉桂各七钱　独活　羌活　西木香　茴香各五钱　草乌（面包煨，炮去皮脐）三钱　上为细末，每服四钱，热酒送下。

金枪迎刃散：治金枪伤重，出血不止者，神效。白芷　甘草　水龙骨各一两　上为细末，锅内文武火炒赤，旋入大黄末三两，凤凰胎一两，以焦为度，后用嫩苎叶取自然汁调前药，阴干后入杉漆一两　血竭一两　片脑三分　牛胆南星一两　野苎五钱，遇伤处搽上一字立愈。上打伤方系出名家之宝，子孙切宜珍重之，不可轻传。原谢礼银贰拾两正，书此记之。

敌杖散：专治杖疮，重伤成坑，久不愈者，神效，此方系广东林侍郎传。用大桐子叶，取茂盛者，不拘多少，以米醋煮至烂熟，阴干。临用随大小，剪贴即生满肉。

回生再造散：治跌仆损伤，遍身疼痛，昏闷将危，神效。川芎　当归　羌活　独活各一两　角茴　小茴各五钱　肉桂八钱　甘草八钱　淮乌少许　草乌少许　虎骨（炙）五钱　自然铜（煅）　穿山甲（炒）各五钱　川乌三钱　气喘加沉香、木香；伤头加肉桂、前胡、天麻、肉苁蓉；夜卧惊恐，加熊胆；恍惚失主，加人参、辰砂、金箔、银箔、远志。上各依制法，于内未曾抄，用半酒、半童便煎服神效。

军门秘授桃花散：专治金疮伤重，疼痛不止者，神效。青藤　赤芍　柴胡　独活　荆芥　南藤　丹皮　前胡　生半夏　首乌　防风　白芷　当归　枳壳　木香　乳香　没药　泉地　桔梗　苏木　天麻各等分　灵仙　仙茅根　南星三味倍加　甘草少许　上锉一大帖，约重二两，水三碗，葱白三根，煎熟提起，服大半碗，余药滚水内顿住，再停一时，再服。用好酒一小盏，三服后痛止肿消，神效。

治刀箭伤方：旧毡帽口上油透涨的剪下，烧灰付上，止血住痛。

秘传杖疮方：久不愈者神效。用团鱼骨（烧灰为末）一两，乳香，没药（制去油）各五钱，为末，猪油调搽即生肌肉。

铁布衫方：芝麻花　薏苡仁各一两　自然铜五钱　地龙　白蜡各一两　上用烧酒一大碗，制过药晒干为末，苏合油调丸如弹子大，或与人搓拳比势，出官，先服一丸，热酒送下，如不曾与人比势，经官打要请人遍身打之，才出药力也。折伤多有瘀血凝滞，用童便、黄酒各一盏，和而温服极妙。

麦斗散：治跌伤骨折，用药一厘，黄酒调下，如重车行千里之远候，其骨接之有声。初跌之时，整理如旧，对住，绵衣盖之，勿令见风，方服药，休移动，端午日制。忌妇人鸡犬等物，孙都督传。土鳖（新瓦上焙干）一个　巴豆（去壳）一个　半夏（生用）一个　乳香半分　没药半分　自然铜（火煅七次，醋淬七次，用些许盐）　上为细末，每服一厘，好黄酒送下，不可多用，多用则补滞，高起患处。

天灵散：天灵盖（用柴火烧存性）一味为细末，每二钱黄酒调服神效。

接骨效方：山栀（生为末）五分　飞萝面三钱，姜汁调和，搽患处，一日夜，皮肉青黑是其验也。治跌打损伤，逆气作肿痛，不可忍者，用栀子，白面为末，井水调搽，干则扫去，即效。

鸡鸣散：治坠压伤损，瘀血凝积，痛不可忍，若气绝，不能言者，急以小便灌之即生。大黄一两　桃仁七粒　归尾五钱　剉一剂，酒煎，五更鸡鸣时服，取下恶血神效。

花蕊石散：硫黄四两　花蕊石一两为末，入瓦罐内，盐泥固济晒干，安四方砖上，以炭火自巳午时煅至经宿，候冷，取出研细，磁罐盛之。如一切金刃及打仆身体出血者，急于伤处掺药，其血化为黄水。如内伤，血入脏腑，热煎童便，入酒少许，调服一钱立效。如牛触肠出不损者，急送入，用桑白皮或生白麻为线缝合，肚皮缝上掺药，血止立活，并不得封裹疮口，恐作脓血。如疮干，以津液润之，然后掺药。如妇人产后败血不尽，恶露奔心，胎死腹中，胞衣不下，并用童便调服三字，其效如神。

单人中白散：治闪挫跌仆，伤骨极重者，神效。人中白（不拘多少，火煅醋淬）为末，每五分酒调服。

当归须散：治打仆以致气凝血结，胸腹胁痛或寒热，如闪挫气血不顺，腰胁痛者，加青皮、木香；胁痛加柴胡、川芎。当归尾一钱半　红花八分　桃仁七分　甘草五分　赤芍　乌药　香附　苏木各一钱　官桂六分，水酒各半，煎，空心服。

古蚌霜散：治伤损大吐血，或因酒食饱，低头掬损，吐血过多，并血妄行，口鼻俱出，但声未失者皆效。蚌粉　百草霜各等分为末，每一二钱，糯米饮，调服或侧柏叶取汁尤效。如鼻衄、舌衄及灸疮出血，并用，干掺立止。

古乌附汤：治跌仆吐衄不止，又能调中快气，心腹刺痛。乌药一钱　香附二钱　甘草三分为末，淡盐汤调服。

乳香定痛散：治打仆坠堕伤损，一切疼痛等症。乳香　当归　白术各二钱　白芷　没药　甘草　羌活　人参各一钱为末，每二钱，温酒并童便调服。如血虚者，去羌、参，加川芎、芍药、生地、牡丹皮。

应痛丸：治折后为四气所侵，手足疼痛等症。草乌八两　生姜　生葱（共捣烂淹两宿，焙干）各一斤　苍术　破故纸　骨碎补各八两　穿山甲　小茴各六两为末，酒糊丸，如梧桐子大，每五十丸，温酒米饮下，忌热物。

阵王丹：大黄一两　石灰（同炒灰紫色为度，去火毒）六两　为末，筛过敷伤处立效。一方加小儿发灰、乳香、没药、蒲黄各少许为末，又用开眼老鼠子和药捣烂，阴干为末，不问刀箭出血，木石损伤，敷之如神，且兑破伤风症。

接骨膏：当归七钱半　川芎五钱　乳香二钱半　没药五钱　广木香一钱　川乌（煨）四钱　骨碎补五钱　古文钱（火煅醋淬七次）三钱　黄香六两　香油一两五钱上先将各药为末，和油成膏，用油纸摊贴患处。如骨碎筋断，用此复续如初，妙不可言。

白膏药：治跌打或刀斧伤，候血尽，用葱、花椒煎水洗患处干净，拭干敷药，不必包裹，其效如神。白及一两　猪脂油六两　芸香四两　樟脑四两　轻粉　乳香　没药　儿茶各三钱　片脑五分　上各为末，将油同化开，先下白及，次下芸香、樟脑、儿茶末，一止时取出，离火下乳香等药；候冷，又下片脑、轻粉。此方不但生肌，凡疮毒皆可贴之。膏成将磁罐盛之，每用油纸摊贴患处。

接骨散：治跌打损伤，能接续筋骨，其效如神。用莴苣子，不拘多少，微炒碾细末，每服二三钱，同好酒调服。

接骨方：白蒺藜炒为末，每服一钱，热酒调下，被盖汗出即愈。

神效葱熨法：治跌仆伤损。用葱白细切杵烂，炒热敷患处，如冷易之，肿痛即止，其效如神。

夹骨法：小蛤蟆四五个　皮硝三分　生姜一两　酒糟一碗。肿者加红内消，同捣烂，敷手足折伤之处即效。一方：用绿豆粉一味，炒令紫色，以热酒同热醋调敷损处，用竹纸盖贴，将杉木皮或桑皮二片夹定，其效如神。

小曲散：小麦曲　锅煤各五分　狗头骨　乳香　五倍子各一分　为末，用热酒调敷痛处，不可敷破处，重者加天灵盖少许尤妙。如烂者，只以凤尾草一味捣烂敷之，或以此草煎汤洗亦好。

接骨紫金丹：治跌打骨折，瘀血攻心，发热昏晕及瘀血自下、吐血等症并治，神效。土鳖　自然铜（煅）　骨碎补　大黄　血竭　当归　乳香　没药　硼砂各等分为末，每八厘，热酒调服，其骨自接。如遇经事不调，每服加麝香七厘，调服即通。

接骨丹：乳香　没药各五钱　自然铜（煅，醋淬）一两　滑石二两　龙骨（煅）赤石脂（煅）各三钱　麝香一字　为末，用好酒三碗，煮干就炒燥，为末，化黄蜡五钱，为丸，弹子大，每一丸酒煎，用东南柳枝搅散热服。若骨已接，去石脂、龙骨，临卧嚼化一丸亦妙。

麻药方：牙皂　木鳖　紫金皮　白芷　半夏　乌药　土当归　川芎　川乌各五两草乌　小茴香　坐奴草（酒煮熟）各一两　木香三钱。伤重手近不得者，更加坐奴草、草乌及蔓陀罗花各五钱为末。诸样骨碎、骨折、出白窝者，每服二钱，好红酒调下。麻倒不识痛处，或用刀割开，或剪去骨锋，以手整顿骨即归原，用夹夹定，然后医治。如箭镞入骨不出，亦可用此麻药，或钳出，或凿开取出，后用盐汤或盐水与服立醒。

闭齿方： 点椒五钱 天灵盖 红内消 白芷各二钱为末，齿动掺上即安，或已落，有血丝未断者，亦可掺药齿龈间，闭之。

接指方： 真苏木为末，敷断指间接定，外用蚕甫包缚完固，数日如故，亦治刀矢所伤者并效。

没药降圣丹： 治打仆闪肭，筋骨断折，亦手急疼痛，不能屈伸。川乌头（生，去皮脐） 骨碎补（炙去毛） 白芍药 乳香（另研） 当归（洗，焙） 没药（另研）各一两 川芎 生干地黄各一两半 自然铜（火煅醋淬十次，为末，水飞过，焙干）二两 上为末，令匀，以生姜汁与炼蜜等分和丸，每一两作四丸，每服一丸，水、酒各半盏，苏木少许，同煎八分，去苏木，空心热服。

接骨散： 治从高坠下及马上折伤，筋骨碎，痛不可忍者。此药能接骨续筋，止痛活血。定粉 当归各二钱 硼砂二钱半 上为末，每服二钱，煎苏木汤调下，服后时时进苏木汤。

补损当归散： 疗坠马落车，打伤身体，呼吸疼痛。连进此药，其痛即止，筋骨接续，神效。泽兰（炒，出汗） 附子（炮，去皮脐）各等分 当归（炒） 甘草（炙） 桂心 蜀椒（炒，出汗）各三分 川芎（炒）六分 上为末，每服二钱，温酒调下，日三服，忌生葱、猪肉、冷水、菘菜。

淋泄顽荆散： 治从高失坠及一切伤折筋骨，瘀血结痛。顽荆叶一两半 蔓荆子 白芷 细辛（去苗） 防风（去芦） 川芎 桂心 丁皮 羌活各一两 上为末，每用一两，盐半匙，葱白连根五个，水五升，煎七沸，去渣，通手淋泄痛处，冷即再换，宜避风。

没药乳香散： 治打仆伤损，痛不可忍者，神效。没药（另研） 乳香（另研） 当归（焙） 白芷 肉桂（去皮） 甘草（炒）各一两 白术（炒）一两 上为末，入研药，再研令匀，再服二钱，温酒调下，不拘时。

加味川芎汤： 治打仆伤损，败血流入胃脘，呕黑血如豆汁。当归 白芍 川芎 荆芥穗 百合（水浸半日）各半分 上嚼咀，每服四钱，水一盏，酒半盏，同煎七分，不拘时。

鸡鸣散： 治从高坠下及木石所压。凡是伤损血瘀凝积，痛不可忍，并以此药推陈致新。大黄（酒蒸）一两 杏仁（去皮尖）三十七粒 上研细，酒一碗，煎至六分去渣，鸡鸣时服至晓，取下瘀血即愈。若使觉气绝不能言，取药不及，急擘开口，热小便灌之即生。

紫金散： 治打仆伤折，内损肺肝，或有瘀血停积于内，心腹胀闷。紫金皮二两 降真香 续断 补骨脂 琥珀（另研） 蒲黄 牛膝（酒浸）各一两 当归（洗，焙）

朴硝（另研）各一两半　无名异（煅细，酒淬七次）　大黄（纸裹温煨）　桃仁（去皮尖）各一两　上为末，每服二钱，浓煎苏木、当归，酒调下，并进三服，利即安。

内托黄芪丸：治针灸伤经络，流脓不止，宜之。黄芪八两　当归（洗）三两　肉桂（去皮）　木香　乳香（另研）　沉香各一两　上为末，用绿豆粉四两，姜汁煮，糊丸如梧桐子大，每服五十丸，热水送下，不拘时候。

治打损接骨方：接骨木半两　乳香半钱　赤芍　川芎　川当归　自然铜（火煅）各一两　上为末，黄蜡四两，溶化入药，搅匀候温，丸如龙眼大。如此，打伤筋骨及闪挫疼痛者，用药一丸，好旧酒一盏，浸化药蒸热服之；若碎折筋骨，先用些药贴之，然后服食。

治打仆内损，筋骨疼痛：没药　乳香　芍药　川芎　川椒（去子及闭目者）　当归各五钱　自然铜（半炭火烧）三钱　上为末，用黄蜡二两溶开，入药末，不住手搅匀，丸如弹子大。每服一丸，用好酒煎开药，热服之，随痛处贴，虚时连进有效。

夺命散：治引力所伤及从高坠下，水石压损，瘀血凝积，心腹疼痛，大小便不通并效。大黄　黑牵牛各二两　红蛭（同石灰慢火炒，令干黄色）半两　上为末，每服二钱，用煎酒调下。约行四五里，再用热酒调牵牛末二钱催之，须下恶血成现，以尽为愈。

治打仆伤损骨折：此药专能接骨续筋如神。夜合树（去粗皮，炒黑色）四两　芥菜子（炒）一两　上为末，酒调二钱澄清，临卧服，久以粗淬罨疮上扎缚之。又方：用葱白、砂糖二味相等，烂研缚之，痛立止，无瘢痕。

百一选方：救急疗坠马落车，伤腕折骨，神效。当归（炒）　桂心（炙）　甘草（炙）　川芎一两半　附子（炮）　泽兰（炒）各一两　蜀椒（去汗）各七钱半　上为末，酒服二三钱立效，忌海藻、菘菜、生葱、冷水等物。

茴香酒：治打坠肢体凝滞，瘀血腰胁疼痛。破故纸（炒）　茴香　辣桂各一钱　上为末，每服二钱，食前热酒调服。

澹疗方：治从高坠下，或打仆伤损，腰胁心疼痛。用木香调气散加红曲末少许，童子小便同酒调，空心热服。如无红曲，红酒亦好。木香调气散。

又方：治打仆伤折手足。用绿豆粉，新铁铫内炒令紫色；用新汲井水调稀，厚敷损处，以纸盖将杉木片缚定，立效。

应痛丸：治折伤后为四气所侵，手足疼痛等症。生苍术一斤　破故纸（炒半生）一斤半　舶上茴香（炒）十二两　骨碎补（去毛）一斤　川山甲（去膜皮，炒胀为度，柴灰亦可）　生草乌（如麦大）一斤　上除草乌一斤，用生葱一斤，连皮生姜二斤，擂烂。将草乌一处淹两宿，焙干，连前药一处焙为末，酒煮面糊丸，如梧桐子大，每服五十丸，酒汤任下，忌热物及诸般毒物。

经验方：治打损骨折筋断。乳香　没药　苏木　降真香　松明节　川乌（去皮尖）血竭各三钱　龙骨（生用）半两　地龙（去土，油炒）半两　自然铜（火煅醋淬七次）

各一两　水蛭（油炒）半两　土狗（油浸，焙干为末）十个　上为末，每服五钱，无灰酒调下。病在上，食后服；病在下，食前服。服此药自顶心寻病至下两手，遍身遇受病处则飒飒有声，觉药力习习往来则愈矣。

接骨神效一字散： 接骨铜（用火煅，醋淬七次为末，系石炭内铜）二两　土鳖（隔纸于砂锅内焙干，为末）六钱　上为细末，每服二钱二分半，温酒调下。病在上者，食后服；病在下者，食前服。其效如神。

一人坠马，腹内作痛： 饮酒数盅，翌早大便自下瘀血即安，此元气充实，挟酒势而行散也。

一男子坠马，腹有瘀血，服药下之，致发热、盗汗、自汗、脉浮涩，此必重刑过伤气血所致。投以十全大补汤益甚，时或谵语，此药力未及而然也。以前药加炮附子五分，服之即睡，觉来顿安；再剂而痊。

乌龙解毒散： 如人受责，不拘轻重，致于伏不能动起者，及疔甲烂肉连腿肿、面青、疼痛难忍，夜无眠，浑身憎寒壮热，神魂惊怖，此药可治，即时可止疼痛。善能动履及疔甲痛肿，其效如神。用木耳四两，入净砂锅内炒焦存性，为末，每服五钱，热黄酒一碗调服。服药之后坐待片时，其药力行开至杖疮上，从肉里面往外透，如针刺痒甚，不时流血水。或以药水洗净，贴上膏药，其杖处疼痛肿硬，次日即消。

散被殴斑（瘢）痕方： 用熟麻油、黄酒各二碗，同煎数沸。服毕，卧火烧热地上一夜，疼止肿消，无痕。有打伤人者，仇家阴令术士以此治之，次日验，即无一毫伤痕。

救刑妙方： 土鳖（瓦上焙干，为末）一个　沉香（末）二分　银朱五分　上三味为末，合一处，刑后，随用好酒调，温服，消肿去毒止疼神效（隔宿不用）。

退血止痛饮： 治杖后痛肿，瘀血不散，血气攻心，或憎寒壮热。归尾　赤芍　生半夏　白芷　防风　荆芥　羌活　连翘　黄连　黄芩　黄柏　栀子　薄荷　枳壳　桔梗　知母　石膏　车前　甘草　上为散，水煎服。

托里建中汤： 治杖疮溃烂久不愈者，神效。人参　白术（炒焙）　茯苓　当归　白芍药　半夏　陈皮　香附　贝母各等分　桔梗　甘草二味减半　上剉剂，水煎服。如寒热往来，加柴胡、地骨皮；口干加五味子、麦门冬（去心）；脓清加黄芪，脓多加川芎；肌肉迟生加白蔹、肉桂。

棒疮疔甲膏药： 止疼痛，收血水，消肿去疔甲。乳香　没药　儿茶　雄黄各三钱　轻粉一钱　官粉　黄蜡各一两　先将猪脂入锅炼出油，冷定却将诸药研成细末，入油搅匀，随将黄蜡化开收入一处，量疮大小贴之，极能去疔甲，收脓水，消肿止痛，内宜服前一散。

洗药方： 先用此药水洗，好的更快。防风　荆芥　苦参各等分，煎水洗。

生肌散： 用前药煎水洗净拭干，然后掺此药。乳香　没药　孩儿茶各等分为细末，撒上即止痛生肌。

去疗甲药： 用鸡子清加麝香少许，银簪打成稀水，照疗甲处轻轻用簪子尖点上，上不多时，其疗甲化烂，取去上散药，外点膏药，一日一换，化尽死肉之后，三四日换一次，不数日如初。

郁金膏： 贴杖疮，一切肿毒。生猪脂（熬，去渣净油）一斤 郁金四两 生地黄（忌犯铁器）咀片如猪油内煎枯，去药渣，又入净黄蜡半斤化开，又入好朝脑一两，瓷罐收入，每用一两加官粉二钱，溶化搅匀，摊油单纸上贴之。

英雄丸： 乳香 没药 密陀僧 花椒 自然铜（烧红，淬七次）地龙（即蚯蚓，焙干）木鳖子（去壳）上为末，炼蜜为丸如弹子大，每一丸以酒化服，或临刑方用，打不觉痛，任打血不浸心，妙不可言。

秘传鬼代丹： 任官府打不痛，此方不怕远年疯损等症，有千金不传之妙，宜珍重之。不救诸般只救刑，乳香没药与细辛，归尾去土木鳖子，烧红研细自然铜，苦参当归无名异，烂药为丸弹子形，见官细嚼三杯酒，不怕黄昏打至明。上药用天灵盖烧灰存性为衣，若见官之时，细嚼一丸酒下。

杖疮托烂方： 水粉 赤石脂各二两 水银（生用）一钱 上用麻油杵成膏，伞纸开贴如肉烂，有坑窟用膏填满，方贴无有不效。

杖疮膏药： 万金不传。大蓟 小蓟 五爪龙 青藤 凤退 金绵菊 铁马鞭 紫金皮 羊带归 勾钩藤 赤蜈蚣 麻葛 栀子 黄柏 石莲花 婆婆根 铁杵子 连了青 山慈姑 百爷子 枯黄芩 救母草各四两 香油一斤，煎起退火毒，七日后用细药末、乳香、没药各一钱，血竭二钱，白及四钱，白蜡一两，黄蜡四两，共熬成膏，任摊贴患处如神效。

敷刑打烂末子： 大黄三钱 黄连五钱 黄柏五钱 黄芩七钱 蒲黄七钱 乳香五钱 没药四钱 轻粉 水银各二钱 锡（制汞）一钱 血竭三钱 白及二钱 胭脂（烧存性）七片 上为细末，泉水调敷患处，功效如神不可笔记。

止刑不痛丹： 无名异 地龙（去土）血竭各一钱 乳香二钱 没药一钱 自然铜（火煅过，醋淬七次）一钱半 木鳖子（肉）二钱 上为末，酒为丸，如梧桐子大，金箔为衣，每服一丸，好酒送下，不用刑时葱白煎汤送下。

隔杖法符： 如出官有打，先将此符咒白蜡三分调酒服，咒曰：吾奉铁山铁和尚，铁衣铁郎君，常在九天驾雷霆，飞砂走石收邪精，骑山拔树镇乾坤，不怕华光亲自战，那怕二郎去出征，若有闲邪违吾者，飞刀寸斩不晋停。符式：一日一贴，此是神仙真秘诀，用朱砂、书符咒化毕，白蜡调酒服。

草泽秘方： 治跌打损伤有效。一寸金（即松毛）黄秋串根 黄花草 懒牛树筋 走马箭 毛铁甲 上采来，生擂酒服。

治风损： 乌盐根 三白草（此处言五里白）五加皮 骨碎补 走马箭 毛铁甲 土茯苓 生姜（各不拘多少）上共擂酒服，或浸酒服，尤妙。

治跌打伤方： 椿树根 洗净捣烂，取汁和酒服，渣敷患处。

一方治刀口药：五月五日合。野艾叶　连根韭菜　石灰各等分，捣烂一斗许，入灰一盏，作丸如卵黄大，阴干。遇刀斧伤带血，敷之立效。

伯颜丞相军中方：治刀箭刃器所伤并治神效。乳香　没药　羌活　紫苏　细辛　草乌　麝香半字　厚桂　蛇含石（煅过）　白芷（不见火）　降真香　当归　苏木　檀香　龙骨　南星　硫黄　寄生尾　花蕊石（火煅，童便淬十数次）各等分为末，干掺伤处，止血止痛，去风生肌，疮口四周用洪宝丹敷贴神效。

洪宝丹：治一切肿毒，散血消肿，及汤烫火烧，金枪打仆，出血不止等症，功效如神，条列于后。天花粉三两　白芷二两　赤芍二两　郁金（无，以姜黄代之）一两　川黄柏一两　上为末，热毒用茶调冷，用酒调涂患处，衄血不止，冷水调涂后颈项上，此药最绝。盖此药一凉而已，能化血为水，能使血瘀积又能凉肌生肉；去死肌烂肉，又能破血退肿滞气；为凉能止痛又能为痛，闭脓又能出脓。一反一复，此方药性无他，遇凉效少，遇热效多，非十分急症不可轻用，恐或凝寒，治疗费力。若涂疮出，非此不可，乃风一药，余外但可，以为前二药之佐，用当审之。大抵此三味可合力同功，亦可独力专权；可分司职列，亦可合围交攻；可缓慢求救，亦可勇力相持；苟非明理通变，鲜能效矣，治法详具于后。若病热，大热可用热茶调敷；如证稍温，则用酒调；若用撮脓，可用三分姜汁七分茶，调用茶取凉，能使血退；姜汁热能引血潮，故血退则被引，血潮被逐，进退相持，而后成脓，作破逼脓尽流也。凡疮口破处，肉硬不消者，疮口被风所袭也，此方中加独活以去风，用热酒调，如不消，必风毒已深，肌肉结实，又加紫荆皮立效。此方专去金疮及诸热症赤肿，断诸血根，不使赤。若痈疽，不可堆用，恐贴处不散。合火毒入内，在骨则成骨疽，在喉项间则毒气聚喉，在脑背则阴烂脏腑，在肠肚则为内痈，杀人不救。可不慎哉，只以中和为正治，无误矣。

少壮之人，衰老血败之士，如有溅血，无药可止，血尽人亡。若在手足，可用茶调敷手足上下尺余。远者在胸背胁腰，则全体敷之，把住血路方能止。即用断血药五倍末，方见后，乃神效军中方掺口，方得安愈。

治金疮重者，筋痛脉绝，血尽人亡，如止断血，须用绳及绢袋缚住人手臂，却以此方从手臂上用茶调敷住血路，然后却用断血药掺口，即不可使内补及四物等药，却又能令人发呕吐，甚则口眼歪斜，发烦发热，成破伤风，只可以对金饮加川芎、白芷同煎服，却能补血。如或有破伤风症，又须用破伤药，即葛根汤之类，方见后，疮口用军中方敷之。

凡金疮在头面上者，血不止，急用此方，茶调团围敷颈上截血，疮口边亦用此方敷，军中方掺口，重者十日，轻者三日立愈。

凡金疮着水，肉番花者，可用韭汁调此方敷疮口两傍，以火微灸之。或用早稻秆烟薰之，疮口水出即愈；如无水出，即是风袭，可用南星茶调敷之即愈，然后以军中方掺口妙。

妇人产后或经绝血行逆上，心不能主；或吐血、鼻衄、舌衄，可以此方用井花水调敷颈上，生艾汁调亦妙，其血立止。然后服药以绝原。如舌衄必有血泡，破之复胀，可用线于舌根颈缚住，勿除，于颈项上截血，内用黄芩、荆芥凉心之药，以收其原，舌上用蜜调结口之药以治之。泡破，除线，血不能胀矣，服凉心药，四物汤加荆芥、薄荷、朱砂。

方用药调涂热毒，恐随干随痛，亦肿不退，当用鸡子清调敷，诸热毒难干，妙。汤火烫伤同治法。打破伤损在胸膈上者，药通血不下，可用绿豆水，调此药末吞下之，即吐出而安。又有从高坠下，用通血药不下，数日病人几死，此必天时寒冻，服大黄等药冰之，血凝片不行，可用热酒调均，姜末饮之，片时通，人得更生，盖借热性以活死血，则前药方能行矣，此孙武之兵也，医者最诸。

治痈疽发背诸疮，打破伤损，骨断末破或未断而肿者并治：桑白皮（杀伤此为主）白芷各一两半　赤芍二两　乌药（肿，骨痛此为主）　左缠藤　荆芥　橘叶　藿香（臭烂者加此）　柏叶根　上剉散，随症加减，每药一两重，用水二碗煎。如洗金疮加荆芥、桑白皮；疮毒加乌柏根皮，温温用瓶斟洗如法；如伤遍身重者，可于小房无风处，用火先烧红大砖数片，先用热药汤熏洗，如气息温，又用红砖遂旋淬起药气令热，得少汗出为妙。

麝香轻粉散（又名桃花散）：生肉合口，去痛住风，一切痈疽折伤，口不合。用药洗后，以此末干掺。乳香　没药　五倍子（为主）　白芷（不见火，去风生肉）　赤芍（散血止痛）　轻粉　黄丹（水飞过）　赤石脂（煅，性急）　麝香　血竭（止血生肉）槟榔（止血）　当归（酒洗，焙）　海螵蛸　上研为细末用掺口。

神异四七膏：治诸般恶疮毒疮，久不愈者，即愈。乳香　没药　防风　羌活　白芷　赤芍　当归　宣连　肉桂　皂角　文蛤　槟榔　巴豆（去壳）　木鳖子　黄丹　水粉　枫香　蓖麻子　无名异　荜茇　乌药　黄蜡　松香各等分　桃枝　柳枝　槐枝各七寸　蜡膏　清油　上除乳、没、麝、轻粉、丹另研外，先用清油煎诸药令焦，方下枫香、松香、黄蜡、蜡膏，又熬令溶，用绢滤去前药，却下黄丹，水粉，再熬令紫色，然后下乳、没、麝、轻末，用桃、柳、槐枝搅匀，滴水不散为度。将瓦器收贮，听用。

又方：止血生肉，合口，通变用法。滑石（性缓）　寒水石（解烦）　石膏（煅，性缓）　番香（烧）　雄黄（去烂肉）　龙骨（煅，性急）　穿山甲（灰炒，能去水）　百草霜（止血）　王不留行（炒，止血）　刘寄奴（炒，止血）　金樱子　九里光（止血）苎根（烧，存性）　老松皮（烧，存性）　上为末加减用之。

一黑散：止痛。百草霜　苎根（烧，存性）　番降　先用老松皮烧存性为末，能住刀口杖疮，一切痛不止者并治。

止痛丸：能接骨，遍身疼痛，久损至骨，如金刀伤，则后用之。乳香　没药　骨碎补各二钱　当归　川芎　薏苡仁（炒，如筋绝脉绝，多加此一味）各一两　丁皮独活（炒）　草乌（炒黄色）　赤芍（炒）　石粘箸（炒）　白芷（炒）各五钱　肉桂三钱　茴香（炒）二钱　上为细末，炼蜜为丸，用生姜细嚼，温酒吞下。如为末，用生酒调下亦可，浸酒吃亦可。

如折伤损，则须用药遍身麻，方可用药，接骨加草乌一匕多，热酒调服，量人老弱虚实加减用之。如其人麻不解，可用大乌豆浓煎汁解之，如无豆，浓煎豉亦可；如吐，加姜汁。

索血散： 治刀刃伤，有潮热，面肿气喘，及破伤风者并治。干葛（虚弱老人，出血多者，去此加川芎代） 防风 赤芍 细辛 羌活 桔梗（炒） 甘草 肉桂 白芷各三钱 上为散，姜葱煎服。

葛根汤： 治刀刃伤，后发寒热，男女流注，初发寒热，红肿赤痛者，以此发散。升麻一两 葛根二两 甘草（炒）二钱半 苏叶 白芷 丁皮 川芎 香附子 陈皮各五钱 上为散，每服二钱，姜葱煎，空心服。

散血散： 治刀刃伤，出血过多，用此药补之。人参 当归 白芷 白茯苓 黄芪各五钱 砂仁 陈皮 丁香各二钱 枳壳（炒）三钱 茴香（炒） 甘草各一钱 牛膝（酒浸）三钱 川芎一两 苍术（炒） 肉桂（若去血多，多用此一味）各一钱 上嚼咀，每服三钱，姜枣煎，不拘时服。凡疮口及杖疮要生肉，须服此药，或十宣散亦可。

通血散： 治肉伤无血出者，及打仆遍身赤肿，大小便不通。大黄（面裹）三钱 当归（焙）二钱为末，用苏木、枳壳煎汤调温服，如用酒加童便。有潮热不用酒，如不通，用炒枳壳煎汤引发。

热粘皮： 治金疮出血不止。龙骨（煅）三钱 五倍子（半生半炒）二两 白矾（半生半枯）一两 无名异一两 乳香 没药各二钱 上为末，干掺患处，不作脓，不怕风，立时止血住痛生肌，如神。

军中一捻金： 治金疮伤破出血并狗咬。端午日合，矿石灰不拘多少，炒研，生韭菜连根同捣作饼，阴干为末掺上，止血生肌。

出箭方： 花蕊石（其形似硫黄，出在陕西州，有白斑点者）一味，火煅七次，为细末，撒在伤处周围，箭头即出。

止痛生肌散： 治刀斧伤，出血不止。乳香 没药 儿茶 象皮（炒） 龙骨（研，水飞） 石膏（煅，水飞） 三七 黄丹（水飞），上八味各等分，为细末用之。

金疮出血不止： 用楮树叶为末，搽上血即止。梁阁老侄女，金疮出血不止，寒热口干，此气虚血无所附而血不归经也。用补中益气汤，五味，麦门冬主之，阳气复而渐愈矣。

补中益气汤： 黄芪 人参 甘草 白术 当归 柴胡 升麻 陈皮 五味 麦冬上嚼咀，姜枣煎服。

内托十宣散： 人参 黄芪 当归 厚朴 桔梗 防风 肉桂 川芎 白芷 甘草上为末，每三钱至五六钱酒下，不能饮酒者，木香磨汤下。

破伤风有四因，不因气动者一，卒暴损破，风袭，或诸汤洗、艾灸，逼毒妄行。有因气动者二，疮口不合，贴膏留孔风袭，或热郁，遍身白痂，疮口闭塞，气难通泄，传播经络，烧灼真气，是以寒热间作，甚则发痉，口噤，角弓反张。须臾欲死，用蝎梢饼或三生饮加天麻为末，每一钱用黑豆淋酒调服，化痰开关，风盛者二乌丸，风痰俱盛者，古星风散；风痰虚者，乌蛇散；血凝心神昏闷者，单鹅翎烧灰存性为末，酒调服一钱，服后饮酒一二盏，以助药势。如血多痛甚者，如圣散；手足战掉者，朱砂指甲散，蛴螬酒；如头目青黑，额汗不流，眼小目瞪，身汗如油者，四逆不治。

破伤风，风热燥甚，怫郁在表，善伸数欠，筋脉拘急，或时恶寒，或筋惕搐搦，宜辛热治风，佐以辛寒；如伤寒，麻桂加黄芩、知母是也；若表不已，渐传入里，在肌肉者，宜退风热，开结滞，辛寒之药或佐以辛热调之，犹伤寒半表半里，而用小柴胡也；若里热已甚而舌强口噤，项背反张，惊搐惕搦，涎唾稠粘，胸腹满塞，便溺秘结或时汗出，宜祛风散结，寒药下之，后复以清热开结之药调之。又云，破伤风同伤寒坏症，沿看在何经，而用本经药祛之。

破伤风表症，古伤风汤去甘草加川芎、独活等分，水煎服，或调蜈蚣散或五味羌活汤，少用细辛加归芎等分，水煎服，便秘加大黄缓缓通之，或用古龙虎丹发汗亦妙。

半表半里症羌麻汤

破伤风若服表药过多，脏腑和而自汗者，白术防风汤；大汗不止，搐搦者，升麻葛根汤加白术、黄芩。如脏腑闭，小便赤，自汗者，先用小芎黄汤二三服，后用大芎黄汤速下之，或江鳔丸。气弱者只用蜜导下法。

破伤风，或始而出血过多，或疮口早合，瘀血停滞，俱是血分受病，血属阴，五脏所主，始虽在表随即入里，故多死也。宜养血，当归地黄汤、活神丹、托里散、内托十宣散，以防陷外。外用鱼胶散，或用鼠头骨为末，腊月猪脂调敷，亦治恶犬咬伤。

又有破伤水湿，口噤强直者，用牡蛎为末敷之，仍以甘草煎汤调服二钱。

破伤风或病已十分安痊，而忽有口噤、反张、筋搐、痰壅，似破伤风症，又似痉症，其实乃气血俱虚也。

凡痈疽溃后，脓血大泄，阳随阴散，变症只宜大补气血，果系风痉，亦不宜以风药治之。血虚者，四物汤加参术。

气虚者，补中益气汤去升、柴、陈皮，加酒炒黑黄柏、五味子、麦门冬、肉桂，大剂服之。

气血俱虚，汗多作渴，寒热者，十全大补汤加桂、附、麦门冬、五味子。

呃逆者，托里温中汤，若妄投风药者，必死不治。

蜈蚣散：治破伤风搐搦，角弓反张等症，如神。蜈蚣两条 江鳔（无江鳔，以全蝎代之）三钱为末，每一钱。防风、羌活煎汤调服。外用擦牙或吹鼻亦好，如表不解，当服江鳔丸。

江鳔丸：治破伤风惊而发搐，脏腑秘涩，邪在里者宜此下之。野鸽粪（炒）江鳔（烧）僵蚕各五分 雄黄一钱 蜈蚣二条 天麻一钱为末，分作二分，将一分烧饭为丸，梧桐子大，朱砂为衣；将一分加巴豆霜二分半，饭为丸，每用朱砂药二十丸，巴霜药一丸，二服加二丸，至便利为度，再服朱砂药，病愈即止。

单全蝎散：全蝎蛸七个，为末，热酒调服，凡患肢破伤风症非此不除。

古星风散：南星　防风各等分为末。如破伤及金刃伤或打仆内有损伤，以药末敷伤处，然后以温酒调下一钱；如牙关紧急，角弓反张，及打伤欲死，但心头微温者，以童便调灌二钱，并进二服即生；如癫犬咬，先以口含浆水洗拭，掺之，更不作脓，大效。盖南星为防风所制，服之不麻。

二乌丸：治破伤风，角弓反张，牙关紧急等症。生川乌　白芷　天麻各二钱　生草乌　雄黄各一钱为末，酒糊丸，梧桐子大，每十丸温酒服。

乌蛇散：治破伤风及洗头风。乌梢蛇六钱　麻黄一两　草乌　干姜　附子　川芎　白附子　天麻五钱　蝎梢二钱半，为末，每一钱，热酒调，日三服。

蛴螬酒：凡破伤，初觉有风时急取热粪堆内蛴螬虫一二个，用手捏住，待虫口中吐些小水，如紧急，只剪去毛，将腹内黄水抹疮口，再滴些，小入热酒内饮之，身穿厚衣，片时疮口觉麻，两胁微汗，风出立效。虎咬亦宜。

鱼胶散：治破伤风，口噤强直。鱼胶（烧存性，为末）　麝香少许　每二钱，热酒米饮，任下亦可，溶化外敷极妙。

朱砂指甲散：治破伤，手足颤掉不已，神效。人手足指甲（烧，存性）六钱　朱砂　南星　独活各二钱　为末，分作三服，热酒调下。

瓜石汤：治破伤风发热。瓜蒌仁九钱　滑石一钱半　南星　苍术　赤芍　陈皮各一钱　黄连　黄柏　黄芩　白芷各五钱　甘草二钱为散，姜煎服。

小芎黄汤：治破伤风表热。川芎五钱　黄芩三钱　甘草一钱，水煎服。

羌麻汤：治破伤风半表半里无汗。羌活　麻黄　菊花　川芎　石膏　防风　前胡　黄芩　细辛　枳壳　茯苓　蔓荆子　甘草各五分　白芷　薄荷各二分半，姜煎服。

榆丁散：治破伤风半表半里，头微汗，身无汗，不可发汗者宜之。地榆　紫花地丁草　防风　马齿苋各等分　为末，每三钱温水饮下。

大芎黄汤：治破伤风，二便秘赤，自汗不止。川芎一钱　大黄　羌活　黄芩各二钱，水煎服。

养血当归地黄汤：治病久气血渐虚，邪气入胃，宜此养血荣筋。当归　川芎　芍药　生地　藁本　防风　白芷各一钱　细辛少许　上到一剂，破伤风，加滴乳香一钱。又方：槐子（炒黄）一合，好酒一碗，煎至八分，热服汗出为愈。

又方：用野苏子（半生半炒）为末，炼蜜丸，如指头大，每服一丸，热黄酒送下。

治跌打破头面及伤破手足，大口血流不止：沥青（即松香，不拘多少），碾为细末，将所破疮口用手捏凑一处，用药末厚敷上。将净布帛扎住，不怕风不惧水，旬日即痊也。

治破伤风：甘草　甘遂各等分。研为末，将蜂蜜并隔年老葱头共捣一块，将疮甲揭起，微将麝香先撒于上，然后搭药在上，点香至四寸，浑身汗出即愈。

灸法：治破伤风及癞狗咬伤，此方最易而神效。用核桃壳半边，内填稠人粪满，仍用槐树皮衬扣伤处，用艾灸桃壳上，灸之若遍身汗出，其人大困即愈。若年远，只在疮上灸之亦愈。

附经验膏药方

云母膏：贴百病如神。川椒　白芷　赤芍　肉桂　当归　菖蒲　黄芪　白及　川芎　木香　白蔹　防风　厚朴　桔梗　柴胡　人参　龙胆草　苍术　黄芩　附子　百合皮　茯苓　良姜　松脂各五钱　甘草　柏叶　桑白皮　槐枝　柳枝　陈皮各二两。用清油四十两，浸封七日，文武火煎，以柳木不住手搅，候匝沸乃下火，沸定又上火，如此者三次，以药枯黑，滤去渣再熬，入黄丹二十两，没药、盐花、血竭、麝香各末五钱　云母石　硝石各末四两。以槐枝不住手搅，滴水成珠，不软不硬为度，瓷器收贮，候温将水银二两以绢包定，以手细弹铺在膏上，名膏母。用时先刮去水银，或丸梧子大服，或摊绛布上贴，随宜用之。如发背，败蒲煎汤洗拭贴之，内服一两，分三次温酒下，未成者即愈。乳痈、瘰疬、骨疽毒穿至骨，外贴，内服一两，分三次酒下，甚者即泻恶物。肠痈，内服五两，分五次，甘草煎汤下，未成脓者消，已成脓者随药下脓下，后每日仍酒下五丸，脓止住服。发颠、发鬓、发眉、发耳、脐痛、牙痈、牙疼、疣赘及一切疮疖肿毒并外贴，即时毒消痛止而愈，甚者内服。风眼，贴两太阳穴。小肠气，茴香煎酒下一分，日二服即愈。难产温酒下一分。血晕欲死，姜汁和童便酒下十丸即醒。死胎，榆白皮煎汤下五钱即生。壁虎、蜘蛛咬，外贴恶疮口。虎豹咬，甘草煎汤洗拭贴之，每日一换。蛇犬咬，外贴，内服十丸，生油下。箭头入肉，外贴，每日吃熟绿豆少许，箭头自出。中毒，药酒下一分，每日一服，四日泻出恶物立瘥。此膏但遇所苦，药到即愈，忌羊血，余无所忌。如收此药防身，以蜡纸裹，不令风干，可收三十年不损药力。

麒麟竭膏：当归　木鳖肉　知母　文蛤　细辛　白芷各五钱　槐枝　柳枝各十四寸。一方用山慈菇、大戟、巴豆各五钱。用香油三两半，同前八味入锅内，文武火煎。以柳枝不住手搅，煎至药枯黑，滤去渣。入松香末十两，沥青末二两，仍不住手搅，如沸溢，即下火搅之，再上火一茶顷，滴水成珠，不软不硬，即入血竭三钱，轻粉、麝香各二钱，雄黄四钱，乳香、没药各五钱，共为末。徐徐而下，速搅极匀，凝则再上火，勿令沸溢，顷入水浸半日，后以手搏之，渐渐软和，反复揉扯，如金丝之状，再入水浸之，如前揉扯。春夏频换水，多浸愈妙，紧急亦浸两宿。治一切痈疽五发，毒疮，生者贴之即散，熟者即穿，遂败生肌，首尾可用。一切疔肿、结核，并贴患处。臁疮，先用韭汁、白矾入汤洗净，牛蒡子叶或金刚藤叶先贴半日，取尽恶水，然后贴膏，刻日可愈。一切臀股黄湿痒痛等疮，并洗拭贴之。一切打仆，伤损闪挫，气闷等症并贴患处。头疼，贴两太阳穴。赤眼，贴眼胞鱼尾。暴伤风冷，嗽，贴脊心。牙疼，刮药塞牙缝。面肿，贴面。小儿疳痢等疾，为丸绿豆大，米饮下三十丸。一切风寒湿，臂腿疼痛，俱贴痛处，无有不效。

神应膏：治诸般痈肿疔毒，外科神药，人多忽之。香油一斤，乳发（鸡子大）一团，于铫中文武火熬至发枯，入杏仁一两，再煎枯黑，滤去渣，入黄芪七钱半，玄参五钱，熬一、二时，久住火候，火力稍息，入带子蜂房一两，蛇蜕五钱，以柳木不住手搅，慢火熬至枯黑，滤去渣，入黄丹五两，不住手搅匀，滴水成珠，不软不硬，瓷器收贮，随意摊贴。

　　万应膏：木香　川芎　牛膝　生地　细辛　白芷　秦艽　归尾　枳壳　独活　防风　大枫子　羌活　黄芩　南星　蓖麻子　半夏　苍术　贝母　赤芍　杏仁　白蔹　茅香　两头尖　艾叶　连翘　川乌　甘草节　肉桂　良姜　续断　威灵仙　荆芥　藁本　丁香　金银花　丁皮　藿香　红花　青风藤　乌药　苏木　玄参　白鲜皮　僵蚕　草乌　桃仁　五加皮　山栀　牙皂　苦参　穿山甲　五倍子　降真节　骨碎补　苍耳头　蝉蜕　蜂房　鳖甲　全蝎　麻黄　白及各一两　大黄二两　蜈蚣二十一条　蛇蜕三条，桃、柳、榆、槐、桑、楝、楮七样，取皮各二十一寸，麻油十二斤，浸春五、夏三、秋七、冬十日，方入铜锅内，文武火煎至药枯黑，滤去渣，瓷器收贮，另用松香一斤，溶化入前药油二两，同熬，滴水成珠，不软不硬，仍滤入水中，反复揉扯，如金色即成膏矣。治一切风气寒温，手足拘挛，骨节酸疼。男人痞积，女人血瘕及腰疼、胁痛，诸般疼痛，结核转筋，顽癣，顽疮积年不愈，肿毒初发，杨梅肿硬未破者，俱贴患处，十日痊愈。肚腹疼痛，疟痢俱贴脐上，痢白而寒者尤效。咳嗽哮喘，受寒恶心，胸膈胀满，男妇面色痿黄，脾胃等症及心疼，俱贴前心，负重伤力，浑身拘痛者，贴后心与腰眼。诸疝小肠气等症贴脐下神效。

　　千槌膏：治诸般痈毒，无名恶疮，未成者散，已成者拔毒追脓，如腹中痞块，并疟，贴大椎及身椎穴，其效如神。白松香一斤　蓖麻仁　杏仁各三百粒　铜青三两　乳香　没药各一两半　轻粉二钱，共入石臼内，向日下以木杵槌成膏。如燥少，加香油槌之，瓷器收贮，每用忌火，宜于汤内溶化，红绢摊开贴之。

　　呼脓长肉膏：专治痈疽发背，疔疖等症，已破出脓者，油纸摊贴，如脓多，用绢揩净，将此膏于火边略烘，再贴第三次，另换一个贴之，贴得将收口，量疮大小贴之。麻油三斤、桃枝、柳枝、槐枝各七寸，头发（鸡子大）一团，熬焦枯，入当归、黄芪、黄连各一两半，黄柏、黄芩、大黄、白芷、杏仁、防风、荆芥、羌活、独活、连翘、山栀各一两、赤芍、地黄、白及、青风藤、金银花各八钱。上用文武火，煎至药枯黑，滤去渣，入黄丹半斤，黄蜡五两，沥青二两，同煎至油滚渐渐加之，滴入水中。软硬得所，方入乳香、没药各五钱，血竭、轻粉各三钱，急手搅匀，瓷器收贮，临用开贴神效。

　　白蜡膏：治痈疽发背，汤火等疮，去腐生肌止痛，补血续筋，又与新肉相宜，其效如神。当归、生地各一两，用麻油一两，煎药枯黑，滤去渣，入白蜡或黄蜡一两，溶化，候冷搅匀即成膏矣。一方加乳香、没药、儿茶、龙骨、血竭、轻粉各等分。

　　琥珀膏：治五发，恶疮疔肿，瘰疬，远年冷疖，痔漏，一切无名肿毒及虎犬蛇伤，并皆治之。归尾、川芎、黄芪梢、蜂房、皂角、升麻、甘草梢、蓖麻子、木鳖子、芍药、白蔹、独活、藁本、防风梢、枸杞子、瓜蒌仁、苏木、白芷、杏仁、黄连、槐枝各一两。用水五大碗，煎至减半，去渣。其渣再用水五大碗，煎至减半，去渣，与前汁和匀，以槐枝不住手搅。慢火熬至成膏，入香油四斤，真酥二两，羊肾脂油四两，搅匀，文武火煎至水尽，约以纸条燃着，不爆为度，方徐徐入黄丹二斤，柳枝不住手搅，滴水成珠，软硬得所。如软添丹，硬再加油，再熬。方入琥珀、木香、乳香、没药、云母石、雄黄、朱砂、甘松各末二钱半，发灰二两、枯矾一两、轻粉、麝香各末二钱。急搅令极匀，微煎数沸，以磁器收贮，厚纸红绢摊开，量疮大小，贴之。其效不可笔记。

水粉膏：治痈疽瘰疬，生肌敛口止痛，如神。黄丹半斤，水粉四两研匀，用麻油一斤，煎至滴水成珠，次下乳香、没药、龙骨、血竭，儿茶、轻粉各末二钱，搅匀瓷器收贮，摊纸贴之。如贴艾灸火疮，不必用乳没等药。

白膏药：水粉一两半　赤石脂一两　樟脑五钱　轻粉二钱半为末，用生猪脂去膜，同捣成膏，先将生肌散掺上，然后贴之神效。

红药膏：贴诸疮毒及汤火金疮等伤，先以黄蜡一两溶化，次下香油三钱，黄丹五钱，搅匀再熬成膏，瓷器收贮。

绿膏药：治诸恶疮肿毒软疖。铜青　蓖麻子各一两　松香四两　木鳖子五十个　杏仁五钱　巴豆五枚　乳香　轻粉各二钱为末，捣匀，于干净石上用斧槌千余下成膏，收贮水浸旋用。

《金疮跌打接骨药性秘书》

明末·郑之龙（总兵）

金疮赋

夫金疮者，木乃春之权，金乃秋之令。春则万物发生，故曰春属震，以为东方甲木之气；秋则万木凋零，故曰金属兑，以为西方庚金之气也。金疮者，乃刀斧剑刃之所伤，故曰金疮。其色所喜淡红色者，万无一失，所患紫红色者，百不一生。金疮属金，主入肺，患金疮者，则忌咳嗽、呕哕、翻胃之症。亦宜避风为要，盖风属巽木，如风入疮口，肺金反克而成破伤风，以致疮口浮肿，溃注秽烂，故名曰破伤风。变生余症，甚至不救，须知有治宜辨疮口浅深，脉之虚实，吉凶见矣。最喜者胃气益旺，饮食如常，脾胃属土，胃气旺则元气壮，气血生。金疮亦宜戒怒远色，怒则疮口迸裂，变生胬肉，欲则疮口腐烂，以损新肌，凡治金疮，用敷口之药，所主乳、没、血竭、灵盖、乳石之类，自始至终，不可不用，此药用之则生肌止痛，活血金生，可保无虞，凡服汤药，必以助胃补血为主，以为金疮之大意，金疮虽有变易，各有治法，居于边隘，偶为刀箭所伤，非得圣药，安能治耶。

《虎铃经》曰：人为兵器所伤，出血者必甚渴，即不与水饮，所食之物，旋毛在响须干食，食肥腻之物无所妨害，贵解渴而已，不可过多饮粥，则血沸出，人必死矣。所忌者有八：一曰喜笑；二曰嗔怒；三曰大言；四曰劳力；五曰妄想；六曰热羹；七曰饮酒；八曰咸酸。此八者犯之，鲜有不患者矣。夫金疮不可治者有九：曰伤脑；曰伤天仓；曰伤臂中跳脉；曰伤大肠、小肠；曰伤五脏，此九者皆死处。又有金疮不可治者四焉：曰脑髓出；曰脑破而咽喉沸声，两目直视；曰痛不在处者，此皆伤经；曰出血不止，前赤后黑，或自肌肉腐臭，寒冷坚实，其疮难愈。除此之外，复论其脉，脉虚细者生，数实者死；沉小者生，浮大者死。其所伤在阳处，血过度而脉微缓，忽略慢医，此疾必死。

夫折伤者，为被物所伤于身体，或刀斧，或坠险地，或为跌仆伤筋。骨损皮破肉遂致伤身，有血出不止者，有瘀血停积于脏腑，结而不散者，治之不早，则有入肠攻心之患，不可胜言，凡遇前症，当视所伤轻重，如未破而内伤者，有瘀血停积，先宜逐去瘀血，然后和血止痛；若肌肉裂破，流血过多者，宜调血养气兼补胃为主。

按脉论

一，凡看脉，先看左手，寸、关、尺三部洪大，太阳、胸前及两胁、小腹阴囊下，若暖可救。两足脉起可治，肋下动可救矣。

一，凡右手，寸、关、尺三部微细沉迟者，可为外感，身冷大热，头痛及一身疼痛，为外感风寒，要避风为上，忌生冷鲜鱼肉之类，好酒亦要忌，如此病即该用敷药，服宜下药，若要下药，过一日只好服疏风散、理气散可也。

一，凡跌伤五脏，不省人事，宜用通关散吹入鼻中，男左女右，有嚏、有痰吐出者为妙。

一，凡跌伤打伤，牙关紧闭，用霜梅肉，连擦三四次，而后用药。

一，凡走骱接骨，先服接骨散，急用敷药，次用糕匣板外面扎紧。

行拳法分轻重论

向上为顺气，正打为塞气，倒插为逆气，三者之中，惟倒插拳最凶，各样内伤终怕的，倒插气逆，其为患甚大，不可轻视。两眼白睛上血筋多，内瘀血亦多，或直视无神难治，扳揿于中指甲，放手即还原者可治，不还原者不可治，或紫黑者不治，阳物缩者不治，脚指甲与手指甲同看，脚底伤色腊黄者难治。五绝病内如一二件不犯者，抑或可治。

打人论

如行拳打人，如平拳上身者无事，次则三尖拳打亦无事，次又撮拳打则难治矣，又次有插拳，正插犹或可治，上插则血上或吐出，有幸可治，惟下插则血下难出，其害必死矣。

用药急救（此即上章，人身上穴道之处方）

囟门下及两太阳经伤，服麻苇丸，载不断服紫金丹。结喉伤服紫金丹。人中伤服麻苇丸。两耳打伤昏闷，扳脑后破伤，同服紫金丹，酒浸童便吃下，将胜金散助之，后用煎剂收功。喉咙有二管，气管在外，食管在内，割喉者，右手持刀易治，左手持刀难治，食管断不治，气管断，先用麻药、生半夏研细末掺上，次用鹅毛尾下绒毛，佐以人参封药敷之，再用桑白皮线缝其皮，皮上先搽麻药，然后用线缝之，再用血竭膏敷于外，如无鹁毛，用茅针花亦可，调理用甘桔汤，又可服紫金丹，酒服一次，逐匙进，缝皮禁系线，恐其伤也。胸前横骨三节伤，必吐血痰，服紫金丹，酒浸童便下，再服胜金散助之，煎剂收功矣。心坎上伤，必口噤心闷行不得，服夺命丹。若乳上下伤，先服夺命丹，虻虫散助之，断以煎剂收功，内用引经药。左右胸前用柴胡，背后用桔梗、青皮等药，伤重者牙关紧闭，先用吹鼻散少许，以芦管吹入鼻中，男左女右，无嚏再吹右鼻，倘未有嚏，又将灯草许许，蘸唾津取药入鼻。如有嚏并有痰血吐出者为妙，否则凶病，不可用药。左乳伤必发嗽，先服紫金丹，助以胜金散，次用六味地黄丸，加止嗽药。广门伤必口噤、目反、身强，五绝病有三不犯者，在七日内可服夺命丹，七日后要细心用剂。若上部行不得，先服紫金丹下其血，后用煎剂行药。血海伤不医治，久则成血痞，可用朴硝熨法，不必吃末药，吃胡桃药酒一坛，外贴千锤膏，其痞即消，先服夺命丹，后贴膏药，再服虻虫散一断，以愈为度。气门伤为塞气，病人必目反、头强，身直如死，若遇此病，过不得三个时辰，如救迟其气下降，大便浊气出，必无救矣。此时不可慌张乱急，当视患人气息有无，如无气者，必为倒插拳所伤也，速揪其发，伏我膝上，背后上摩运轻敲，使气从中而出，然后用药调治，凡左右受打，皆有闷晕于地，切不可服表汗药。左以紫金丹，右以夺命丹，甚至有三四日后发热者，乃可用表汗药，以散其风也。凡治新伤，七日血去归经，只可服七厘散，七日后再用他药。若骨节折伤，先服瓜皮散，贴鼠录膏，在膏药上，又用运法运之，其骨自接。心坎以下小肠地位，可用行药，临病先服虻虫散三四服，次用行药。如肠中不痛，不必用行药。膀胱伤，小便必结，用灸脐法，小便即通，如喷嚏不然，知其膀胱碎而不可治矣。食肚伤，煎剂下之。阴囊若破碎，用参末封药，并将青鹁毛敷之则合，或用竹条夹之，后将缝之。如不便夹，竟缝之而服麻艿丸可也。腿伤用两头尖膏药敷之。腰脊伤用麸皮运法，服腰痛药方。海底穴踢伤，血必冲上，当时两耳响声大震，心闷昏昏，先服护心丸止痛。此病伤虽在下，而为患反在上部，须用活血煎剂，或大小便结，用熨脐法。外肾伤与上合治，外肾恐其上升，须上人靠其背，后用两手跟从小肚子两旁从上压下，不可用热水浴。尾次伤，用车前子末七钱，米汤调服，或用熨法治之，并服表汗药可也。膀肚子打伤，先服紫金丹，次服煎剂加茵陈等药，如黄病药一般。总之上部等病，以散血为主，用夺命丹，一日连进三服，吃不得，宜当归活血等药，若小儿伤，以净为主，老人力怯，药宜减用几服，服药之日，忌食猪肉、鸭蛋、鲜鸡、羊肉、海味等物，笋干、面、醋、菌亦宜忌，更要避风、戒色、息气除忧，过此三月，庶不成病。大凡宿伤，服虻虫散。吐血服紫金丹。危急病服夺命丹为上。发表莫如东瓜散。调理有成方一十三个，照书用药，决无误事。

又有一甚妙方，吾今已老，且传于世，且观吾手法如何。

世上有不肖之辈医家，贪财戏弄，患人之病本无危，其总过用些劫药，使受伤之人，或昏闷不醒，或愈痛若死，以图重谢，若读金疮之书者，知其过，宜用生半夏、草乌二味劫药，过此三个时辰，其毒药自解矣。

以上一段某穴伤在前，人身上观某药方在后，诸方内观，决无失误，吾一一写明。

胡川麟验方：分两照方万勿，加减自误。紫厚朴（姜汁炒）七分　当归（酒洗）一钱五分　川贝母（去心）一钱　真川芎一钱五分　川羌活五分　枳壳（麸炒）六分　荆芥穗八分　蕲艾（醋炒）七分　生黄芪八分　菟丝子（拣净酒泡）一钱　白芍（酒炒，冬天只用一钱）一钱五分　甘草五分　引加生姜三片，水二盅，煎八分，预服者空心服，如遇临产者，及胎动不安者，并势欲小产者，皆随时热服。

此方余家世传十数代以来，并无有产厄抑，且无小产之虞，专治一切产疾，有胎即能安胎，临产即能催生，倘怀孕者，不拘月数，偶伤胎气，腰酸腹痛，一服即安，甚至见红势欲小产者，正在危急之际，一服即安，再服痊愈，或有十月满足，交骨不开，临盆十分费力，甚至存亡顷刻之间，一服即下，保全母子两命，并横生逆养，以至六七日不下者，或婴儿死在腹中，命在垂危者，一服立下，服者无不效验，百发百中，真神方也，余见世人往往遭此产难，母子双亡，并无良策，甚为可怜，余不忍将此方秘之，欲公之天下，使母子双全，永离此难，愿同志者，广而传之，共登寿域，不但余之幸甚，即天下之人幸甚。

此乃尧都赵耀先所刊施也，盖以验方难得，此方神效，抑且关于生产，所系岂浅鲜哉，予恐刊施者少，致此方失传，于是锓板以广其施，不致此方淹没，倘人人无产难之厄，是予之所厚望也。

运、熏、灸、倒四法去宿伤方

总　论

最轻者运法，先服瓜皮散，次用运法，其次用熏法。内宿伤在皮内，外面浮肿色黄，用不得行药，先服瓜皮散，然后用熏法。要知宿伤可熏，新伤血未归经，不可熏洗，恐其攻心也，重者用灸法。瘀血久伤，非服药可疗，行不得者，或骨接，恐其发毒，先服瓜皮散，次用灸法，最重者用倒法，患人口不能开言，药不能服，必使患人吐出恶物，先服硫麝散，然后倒之，恶物吐出后，服虻虫散，二人倒法，患人卧在被上，或四人，或大人两边牵被角，滚左滚右，使其不定，自然吐出瘀恶物，不然则不治矣。

运　法

麸皮一升　陈壁泥半升　酒药十丸　白葱（带根）一把　香附（醋炒）二两　以

上五味，锅内炒或铜勺内炒热，用社醋调之，以布包之，运于患处，冷再炒运。

熏　法

落得打草半斤　陈小麦柴一大把　艾叶少许　三味投入锅内，河水煎一锅滚透，入小口缸内，板一片，将肛门坐上熏，其汗出如雨，不可怕热气冲上，汗出未止，而身移动，若出汗不透，病根终是难除耳。如手足落骱，即以汤注一甏内，以手足浸之，以绵絮裹甏口，不可使热气外泄。

灸　法

用生炭火，烧红地皮一块　好社醋一烹，即将稻柴少许摊上，以单被为席，使患人卧上，厚被盖暖，出汗如雨，然后服胜金丹三四服，其伤即散无虞矣。

倒　法

急服硫麝散：硫黄一钱　麝香一分　二味共研为末，使患人每服一分，服药后卧于被上，用四人牵被，将患人滚右滚左，不得安歇，定然吐出恶物，然后再服虻虫散，而百伤可解矣。

灸　法

治小便不通者：麝香一钱一分，置于脐内，又将飞盐盖于脐上，如铜钱样厚，盐上将艾灸三次，或三柱香，小便即通，通去麝香，而人自爽矣。

跌打用胎骨，不论牛、马、猪、羊，在胎未曾出来，可以连皮毛炙灰听用最妙，红铅原不可得，就是童女头第一回来经期之中，必有成块，或长二三寸之血条，此血即名红铅，跌打之中有此药用万不失一，此血父母生气亦在其内，故难有之。

此书本宜不传于世，第因世上有不肖之等，故意伤人，吾传世上，以救天下之凡民耳。

跌打损伤方应验（徐成章来）：威灵仙二钱　骨碎补二钱　赤芍药一钱　自然铜一钱　五加皮三钱　桂枝一钱　当归三钱　杜仲二钱　木香五分　桃仁十粒　乳香一钱　没药二钱　苏木二钱　槟榔一钱　厚朴一钱　广皮一钱　熟地三钱　红花五分

真方：真胎骨二钱　山羊血一钱　血竭大小两只　白占三钱　猴骨六钱　胡椒一钱　白云耳（煅灰）三钱　人参一钱　人参三七（二参用人乳拌炒三次，研细末听用，用酒酿和丸，作一十丸为妙）一钱　大黄四钱　乳香　没药　血竭各二钱　骨碎补四钱　月石二钱　自然铜（醋煅）三钱　归尾四钱。

凡天柱骨折不治，凡脑骨伤碎，轻轻用手捺平正，皮不破用黑龙散（二六），皮破用桃花散（二五），填破口，包好忌风，伤入发内，剪去发，内敷药自愈。凡顶门碎，用止血散搽，服上部末药。凡两目有损可治。凡耳后伤不治。凡目开气出不收不治。凡如鱼口缠风不治。凡伤食喉不治，若伤气喉，急令一人扶住头，托凑喉管，捻紧不令出气，用大银针穿银丝，隔寸许联好，将半夏末捣罨，日换两次，三日后贴膏（十八），内服上部汤药自愈。凡肩骺骨出，先相如何整治法，用椅当圈住胁，又用软衣绵被好，又使一人捉定，两人拔伸下手腕，又曲着腕，绢缚之。凡肩间骨，若折，必一头高翘不相平，治法先用膏（十八）贴，后用油纸数重铺衬，又用粉匣板，以长布希穿，缚在腋下，紧紧缚定，方服接骨丹（六）。凡金井骨在胁下有损，不可挟缚，须捺平正，方用黑龙散（二六）敷，两胁骨亦如之。凡夹脊断不可治。凡肩臂脱臼，令脱人低处坐，自用双手义定抱膝上，将膝借力着实一衬，其手臂随手直前，轻轻放手入故位，方服接骨丹（六），贴膏（十八）。凡手腕出臼，医用左手仰掌托捏被伤手臂，用右手捏定下节，手近臼处，一把捏定，不可让其退缩，尽力一扯，即入故位，方服接骨丹（六），贴膏（十八）。凡手骨出者，看如何出，向左则向右边拔入，向右则向左边拔入。凡指断者，凑正，用杉皮夹好，方用生肌散，撒膏药上贴（十八）。凡心胸紧疼，红色裹心不治。凡正心口青色不治。凡男人两乳堂伤可治。凡女人两乳堂伤不治。凡腰伤自笑不治。凡腹破大肠，或出被风吹胀干，不能收入，医人先用麻油搽肠，肠润，又用一人托住肠，一人默含冰水，一口喷面，其人必然一惊，乘此将肠一推，肠自收入，入后急捻定出口，用银丝缝好，不可露一毫针孔，先敷止血草药二两，后贴膏（十八），然肠上伤否目力难见，令伤人饮烧酒一小杯，饮后用一人嗅伤处，无酒气可治，若有酒气不治。凡小肠伤，不分阴阳不治。凡跌打腹痛可治。凡小肠伤，未伤肚可治。凡孕女小腹伤，犯胎不治。凡小腹伤吐粪不治。凡肾子伤，入小腹不治。凡胯骨从裆内出不可整理。凡脚打折，或骨叉出，长短不齐，不能复入，用小铜锯锯齐，然后镶入贴膏（十八），日进接骨丹（六），炎天清茶水净，勿令臭气。若足胫骨别出，在内难治，用手法推入旧户，贴膏（十八），服末药。凡人手足伤骨出，皆有两胫，一胫断可治，两胫齐断不治。凡足膝盖骨乃另生者，或磕破皮脱出，治法用篾做一方号箍，将盖骨长带缚定，外用护膝缚，内服接骨丹（六），愈日去箍。凡跌打大小便不通，未可用接骨丹（六），况接骨丹药大约燥热，又酒调敷反助燥热，则不获效，必将先服通利汤药（十四），通后服接骨丹（六）。凡食饱或被人打跌，三日不死可治。凡跌打不知疼，无发战不治。凡高处跌下尽力叫喊，汗出如油不治。凡人骨叉出肉外折处，两头必有用利锋，治法用八厘宝（三十），后锉去两头尖，上下按入，复用贴膏（十八），外用竹箬数重，如法包好，再服接骨丹（六）。凡跌打臃肿，患者不肯令医者摸看，或肿硬难辨，肉内骨碎不碎，医者将手缓缓捏肿处，骨内有声，用麻药（二十）先服，割开血来，用止血草药（二五），又用七号麻药（二十），麻肉取出碎骨，用别骨接好，贴膏（十八），外用油纸包好，扎住，即与淡盐汤服，待醒，服接骨丹（六）。凡手处骨碎，皮不破，用乌龙散（二六）敷，夹缚，若大概曲处，转折处，不出夹缚，愈日不能伸曲，只用黑龙散（二六），敷贴包好，使曲伸婉转。凡损骨碎或断，要看本处平正何如，大抵是骨不伤，左右看骨，寻有损处，先拔捺正，贴膏（十八）夹缚。凡损重者，大概拔伸正，或取开捺正，先用桃花散（二五）填内，黑龙散（二十六），圈外，再夹缚。凡拔伸要想左右骨如何出，或正拔伸，或斜拔伸，拔伸要近损处二三分，不可别去，第二节骨上要看拔伸难易为妙。凡夹缚用杉木皮尿浸，阔如指大，四边排匀，用麻绳扎缚二三度，如扎指用苎麻，凡夹缚，夏天两日，冬天四五日；解开（二七）水洗，去旧药，洗时不可惊动损处，仍用黑龙散（二十六）敷之，又夹缚。凡跌或肿，此血凝也，热药汤（二七）水洗，外敷黑龙散（二十六）。凡不时挫闪，内服中部末药，贴膏（十七），重加接骨散（六）。凡伤重，必用药水洗（二七），后涂药，伤轻不必。凡夹缚，用杉木板一片，将油纸以姜汁调黑龙散（二十六），摊纸上，后摸损处夹之。凡骨未碎，只用（十七）膏贴之，将上、中、下末药，日服二次。凡出血用（二五）桃花散，不止，用三七塞伤处，外围（二五）桃花散。凡损血，最忌布包，日后血干，恐布血相胶，难以换药，用油伞纸为妙。凡小谷乡村处，乏药材膏药，或遇骨折，权用糯米饭加药酒、姜、葱同捣，熨斗热布包好，内服老酒，使血不凝，后取药治。凡服损伤药乘热服。凡服损药，要忌冷水、冷物。凡损药五六月天，不宜合，恐药坏。凡损药，宜磁瓶内收藏为妙。

秘授跌打损伤要诀

凡人受打，左胸名为气门，右肋名为血海，左肋名为食腑，胸前名为龙潭穴，背脊名为海底穴，左乳受伤发嗽，右乳受伤发呃，以上身穴皆要紧之所也。

凡踢打跌仆损伤，男人伤上部者易治，伤下部者难医，以其气上升故也；女人伤下部者易治，伤上部者难医，以其血下降故也。

凡伤须验在何部，按其轻重，明其受伤新久，男子气从左转，左则属阳；女子血从右转，右则属阴。要分气血之使，此症既受脏腑脉络，又验其生气迟速，万投万应，起死回生，宜珍藏之。伤全体者死速，伤肩背者死缓。伤左边者气促，面黄浮肿；伤右边者气虚，面白血少。伤背者，五脏皆系于背，虽离死缓，百日后见危，服药酒为妙。伤胸者，胸血气极停来往之所，一伤必咳嗽，高起迷闷，面黑发热，主三四日死，服七厘散，次服行气活血汤可痊。伤肝者，面生红紫，眼赤发热，主七日死，先服流气饮，次服小续命汤，后服和中丸。伤心口者，面青气少吐血，呼吸大痛，身体不动，主七日死，先服流气饮，次服大续命汤，后服和中丸。伤食肚者，心下促阵而痛，发热，高浮如鼓皮，饮食不进，气促发热，眼闭口臭，面多黑色，主七日死。先服大续命汤，后服和中丸。两耳即龙耳，身角多黑色，面浮光白，常如哭状，肿如弓形，主半月死，先服通圣饮，次服流气饮，后服和中丸。伤小肠者，小便闭塞作痛，发热口干，面肿气急，或时作痛，口有酸水，主三日死，先服流气饮，次服大续命汤，后服和中丸。伤大肠者，粪后出红急涩，面赤，主半月死。先服流气饮，次服续命汤，后服和中丸。伤膀胱者，小便痛涩，不时有尿滴出，膨胀发热，主五日死，先服续命汤，次服行气活血汤。伤阴囊、阴户者，血水从小便出，肿胀痛极，心迷放浪，主一日死，先服护心养元汤，后服大续命汤。胸背俱伤者，面白而瘦，食少，发热咳嗽，主半月死，先服流气饮，多服和中丸。伤气眼者，气喘大痛，夜多盗汗，身瘦食少，肿痛不宁，主六日死，先服流气饮，次服和中丸。伤血海者，血多妄行，口常吐出，胸前板滞作痛，先饮活血汤，次饮流气饮，再服斟酌末药，如血流不住，主一日内死。伤两肋者，气喘大痛，睡如刀刺，面白气虚，先饮行气活血汤，次服续命汤，不治，主三日内死。两肋痛者，肝火有余，气实火盛故也，或有青痰食积流注而痛者；或有登高跌损，瘀血凝滞而痛者；或有醉饱房劳，脾土虚乏，肝木得乘其土位，而胃脘当心连两肋痛者，又有伤寒发热而两肋痛者，以足少阳胆经，从足厥阴肝经之病，治以小柴胡汤。左肋痛者，气与火也；右肋痛者，痰与火也。瘀血痛者，伤处有红肿高起，微白，人发寒热而痛，多气虚；黑瘦人发寒热而痛，多怒，必有瘀血。如无腰痛，日轻夜重，此瘀血滞故也。凡踢打跌仆损伤两肋者，另有领经药医治，夫领经药必宜检点，若伤上部，次服川芎，在手桂枝，在背白芷，胸腹白芍，脐下黄柏，左肋青皮，右肋柴胡，腰加杜仲，下部牛膝，伤足木瓜，周身羌活，妇女必加香附，煎剂之法，亦宜随症加减，修合不可不精也。

凡人受打或踢伤重者，即明医亦不可就用药，如患者不肯开口，先将牙皂引吹入鼻，一嚏而开，即用韭菜根打汁炖热，和童便灌之，如不纳，此为难治之症，若纳而同瘀血吐出者，辨其轻重，即服夺命丹，随投疏风理气汤，外敷吊伤丹，至重者用炭火法，次服接骨紫金丹，如服痛者，宜以行之，后当随症加减，用药者自宜斟酌可也。

秘受方一卷（诚意伯传）

没药止痛散：治跌打损伤痛不可忍。

金枪论

凡兵器伤，血出渴甚，不可饮冷水、冷茶，并食冷物，童便和老酒煎服，然后施治，庶几无误。

接骨诸方

夫自然铜，接骨之要药，除敷药外不用，惟伤散剂内不可忘之；续断、五加皮为佐；活血归、红为主；枳壳、青皮理气为佐；破血木香、桃仁为君；补血芍药、生地为最；疏风以理气为主；活血要顺气为先，手必用桂枝；足必用木瓜，方虽家传，用药亦宜随变。瞑眩参芪急入良，跌打内伤恶吐咀，鸡鸣散服自然昌，集念口干绝汤水，能绝之时免祸殃。

金枪不治症

一伤脑户天宫；二伤臂中跳脉，髀中阴股；三伤心或伤乳；四伤鸠尾或小肠、五脏；五伤脑水或脑破、声哑、目直；六疼不在伤处；七出血不止，先赤后黑；八肌肉臭腐，犯此八者不治。除不治外，复视其血脉，未出宜洪大，已出忌洪大；脉虚细沉小生，数实浮大死；所伤处出血多，脉微缓生，急疾死。

又接骨议论方

夫人之首原有骱，亦无损折，验之则有跌仆殒碎之疾，若见脑髓出者难治，骨青者难医，碎如黍米者可取，大则不可。若犯此者，先将活血散（九）敷之，避风戒欲，患者宜自慎，但平则以疏风理气汤（六九）敷服之，五六贴至伤平满，再投补血顺气汤（三十）三四贴而安。若有破伤风，牙关紧急，角反弓张之凶候，急按飞龙夺命汤而愈，此方万投万应，不可轻忽。次日有斗伤落珠之症，先将收珠散敷之，用银针蘸井水，将前珠散点血筋上，次用旧青绢温汤捓洗上，则用还魂汤三四贴，待之平复，再用明目生血饮，服之而安。续有鼻梁骨断之症，先将接骨散（三四）敷之着骨，次用生肌散（二九），菜油调敷，再用活血止痛散（十三），其外自然平服而安。人有缺唇之症，先将代痛散敷之，次将油线缝其合后，将生肌散调敷，内服活血散、止痛散而安，豚骱不比诸骱，惟此最难，此骱出则触在胯内，使患人侧卧，出内手随内，外手随外，上手按住其腰，下手捺住其挽，将膝鞠其上，出左拔其右，出右拔其左，向右拔伸而上也，内服生血补髓汤（四一）而安，豚骱以此为则，惟有天井骨最难，若言损折，人或有登高跌倒者犯此症，其骨不能绑缚，多有换骨出外，用喘气汤（三九）服之，使骨相对，次用接骨散（三四）敷之，用绵包裹，连肩背骨落之，有用提气活血汤（四十），投之三四贴而安。观其筋骨，多有损伤，头不能相对，若非吊嗽饮，焉能医此病哉，用接骨散（三四）敷之，服生血补髓汤数贴而愈。易折在于人之两腿，伤之则为两段，医之在绑缚，先将宽筋散煎药汤洗，使患人侧卧在床，与无患足取齐，次服接骨散（三四）敷之，用绵包，必用抄版八片，长四寸，绵纸裹，外就用绳三条，与抄版均齐绑缚，内服活血止痛散（三五）三四贴，又用壮筋续血骨丹（四四）间服而愈。旧盖膝骨，又名冰骨，将此旧骨，在上盖之，其骱迭出于上，治之必用绵箍，使患者仰卧，一人抬起脚踝，若使出于左，随左而下；出于右，随右而下，医者缓缓双手扶绵箍在于膝下，上手弯住其膝，下手接住其脚，弯出于右手，偏于左下，出于左，手偏于右下，使旧膝相对，膝下手则抬起必上，必先用接骨散（三四）敷之，绵布包裹，绵箍按在患处，内服生血补髓汤三四贴，次服壮骨续筋丹（四二）而愈。惟小膀有二骨，一大一小，骨折者易治，两骨折者难医，折之则有藕比头者易治，两段者难医。戳尚有骨破者凶候，若无凶候，则与大腿同治，犯此症者，骨必在皮肉上，则用染烂丹（三四）去其肉，而后将骨对，切勿用汤熏洗，恐汤毒入内，次将生肌散敷之。如骨折皮肉不破，可用接骨散敷之，后照前绑缚，用抄版六片，长三尺五分，下骨板长五分，上骨段上板长五分，取其担力，惟此症最痛，必先服生血补髓汤三四贴，次服壮筋续骨丹愈，数贴而安。脚踝骱易出，上之亦难，一手抬住其根，一手扳住其指，出右手扳其右，出左手扳其左，脚跟鞠指鞠上，脚下一伸而上也，必服宽胸活血汤（四四）而安。肩骱与膝骱相似，其膝前送上，肩骱送下，有力可上之，先一手上按住其肩，下按住其手，缓缓转动，候其筋舒，患人坐于低处，一人抱住其身，医者用手又捏其臂，抵住其骨，将膝挟其手，齐力而上也，用绵裹如鸡蛋大，落其膝上，敷用接骨散（三四），服用生血补髓汤而愈。臂骱出触于上，一手按住其挽，一手按住其膝踝，先鞠其上，而后抬其挽，一伸可上也，敷用接骨散（三四），绵布包裹，服用生血补血髓汤而愈。手骱送出，一手按住其五指，一手按住其手掌，鞠起其手骱，下一伸而上也，此乃会膝之所也，必服宽筋活血散（四四），骱出不用缚，先用骨骱散敷之，绵布裹包，用阔版一片，在患处共用抄版四片，长三寸，缚用七日可放。手指则有三骱，惟中节出者有之，易出易上，药必服活血止痛散，不然最疼痛也。大臂与小臂伤折，与大腿小膀同治，惟服药下部则加牛膝、木瓜；上部加桂枝。此数者，略言其要耳，我后子孙效学者，必择贤者传之，使其坐定，逐一细讲，正谓口传心授。大抵骨折在于绑缚，用抄版取其轻熟之故，此数方之要药，万金不可得，折伤皆出于此。药有制度之法，煎剂在于活法，不可执一而治，但有染热病而得此症者，必无用药。其上骱之症，一言而可定也，亦要细别其骱头，不可轻忽，则外有促筋矣。刀斧砍伤，骨碎补之奇，亦要讨论。大抵舒筋必要用宽筋散煎汤熏洗为主，手足之筋连背在于指动，指动则此筋也动，就将此筋用汤熏洗，微微缓动伸舒也。失枕有卧而失者，有一时之误而失者，使其低处坐定，一手扳其头，一手扳其下颈，伸之直也。有枪戳者，看其伤在致命不致命，伤口深不深，致命处而伤不深，亦无害，若伤在腹，必探其浅深，恐深而伤在内脏者难治，伤口直者，先取止血定痛散敷之，伤口深者，将绵探之，干掺其口，待其血水流定，再将生肌散（二九）敷固，内服护风托里散而愈。有刀斧磕伤头额者，防其寒热，一见则护风为上，大抵诊脉沉细者生，洪大者难，伤于硬处者，看其骨损伤否，伤于软处者，看其浅深何如。伤骨即疗骨，伤肉即生肌，刀斧砑伤与戳伤不同，敷用生肌散（二九）为主，内服护风托里为上，更详前有论伤骱内参用。有人自以刀勒咽喉者，看其刀口之平不平，而勒有弯曲浅深，两刀勒者易，一刀勒者难，若硬其食喉，先将油线缝其合，次将生肌散（二九）封固，内服护风托里散而安；如食喉断者，必死难治，丝线缝其缺喉亦可。有伤肚皮肠出外者，此症故险而无害，医者当去其指甲，恐致伤肠反受其害也，此人必死，但内脏不伤，汤药饮食如常，可保终吉。用纺车一部，对患者紧摇，勿使患处将湿汤搽上，痛处油线缝其皮，初将生肌散（二九）封固，内服通肠活血汤（四六）而安，桑白皮线缝亦可。人之一身，十指最重，若使伤其一指，必联痛难忍，中指比于各指最重，况且又染伤风，先将止血散敷之；如人咬伤者，必先去其齿毒气而敷之，急投护心丸一服，以安其心，若犯破伤风，急服飞龙夺命汤而愈。如刀斧折伤者易，人咬伤者难，有毒内服退毒定毒散散；如人咬伤者，其间十有九死，必难治也；如有骨碎损者，看其伤处，破则必取骨，不破则用攒骨散（三）穿取，后将生肌散（二九）封固，内服定痛补髓汤而愈；若取碎骨不尽者不愈，用必看取，自然愈矣，此书不可轻忽，宜珍藏之。

续抄小肚伤长用方：红花六分　当归八分　桃仁廿个　杏仁钱二分　川乌（姜汁炒）八分　加皮六分　苏木一钱　草乌（姜汁炒）八分　丹皮八分　赤芍八分　乌药六分　青皮一钱　防己二钱　肉桂六分　丁香三分　沉香六分　香附八分　黑牵牛八分　骨皮八分　骨碎补二钱　木通六分　杜仲一钱　酒煎，空心服，出汗避风。

药酒方（褚复生）：红花　甘草　当归　桃仁各一两　木香　秦艽　续断　杜仲　羌活　独活　乌药　厚朴　破故纸各五钱　香附　加皮各二两　官桂　生地　甘杞各一两，加胡桃肉四两，好酒蒸服。

煎方（褚）：当归　红花　木香　沉香　桃仁　青皮　加皮　石斛各三钱　杜仲五钱　独活二钱　羌活　荆芥各一钱　寄奴三钱　大黄七分，水酒煎服。

又煎方（褚）：红花　当归　陈皮　香附　苏木　枳壳　台乌药　青皮　骨皮　乳香　没药　秦艽　续断　肉桂　骨碎补　加皮　自然铜　甘枸杞　地鳖虫　首乌各三钱，加胡桃肉二两，酒煎服。

《三十六穴伤门图》

李氏珍藏
真正刀伤秘本誓不给人看

太阴太阳穴受伤，血串损目，晕倒在地，目中流血，服后方七厘散：琥珀三分　然铜一钱　血竭四分　红花一钱　山羊血一钱　川三七五分　紫金一钱三分　人中白一钱　陈皮一钱　共研细末，每服三分，看症轻重虚实，酒冲服。

伤架梁穴用后方：当归三钱　红花三钱　白芍三钱　茯神三钱　黄芪一钱　香附一钱　青木香一钱　甘草四分　灯心引，好酒温服。

伤擒宫穴服后方：桂枝一钱三分　苏根一钱三分　泽兰三钱　法夏一钱　升麻八分　红花一钱　白芷一钱　陈皮一钱　香附一钱　甘草四分　葱头引，酒温服。

伤咽宫穴服后方：血竭一钱　剪草一钱　桔梗一钱三分　独活一钱　杜仲一钱白术一钱　红花　侧柏一钱　连翘一钱　葱头引，酒温服。

开宫穴，通脚筋，伤重者晕死，要推拿，服后方：灵芝三钱　乌药一钱　当归三钱　木通一钱　山药一钱　木香五分　茯苓　甘草五分　矮脚樟三钱　童便引，酒温服。

对口穴伤重者，舌尖露出，饮食不进，语言不清，抬头不起，乃伤筋骨也，要推拿，服后方：肉桂四分　茯苓一钱三分　白芷三钱　红花一钱　熟地三钱　枳实一钱三分　广木香五分　防风一钱　甘草五分　泡之为引，好酒温服后，若舌尖不能收，再服萝卜汤即愈，再服后方（香砂平胃散）。

香砂平胃散：苍术五钱　陈皮三钱　厚朴三钱　甘草三钱　黄芪四钱　砂仁四钱乳香三钱　没药三钱　枸杞三钱　香附三钱　菟丝子三钱　共末，每服三钱，酒送下。

牙腮为小穴，伤左右边移上，伤左右边掇上，服后方：牙皂八分　细辛一钱　乳香一钱三分　没药一钱　碎补一钱　升姜一钱　葱头三个　栀子一钱　庄黄一钱　共捣，灰面调酒炒，用布扎上敷之，服后方：防风一钱　荆芥一钱　牙皂一钱　细辛一钱　红花一钱　血竭一钱　生地一钱　赤芍一钱　冰片三分　甘草八分　葱头引，好酒温服，再服后方：铁马鞭三钱　碎补三钱　五加皮三钱　活血丹八分　麻骨八分刘寄奴三钱　金不换一钱　血见愁八分　川牛膝一钱　泽兰一钱　白牙皂一钱　矮脚樟五分　不加引，温酒服。

伤咽喉穴，饮食不进，气血不行，此乃牙闭。晕死在地，食管受伤用推拿，服后方（名为五虎下西川）。

五虎下西川：麝香五分　玄参一钱三分　丹竹根一钱　射干　木通　山楂　青木香　法夏各一钱　共末，酒冲服二钱，后看轻重，倘服药不纳，再服后方。

千金分气散：木通一钱　法夏一钱　桂枝一钱　赤芍一钱　茯苓一钱　羌活一钱青皮三钱　桑皮一钱　紫苏八分　红花一钱　乳香一钱　没药一钱　甘草五分　好酒温服，服后若气血不行，再服后方：麝香一分　木香五分　羌活二钱　独活一钱　桃仁八分　云苓三钱　木通一钱三分　生地一钱　活血丹五分　甘草四分　川山七五钱藕节三节引，酒温服。

舌腌穴受伤，服后香砂平胃散，此是小穴。

香砂平胃散：苍术二钱　陈皮一钱三分　厚朴一钱三分　加皮一钱三分　香附一钱　砂仁八分　甘草四分　不加引，酒温服，再服后方活血丹。

活血丹：桃仁四钱　加皮四钱　寄奴四钱　土鳖四钱　红花三钱　牛膝三钱　元胡三钱　丹皮三钱　香附三钱　莪术二钱　青皮二钱　苏木二钱　枳实二钱　降香二钱　川芎二钱　三棱二钱　凌宵花二钱　赤芍二钱　灵仙二钱　冰片三分　乳香一钱没药一钱　大黄八分　陈酒煮干，共为细末，每服二钱，壮者三钱　陈酒送下，外吃核桃四个，与药齐下。

项圈是小穴，连凤膊受伤，项与凤膊要用移掇，服后方：土鳖四对　红花五钱碎补五钱　乳香五钱　没药七钱　栀子四钱　花椒四钱　加皮一两　韭菜根二两　共末，灰面作饼敷之，再服后方：土鳖一钱　红曲一钱　红花一钱　乳香一钱　没药八分　木香五分　虎骨二钱　鹿角二钱　山甲一钱　龙骨二钱　红枣二枚，引酒温服。

将台为血鸯穴受伤，三年必吐血，忍血者阳明周腕受伤，二气不相接，饮食少进，渐成瘦弱，宜服后方：官桂八分　桔梗二钱　元苓一钱　川郁金一钱　陈皮二钱　青皮二钱　沉香五分　砂仁五分　朱砂三分　木香五分　红花一钱　香附一钱　甘草三分　童便引酒温服，再服后方：朱砂三分　红花一钱　神曲一钱　七厘一钱　乌药半钱　枳壳一钱　川山七四分　厚朴一钱　菟丝子二钱　川芎八分　生姜一片引，酒温服，再服沉香顺气散。

沉香顺气散：沉香三钱　茯苓三钱　赤芍一两　乌药二两　血蝎三钱　木香五分红花五钱　川三七三钱　熟地二两　紫草五钱　神砂三钱　白芍二两　木通　乳香三钱　没药三钱　白芷一两　甘草三钱　旱糯米半升　共末，炼蜜为丸如梧子大，每服二钱，酒送下。

二僵传道穴受伤重者，四肢麻木，宜服后方：当归二钱　桂枝一钱半　羌活一钱红花一钱　细辛一钱　射干一钱　木香三分　猴骨一钱　乳香五分　没药五分　牛子一钱　元胡一钱　灵芝一钱　桔梗　灶心土五钱引，酒温服，再服后方：川芎一钱川山七三分　没药八分　沉香三分　灵芝一钱　红花五分　杏仁一钱　当归三钱　楂肉二钱　山棱一钱　莪术一钱　童便引，酒温服。

乳旁穴左为血气血仓，右为血门血气，**受伤三朝一七必死，血气乃养命之源，四肢不举，上下不接，**宜服后方：苍术二钱　陈皮一钱　厚朴一钱　甘草五分　枳壳一钱　香附五分　木香五分　神曲一钱　加皮一钱　菟丝一钱　桔梗一钱　川郁金八分　葱头引，酒温服，又用金针煨肉吃，再服通行破血汤。

通行破血汤：生军二钱　芒硝八分　苏木一钱　红花一钱　桃仁一钱　小茴一钱　牛子一钱　桑寄生一钱　巡骨风一钱　甘草五分　不加引，酒温服，后若血有紫黑，再服后方：朱砂二分　川山七五分　故纸一钱　桔梗一钱　赤芍一钱　茯苓一钱　乌药一钱　独活一钱　归身片二钱　甘草四分　红枣三枚引，酒温服，若虚肿未清，再服后方：人参一分　黄芪二钱　熟地二钱　山药二钱　当归二钱　白芍二钱　官桂一钱　乌药一钱　甘草五分　泡之，红枣三枚引，酒温服。

血门血气穴受伤，闭死倒地，要用推拿法，宜服后方：木通一钱　桂枝一钱　赤芍一钱　茯苓一钱　法夏一钱　甘草四分　红花一钱　青皮一钱　陈皮一钱　桑皮一钱　腹毛一钱　紫苏八分　葱头引，酒温服，再服后方：桃仁一钱　红花一钱　乳香五分　没药五分　当归二钱　木通一钱　虎骨二钱　薏苡仁一钱　甘草四分　生姜引，酒温服。

天平针乃大穴也，人心为主，口中吐血，心如刀割，不饮不食，冷汗不止，夜间烦躁，此症命在旦时，看他缘法，宜服后方：金砂五分　银砂五分　血蝎一钱　虎骨二钱　然铜二钱　川山七一钱　人中白　山羊血一钱　甘草五分　灶心土一钱引，酒温服，若效再服后方，无效则不必服药，命必亡矣！

后方：朱砂五分　沉香五分　当归二钱　红花一钱　三棱一钱　莪术一钱　官桂麦冬（去心）一钱　枳实一钱　神曲一钱　橘红一钱　龙骨八分　甘草五分　生姜引，再服后方：当归二钱　生地二钱　杜仲一钱　良姜八分　腹皮一钱　丹皮一钱　广木香五钱　甘草四分　好酒煨服。

中脘乃是大穴，能翻肠肚，饮食不钠，气往上逼，宜服后方：朱砂三分　石乳五分　枳壳一钱三分　厚朴八分　砂仁八分　白芷八分　茯苓一钱　腹皮一钱　故纸八分　甘草四分泡之引，酒煨服，再服后方：白蜡一钱　白术一钱三分　贯仲一钱　柴胡一钱　薄荷一钱　大茴八分　木通一钱　甘草五分　红枣引，酒煨服，服后看他呕不呕，若效再服后方：黄芪二钱　桔梗二钱　木香五分　粟壳八分　附子一钱　黄芩一钱　丁香二钱　枳实一钱　龙骨八分　甘草五分　生姜引，酒煨服，如不呕，再服后方：香附一钱　木香八分　连翘八分　加皮一钱　红花一钱　乳香八分　没药八分　陈皮一钱　故纸八分　甘草五分　童便引，酒煨服。

背漏人宫穴，伤者一年半载，咳嗽黄肿，四肢无力，子午潮热，宜早治之，服后方：当归二钱　泽兰二钱　碎补一钱　刘寄奴一钱　地榆一钱　乳香一钱　金毛狗一钱　没药一钱　菟丝子一钱　冰片一钱　红花一钱　澄茄八分　甘草五分　泡之引酒煨服，重者再服后方：当归一钱　桃仁八分　乳香八分　没药八分　秦艽一钱　续断

一钱　枸杞八分　木香五钱　桑寄生一钱　甘草五分　灵僊一钱　黑豆一撮引，酒温服，再服后方：苍术二两　陈皮一两　菟丝六钱　加皮二两　黄芪八钱　砂仁八钱　枸杞五钱　厚朴一两　甘草五钱　共末，炼蜜为丸，梧子大，每服三钱，酒送下。

背脊为顶梁穴，受伤四肢无力，头晕不起，疼痛难当，宜服后方：土鳖一钱　桃仁一钱　红花一钱　猴骨一钱　寄奴一钱　粟壳一钱　木香一钱　龙骨一钱　牡蛎一钱　碎补一钱　乳香八分　没药八分　甘草五分　红枣引，童便兑酒温服。

敷药方：乳香一钱　没药一钱　金毛狗一钱　土鳖四对　韭菜根一钱　北芥子一钱　共捣烂敷，再服后方：茯苓一钱　白芷一钱　秦艽一钱　沉香八分　桔梗一钱　姜活八分　杜仲一钱　续断一钱　龙骨一钱　甘草八分　海螵蛸一钱引，酒温服。

血脘净瓶穴受伤，作寒作热，一年半载咳嗽吐血，血虽不多，潮热不歇，再服方：川山七一钱　桃仁二钱　红花二钱　乳香一钱　没药一钱　生地一钱　归尾一钱　血蝎一钱　广木香一钱　川郁金一钱　苍术一钱　升麻一钱　苏木一钱　紫草一钱　桔梗一钱　藕节引，酒温服后方。

敷药方：水银二钱　牙皂二钱　细辛二钱　碎补二钱　红花二钱　栀子二钱　加皮四钱　地骨皮三钱　小鸡一只，共捣烂敷，再服后方：茯苓一钱　白术一钱　七厘一钱　干葛一钱　生地一钱　桑皮一钱　莪术　木香八分　官桂八分　地萸八分　甘草五分　藕节引，酒温服。

血路穴伤重咳嗽不止，不过三年，气血两虚，渐成痨虐，服后方：灵芝二钱　肉桂五分　茯苓一钱　苡仁一钱　红花一钱　丹皮一钱　腹皮一钱　赤芍一钱　碎补一钱　乳香八分　没药八分　甘草八分　童便、藕节引，酒温服，再服后方：生地一钱　茜草一钱　山药一钱　乌药一钱　白芷一钱　赤芍一钱　附子一钱　红花一钱　桃仁一钱　木香八分　血蝎八分　川山七四分　甘草五分　藕节引，酒温服。

凤翅盆弦穴大穴伤也，伤者三朝一七气往下逼，口中无味，饮食不进，宜服后方：羌活一钱　乌药一钱　法夏一钱　丹皮一钱　红曲一钱　木通八分　钟乳八分　红花八分　血蝎八分　冰片八分　木香八分　升麻八分　童便引，酒冲服，再服后方：肉桂五分　川山七八分　红花一钱　青皮一钱　陈皮一钱　枳壳一钱　厚朴一钱　加皮一钱　牛子一钱　使君子一钱　杏仁八分　甘草五分　红枣引，酒冲服，再服后方：故纸一钱　砂仁八分　乳香八分　没药八分　红花一分　桂枝八分　桔梗一钱　黄柏八分　连翘八分　木香八分　木通一钱　甘草五分　童便引，酒温服。

命门子宫穴受伤，小便闭塞，服后方：枳壳一钱　麦冬一钱　细辛一钱　菟丝一钱　砂参一钱　归尾一钱　然铜一钱　灵芝一钱　厚朴八分　血蝎八分　红花八分　七厘八分　车前一钱　木通一钱　甘草五分　红蚯蚓（焙干）数条　童便引，酒温服，服后方：川芎一钱　七厘一钱　独活一钱　白芷一钱　瓜蒌一钱　苡仁一钱　桔梗一钱　升麻一钱　前子一钱　木通一钱　滑石一钱　白蜡一钱　桃仁一钱　红花一钱　附子一钱　甘草一钱　生姜引，酒温服。

肚角穴是大穴，饮食不纳，伤往下攻，肠中肿痛，冷汗不止，是大肠受伤也，宜服后方：小茴一钱　故纸一钱　紫草一钱　青皮一钱　枳实一钱　红花一钱　白芍钱半　杏仁八分　甘草八分　藕节二节引，酒温服，再服后方：茯苓一钱　枳壳一钱　厚朴一钱　熟地一钱　柴胡八分　腹皮八分　丹皮八分　肉桂五分　木香五分　生姜引，酒温服，服后看他轻重如何，重者再服后方：黄芪一钱　当归一钱　赤芍一钱　山药一钱　白术一钱　乌药一钱　乳香八分　没药八分　木香八分　甘草二分　藕节引，酒温服。

六宫穴是大穴，伤者汗如雨洗，四肢麻痹，肠中疼痛，伤于脏腑，上呕下泻，两气不接，不可乱医，宜服后方：人参五分　生地八分　薄荷八分　红花八分　桔梗一钱　龙骨一钱　乌药一钱　乳香八分　没药八分　白蜡八分　故纸二钱　甘草五分　生姜引，酒温服，重者再服后方：槐角一钱　元胡一钱　当归一钱　小茴一钱　茯苓一钱　腹皮一钱　地榆八分　苍术八分　木香八分　甘草五分　藕节引，酒温服，若伤重肚肿不食，再服后方：灵砂仁二钱　红花二钱　血竭二钱　然铜二钱　厚朴二钱　乳香二钱　三七二钱　没药二钱　白蜡二钱　小茴二钱　紫荆皮二钱　龙骨二钱　木香二钱　人中白二钱　茯苓二钱　麝香三分　共末，将酒冲服二钱，再用敷药：当归三钱　麝香一分　白蜡三钱　朱砂一钱　苍术三钱　小鸡一只　共捣烂敷肚脐上。

风翅穴盆弦处短骨即是，此乃大穴也，伤重者气血不行，眼肿疼痛，人又黄肿，定是断风翅，若断者血必有余，大便不通，身体不和，宜服后方：桑寄生一钱　鹤虱风一钱　故纸一钱　法夏一钱　加皮一钱　虎骨一钱　土鳖一钱　山甲一钱　甘草八分　葛根八分　红花八分　木通八分　乳香八分　没药八分　肉桂五分　木香五分　藕节引，酒温服，再敷后方：乳香二钱　没药二钱　碎补二钱　红曲二钱　土鳖四对　桃树皮一两　共末，合糯米饭捣烂，敷在患处，再服后方：秦艽二钱　土鳖十只　红花一钱　麻骨八分　木通一钱　续断一钱　肉桂四分　熟地二钱　加皮一钱　甘草八分　童便引，酒温服。

双燕入洞穴，穴在胁下，伤，四肢无力，黄瘦吐血，伤右半身不遂，血妄走于七孔，看他缘法，宜服后方：桂枝一钱　羌活一钱　青皮一钱　陈皮一钱　桑皮一钱　腹皮一钱　胆草一钱　桃仁一钱　柴胡一钱　莪术一钱　赤芍一钱　苏木八分　甘草八分　生姜引，酒温服，再服后方：桂枝一钱　陈皮一钱　桑皮一钱　苏叶一钱　腹皮一钱　茯苓一钱　官桂一钱　丹皮一钱　桃仁一钱　红花一钱　青皮钱半　甘草八分　橘红八分　乳香八分　没药八分　莲子引，酒温服，再服后方：苍术一钱　人参八分　茯苓二钱　银花二钱　香附一钱　川三七四分　红花八分　藕节引，酒温服。

胁下穴左右同，宜服：当归二钱　白芷二钱　苡仁八分　赤芍一钱　川芎一钱　血竭八分　桃仁一钱　红曲一钱　秦艽一钱　沉香八分　朱砂三钱　甘草八分　童便引，酒温服。

止血推拿法（祖师罗师传，度师陈国泰）传授不拘何处出血，男左女右，脚后跟大筋用力一捏，其血立止，须要用大力，必使出血者抖痛可也。又方：用生艾叶捣敷不妨，血如涌泉，药上立止。

图（略）

拔刺方：锥木虫敷之即出。又方：推车虫用酒糟共捣烂敷处即出。

铁子不出，推车虫吸石磨水调敷二次即出。

竹木刺入肉内，羊屎烧灰存性，敷之即出。又方：牛膝捣烂敷之亦可。又方：蓖麻子捣烂，敷之即出。

刺入指甲及身，生粟子嚼敷之，以布包三时即出。又方：鹿屎烧灰存性，水调敷之，即出。又方：用蝼蛄捣烂敷之，即出。

针折在肉，鼠脑捣烂敷之，即出。

铳子入肉，陈腌肉取肥的敷之，即出。

衫带丹：活土鳖（酒浸过，炒黄）四只　地龙蝉（尿浸）五条　七厘二钱　蚱虎（酒浸过，炒黄）四对　蝇虎（酒浸过，炒黄）三对　共研极细末，临上打伤时，衫带含入口中，打不知痛，此方拐子传。

挟棍神效方：木耳（童便浸过，晒干）一斤，用口嚼烂敷患处。

内服方：五加皮三钱　地龙三钱　土鳖（刺死烧灰）四对　枯绳（烧灰）三钱　共为末，酒调服。

五灵丹：乳香二钱　没药二钱　上七厘二钱　黑铅二钱　硫黄二钱　共研细末，酒调服二钱。

救刑英雄丸：土鳖二对　地龙（烘干）五钱　孩儿骨四钱　磁石三钱　然铜三钱　乳香五钱　没药五钱　花椒五钱　木鳖三钱　银珠二钱　陀参三钱　沉香三钱　共研细末，糊丸如弹子大，临刑化三丸，打不知痛。又方：人参三钱　孩儿骨五钱　朱砂三钱　银珠二钱　龙骨四钱　白朱砂二钱　血蝎四钱　上肉桂二钱　然铜三钱　乳香五钱　没药五钱　甘草二钱　共为细末，用酒调服。

打板方：生大黄五钱　生黄柏四钱　生南星三钱　生半夏三钱　生白芷四钱　生甘草四钱　共研细末，麻油调敷患处。

跌打总穴（师传，潘希圣传授）

将台穴、太阳穴、太阴穴、天平穴、乳傍穴、耳宫开宫穴、背漏人宫穴、牙腮穴、天庭穴　舌腌穴、娇宫穴、上中下腕穴、对口穴、背脊穴、顶梁穴、咽喉穴、血腕净瓶穴、顶圈穴、风翅盆弦穴、乳二仙传道穴、肋下双燕入洞穴、净瓶下血路命宫子宫穴、肚脐穴、六宫穴、卦旁穴、腰间穴、铜壶滴漏穴、下窍穴、两肘穴、两腿穴、两膝穴、湾穴、肩井穴、童骨穴、手眼穴、鬼眼穴、地脉穴、曲尺穴、风尾穴、龟尾穴。

（梅峰高毅山氏述，董西温承文传）

末本一良，末本二良，传与天下上良，未成良，即时良，未成消，即时消，梧桐树上插金刀针。左插左不痛，右插右不痛，上插上不痛，下插下不痛，中插神在中。

五奉元始，三日决针，其俗立愈。（祖师罗师传，师王洪顺传，度师陈国泰）

军门总论

夫治跌打损伤者，皆因血死不流动，或成瘀血，或红肿瘀血，令人昏迷，血热往来，日轻夜重，变症多端，皆由气血滞也。凡治者，先宜表汗疏通水道，次宜活血止痛，后可复表，先黑色变为红色，其血自活，切不可破血，或轻重症候，精理调治，毋失至理，庶成不误。

看受伤不治总诀

凡食饱受伤，三日不死可治；当心受伤服药不愈；顶门受伤，骨入即死；心窝一点，七日即死；胸前骨断可接，男子两乳受伤可治，女子两乳受伤不治；阴户有伤不治，天股不明难治，两边有伤不治；牙关紧气未绝，急灌药下咽可治；阴囊无子不治，伤肺未死，过七日必死；血出尽者难治，血气急者不治，老人左腹压碎难治，缠风不治，肠断不治，顶门外破内未破者可治，天门骨入内者可治；大凡鱼际穴，及行山穴，有脉俱可治。

军门跌打六戒

一风寒，二生冷，三毒味，四房事，五劳动，六喜怒多言。

看损伤验诀法

凡脑者，诸阳所聚之处，太阳脑门顶盖诸穴，一有碎伤重者，即为命所关系，治者亦宜精微，不可怠惰。凡头有伤，就于伤处剪去头发，然后用药搽之，四肢遍身有破头伤风，当作伤风后治之。

一有损伤最难调治者：若打眼目出外，难以复入，用神圣散敷之。若黑眼破者，其目为坏，若有胞内未破者，将手轻轻拨转归原，用神圣散贴之，外用住痛散敷之。牙关骨断，将手拨归原位，用神圣散贴之，将手巾托住下颏。

一打头顶，令伤者仰睡，用绢托住下颏，用力随以伸归原位，用神圣贴之，内服住痛散。

一咽喉折断者，用黄腊丝线抽缝之，用断血药敷之，再用蜜调神圣散敷之，若全断者，无治。凡刀伤腹者，伤于肝肺则不治。若疮干燥，以清肝散为末，以木瓜煎汤调服。

一伤脏腑，以及胞血咳嗽者，用桃花散固住四围疮口，宜服清肝散加生地汁，又服住痛散，次以润肺丸，若至疮口润活，用丝线缝之，若疮头碎破者，不可擂药。凡骨断者，俱用手法，次用敷药，上夹三日，要放夹换过软夹，专用活血止痛，接骨为先。此军门总论，损伤方法，若无仁义之人，誓不传诀。

跌打各经，看症用引，开列于后。重伤牙关紧禁，急用正方加羌活、荆芥、黄连，将药末灌入口中即活。

切忌生冷风寒

一治牙关盖血在口，用三圣散治之。春加子苏，夏加扁豆、麻黄，有汗不加；呕血加人中白、半夏、藿香，若过七日，加红花、苏木、西香；头顶加藁本，头痛加白芷、川芎，手上加桂枝、桔梗；下肋痛加青皮、木香、西香、羌活；一臂痛加元胡一钱、乳香五钱、没药五钱；胸骨痛加桔梗、枳壳、杏仁、乳香、没药、干葛。

一干呕抽吐，加荔枝核一个；吐血加炒蒲黄、红花、西香，服药有汗，加麻黄根，内去羌活；头顶痛去山棱、莪术；正心痛加菖蒲、金偏心、红花、西香；腹痛加桔子、艾叶；去血过多腹肿，加艾叶一两；腰痛加故纸、杜仲、小茴、羌活、酸枣仁、楂草；小腹痛加灵芝、元胡；肚肠痛加桔子、白芪、艾叶；遍身久不止痛加乳香、没药、羌活、防风；腹痛加灵芝、元胡、赤芍、西香；肾子痛加川楝、冬葵、小茴、桔子；腿痛加续断、石斛、五加皮、秦艽；脚痛加薏苡仁、木瓜、五加皮；膝痛加虎胫、川牛膝；惊惕加茯神、远志、枣仁、石菖蒲、神砂；膀胱痛加桂子、川楝；身有寒加马前子、黄芩；头痛加羌活、升麻、川芎、白芷；咳嗽加杏仁、柴胡、麦冬；咳不止加白豆蔻、丁香、砂仁；衄血加阿胶、童便；皮肉碎加南星、生地；吐血加蒲黄、红花、人中白、川三七；泄泻加白茯苓、白术、前子、法夏；呕吐加藿香、砂仁、白豆蔻、丁香；咳痰加半夏、川贝母、干葛、杏仁；破水伤风，先治风，后治水，破气血加山棱、莪术、赤芍、归尾 生地，行气血加当归、木香、香附、乌药，或用小茴、故纸、茯苓；小便不通加猪苓、泽泻，车前子为君；小便热加滑石、淮通、瞿麦。

一打后作寒战咬牙，乃是血气两虚，及三部虚寒，用附桂为君。

总　论

打仆金刀损伤是不因而病生外，外受有形之物所伤，乃肉筋骨受伤，非六淫七情之病，有气血之分也。所以损伤一症，专从血论，不过瘀血凝滞，亡血过多两症而已。若仆打皮未破而肉损者，必有瘀血，非攻利之药不能治；金刀伤皮，而血出者，亡血必多，症兼补而行之可也。治法原有不同，须察上中下、轻重、浅深之异，筋络气血通滞之殊。先用散瘀血，通筋络，和血止痛，然后养血调气，补益胃气，无不效矣！

损 伤

按堕车、落马、打仆、刀伤，此损伤也，专从血论，皮破而亡血多者，血虚也，宜兼补而和之。皮未破而积瘀血者，血实也，宜破而攻利之。亡血过多者，脉虚细者生，数实大者死。损伤瘀血胀满，脉兼强者生，脉弱者死。俗医惟知瘀血停滞一症而已，故予并载之。跌打刀枪伤在人，看伤用药在乎我，药有分君臣，方有变易、加减，五脏六腑内症也，是为大穴最难分辨，手足四肢外痛是为小穴，仅须调敷而已。七孔亦为大穴，看伤用药，药须细心，上焦之症，饮食必甘；中焦之症，饮食不纳；下焦之症，二便通行不止，此乃一身之病也。大概用药，不宜寒冷，恐伤血气也。

各穴名

人有十八大穴，三十六小穴，共计五十四穴。何为大穴？何为小穴？如棍打天庭，此乃死穴。口中吐血，血出七孔，看他二窍缘法，若要治，先用翅鸡尾水洗净血水，即用马前子末敷后，用八宝丹掺之。

诸经药性

然铜接骨最速，若未掇好，不必急下，白朱砂即细磁，烧红酒内淬七次，能治腰子。

治世之道，莫先于医，疗病之攻，莫先于药。医乃九流之魁，首药乃百草之根苗。丸散未修，药性未论。钢砂看烂肉之攻，巴豆有通肠之力。丁香和胃，干姜快胸。熟地黄补虚损大有奇功，生地黄能通血脉。青皮、陈皮能理气，石脂、龙骨能生肌。良姜性热，得菖蒲好治心痛。芒硝甚寒，兼大黄可通肠腑闭结。乳香、没药止痛。荆芥、薄荷消风。金覆草、款冬花能治咳嗽。天南星兼半夏，最化痰涎。五灵脂专能治气，元胡索佐之尤良。黑牵牛能引小便，滑石兼之力更强。朱砂神砂祛邪药，西角力能治风狂。扁豆瞿麦治膀胱，芫花甘遂治水央。芦荟蟾蜍疗儿疳，蛇床子治诸疥痒。河北团参治咳嗽，江南蛤蚧治肺痿。黄连厚朴兼洗眼，槟榔下气有可推。甘菊清心能明目，赤苓利水破气随。枳壳厚朴宽肠气，枳实桔梗开胸膈。香附治血滞腹痛，碎补接骨又止痛，木香沉香分气降，麻黄桂枝发汗止。当归活血，茵陈退瘟，生姜止呕，党参润肺，白术补中，肉蔻止泻，白芷治太阳头痛，柴胡、黄芩除寒热往来，苍术去湿，猪苓去水，五味生津，乌梅止渴，川乌、草乌入骨搜风，附子、天雄回阳还本，缩砂、豆蔻消食补虚，栀子、连翘开心利热，葛根止渴又能除风。

上部损伤，如破见髓，或伤风于内：羌活　防风　半夏　升麻　当归　赤芍　陈皮　生地　甘草　川芎　白芷　茯苓　天南星　天花粉　蔓荆子　姜三片　外加血余炭、落得打，以数味各一钱，研末冲服。

　　中部损伤：如手折之类。羌活　防风　当归　赤芍　陈皮　白芷　甘草　秦艽　黄芪　茯苓　生地　官桂　花粉　破故纸　姜三片　外加五加皮、血余炭各一钱，研末冲服。

　　下部损伤，如腿足伤：当归　没药　陈皮　牛膝　木瓜　防己　川芎　茯苓　羌活　白芷　白术　秦艽　生地　甘草　姜三片　外加血余炭各一钱，研末冲服。

　　上部末药方：川芎一钱　蔓荆子二钱　归尾八分　赤芍一钱　白芷一钱　共为细末，每服七分，加黄荆子二钱，麻油炒。如伤重者，加接骨丹、轻粉三分，陈酒送下。

　　中部末药方：杜仲（童便炒）二钱　赤芍六分　生地六分　秦艽六分　红花二钱　桃仁一钱　归尾一钱　延胡索一钱　紫荆皮（酒炒）二钱　共研细末，每服一钱，加黄荆子一钱。若伤重者，加接骨丹五分，轻粉五分，陈酒送下。

　　下部末药方：牛膝八分　黄荆子八分　山龙八钱　千年矮八钱　归尾八钱　防风七钱　海桐皮八钱　独活七钱　赤芍六钱　秦艽六钱　木瓜萎钱　共为细末，每服一钱，若伤重加接骨丹六分，轻粉五分，酒送下。

　　雨打雪：琥珀八钱　金箔五片　共研末，冲服和气。丁香四枝，三七（酒制）二两，广木香一两，对中部伤。止痛用乳香、没药各五钱。四肢作冷，肉桂、牛膝各一钱，冰片二分，木瓜、青皮五钱。土鳖芋（酒制）归尾一钱　如日久用当归（酒制）一钱　脚伤骨用碎补（去毛）、虎骨（新瓦焙，用肉汤浸三次）各五钱　龙骨（制烧黄色，共虎骨童便制三次）　止痛散血加磁石（童便制三次）各五钱　四肢加然铜（如前制）五钱　朱砂　辰砂各一两　金留、白及为丸，朱砂一钱，每服酒下。

　　又方：青香　碎补　龙骨　加皮　红花　虎骨（醋制）各一钱　然铜（制）　血竭　肉桂各二钱　土鳖（酒制）十个　射干五分　杏仁一钱　川乌（姜制）一钱　草乌（姜制）一钱　乳香二钱　没药五钱　共末酒下。

　　又方：川乌　草乌（姜制）　杏仁各一钱　青皮　川牛膝　虎骨（醋制）　肉桂无异（制）各三钱　然铜（制）　碎补　血结　龙骨各二钱　土鳖（酒制）十个　麝香五分　红花二钱　乳香（炙）　没药（炙）各二钱　共末酒下。

　　末药方：并治接骨。当归（酒炒）　乳香　没药俱炙　苏木　然铜（制）　白蜡　紫金皮　红花各一钱　碎补（炒去毛）　香附（醋制）　木香（研忌火）　肉桂（研忌火）各一钱　土鳖（制）七只　山楂（炒黑）五钱　蚯蚓（焙干）十条　麝香五钱　川乌（米泔水浸一日，火煨）五钱　共末，重者服一钱，轻者服其半。头加当归二钱，藁本一钱，生地一钱，灵仙八分，白芷一钱，防风一钱；胸前加生地、桔梗一钱四分，山楂十粒；积血肚痛用人中白一钱，用大黄一钱；腰上枸杞　苁蓉　故纸　续断　杜仲各一钱　威灵仙一钱　五加皮一钱；两手荆芥　生地　桂枝　首乌　秦艽一钱　防风一钱；两足归尾二钱　木瓜　续断　加皮　紫金　首乌各一钱　白头翁一钱；大小肚归身一钱　红花八分　枳壳　小茴　牛膝　生地　俱用水酒煎，冲药末服。

腰背受伤：当归　杜仲　故纸　乌药　灵仙　贝母　泽兰　肉桂　桃仁　陈皮各一钱　红花　川乌　草乌　首乌各八分　槟榔　良姜各一钱六分　生地　加皮各一钱　木香一钱　干姜三片　生酒煎服。

大小肚受伤：归尾　红花　故纸　北辛各八分　槟榔一钱　独活　防己各一钱　生地　加皮各一钱　青皮　木瓜各一钱　川牛膝　苎麻根引，生酒煎渣敷。

胸前受伤：当归　川芎各五钱　槟榔　生地各一钱　木香　草乌五钱　川乌　首乌各八分　白芷一钱六分　桔梗一钱六分　生酒煎服。

两手受伤：红花　归尾　陈皮各一钱　槟榔　秦艽各一钱　生地　加皮　桂枝各一钱　防风一钱　川乌　草乌　首乌各五分　生酒煎服。

治中部华盖偏心用：三棱一钱半　莪术钱半　苏木二钱　红花二钱　乌药一钱　灵芝一钱　赤芍钱半　冰片五分　归尾二钱　枳壳一钱半　大黄二钱　芒硝二钱　石菖蒲钱半　杜仲二钱　共为末，酒温服，血在腹内倍加干漆。

治打伤呕血：人中白（蒸燥）五钱　为末，酒调服。

打烂脑方：白附子二钱　天麻一钱半　白芷二钱　川芎二钱　藁本二钱　共为末，酒调敷。

头上及两手擂药：羌活二钱　生地三钱　川七一钱　桃仁二钱　枳实一钱半　赤芍二钱　桔梗一钱　黄芩一钱　归尾一钱半　细辛一钱　白芷一钱　元胡一钱半　香附二钱　川芎一钱半　西香一钱半　柴胡一钱　升麻一钱　七厘二钱　乳香二钱　没药二钱　用水煎，好酒冲服。有肿加丹参、防己；头顶加藁本；两手加桂枝。

两足擂药：独活二钱　香附二钱　木瓜二钱　五加皮二钱　南竹一钱半　西香一钱　三七一钱　续断一钱　归尾一钱半　生地半钱　一捻金一钱　赤芍一钱半　乌药一钱　枳壳一钱　好酒冲服。

上部伤方：桂枝四钱　羌活四钱　红花二钱　广皮二钱　独活四钱　西香二钱　生草乌一钱

中部伤方：羌活四钱　独活四钱　当归四钱　杜仲六两　故纸四钱　碎补四钱　小茴五钱　青皮二钱　月石二钱　生草乌一钱　甘草一钱

下部伤方：南竹四钱　厚朴二钱　牛膝五钱　木瓜四钱　羌活四钱　灵仙四钱　枳壳二钱　苡米四钱　防己四钱　年健二钱　黑铅二钱　生草乌二钱　甘草二钱

以上、中、下三部之药，俱用壶煮酒，伤上部饭后吃，伤下部空心服。

住痛散：乳香五钱　没药五钱　血蝎五钱　羌活五钱　独活五钱　当归一两　生地一两　白芷一两　木瓜一两　川厚朴五钱　大茴一两　小茴一两　穿山甲一两　麝香一钱　川乌一个　沉香五钱　木香五钱　甘草五钱　共研细末，每服二钱，或酒或汤送下。

《穴道拳诀》

玄机秘授穴道拳诀

（金疮跌打接骨秘本）

清·南伯安·飞虬甫　辑

清·郑芝龙　潭阳　余日荣　维日甫　校

玄机秘授穴道拳诀（卷上）

序（海洋孙先生授人，公杰江先生复授，敬斋朱凤佩先生、鲍振云先生并抄）

人生天地之间，此身根本从何而来？禀父之一点虚明，入女元之内，虚明者乃父精也，故曰属阳。侮者乃母血也，故曰属阴。男女交媾之时，男先行而女后行，血裹精也，干道成男。女先行而男后行，精包血也，坤道成女。阴阳并合。根本始成，结而为胎。受胎之时，先生两目，目内瞳神所属于肾，肾中一点虚明，才生百脉形骸、五脏六腑、毫毛孔窍。胎元既就，十月而生。凡人周身以脐下一寸三分为玄牝，实为天地父母之根原归于此，故人身中以精气神为主如三宝，身为之宅，心为之舍，民散则国亡，气衰则身败。故人两目外观于物，内通于心，万事从心所发，故所保者精也，所惜者气也，所养者神也。书云：血气未定，戒之在色；血气方纲，戒之在斗；血气既衰，戒之在得。如少年，人之血气盛行不能举发；到中年，血气渐虚，方才病出。耳聋腰膝疼痛，元气短弱，眼目昏花，饮食少思，精神疲倦，虚弱之症成耳云。

穴道损伤死期论

凡人周身有一百零八穴，三十六大穴，七十二小穴，伤者命绝，不可不明。

前为华盖穴：打中者人事不省，血迷心窍，三日无救，就用药者不妨，又发者十日死。

左边乳上一寸三分为上气穴：打中者三十二日，发寒热而死，服药发者，一百六十日死。

左乳下一寸三分为下正穴：打中者十二日死，又发四十八日死。

左乳下一寸四分为下气穴：打中者三十六日死，复发六个月死。

右乳上一寸三分为上海穴：打中者十六日死，又发九十日死。

右乳下一分为正海穴：打中者吐血而死，又发六十四日而死。

右乳下一寸四分为下海穴：打中者三十六日下血而死。

右乳下一寸两旁偏三分名为一计害三侠：三侠者肝脾肺，受伤打中者七日死，又发五十六日死。

心口名为黑虎偷心：打中者立刻昏迷，人事不省，拳回气绝，如若就救，不妨服药，不断根又发一百二十日死。

下一寸三分为霍肺穴：打中者三日死，就用药不妨，又发一百二十日死。

下一寸三分偏左边一分为翻肚穴：打中者三日死，就服药不妨，又发一百七十日死。

又下一寸三分为气海穴：打中者二十八日死。

再下一寸三分为丹田精海穴：打中者十九日死。

又下一寸三分为分水穴：打中者大小便不通，十三日死，又发一百六十日死。

又下一寸三分为关元穴：打中者五日死。

右边肚脐毛中为血海门：点中者五个月死。

左边肚脐毛中为气穴门：点中者六个月死。

左边脐稍尽软骨为章门穴：点中者一百五十四日死。

下一分为气囊穴：打中者四十二日死。

头顶心名泥丸穴：打中者二十日死。轻者耳聋头眩，六十四日死。

耳下半分名听耳穴：点中者二十四日死。

背心第七根骨脊两旁下一分名百凶穴：打中者吐痰血，十个月死。

下一寸一分名后气海穴：打中者足一年死。

两腰眼中左为肾经：打中者三日死。

右为命门：打中者一日半死。

尾梢尽下一分名海底穴：点中者七十日死。

二小腿中名口穴：打中者一年死。

右边肚脐毛中为血海穴门：点中者五个月死。

附方解救

加减十三味煎：五加皮（坚筋骨，以力行去周身之伤痛）一钱五分　桂皮（行血而疗心痛）一钱　枳壳（宽心下气）一钱　广皮（开胃去痰，导壅滞之逆气而化痰）一钱五分　香附（去腰背之伤，强筋骨，止痛）一钱五分　杜仲（理血气，两肋之刺痛）一钱　蒲黄（去胸前后之伤）一钱　青皮（散瘀血，通经络）一钱　红花（多则破血，少则养血）五分　五灵脂（理血气，止两胁内之刺痛）一钱　刘寄奴（破瘀血，通经去瘀）一钱　玄胡索（最能通经络，消小便之瘀血，又兼止痛）二钱　当归尾（破行瘀血而顺肠胃）一钱五分　加砂仁五分　陈酒煮一盅半，煎至一盅，河水煎再服，服渣。

七厘散：治跌打损伤，拳头新打，血迷心窍，人事不省过急之症。如服者，行过三次之后，即用冷粥汤止之，多行恐伤其气。硼砂（消心肺之瘀血，亦能去伤血化汗）八钱　朱砂（定心止痛消瘀血）四分　血竭（去各穴道之伤）八钱　胎骨（能治周身之痛）四钱　地鳖虫（去劳伤、强腰脚、壮筋骨、接骨止痛。附制法，先将三棱、蓬术二味任他食尽，用赤芍、红花、当归、米糟令他食饱，再炙好，去头足）八钱　土狗（行筋骨肉之伤）六钱　赤芍（破瘀血而疗腹痛，烦热不汗）三钱　归尾（破周身之瘀血，而且顺肠胃）五钱　红花（多则能败血，少则能活血）五钱　加皮（坚筋骨，以力行去周身伤痛）四钱　枳实（宽中、下气、行痰）三钱　苏木（去骨内之伤，止痛）四钱　木香（易攻易散，助各药之攻）五钱　生大黄（通大肠，破瘀血）六钱　巴霜（行气血，去伤积）三钱　青皮（快膈、除鼓胀、下气，直达小便）三钱　乌药（顺气消痰）三钱　五灵脂（理血气，止两胁内之气痛）五钱　蒲黄（去胸背前后之伤）　广皮（开胃去痰，导壅滞之症，送气送痰）四钱　三棱（破结聚、气滞之症）五钱　蓬术（行大小肠之中瘀血）五钱　麝香（开窍通经）一钱二分　肉桂（行瘀血，止心痛）三钱　上药各为细末，再称分两，不得多少，择日配合，瓷瓶收贮，封固勿泄气，此丹专治跌打损伤，重者陈酒调服二分五厘，轻者一分五厘，再轻者只用五厘，倘打后感冒风寒发热头痛，有外感者，先用解肌汤，后用小柴胡汤加减治之，去寒热后，用跌打药为妙。

解肌汤：广皮一钱　羌活一钱五分　防风一钱　荆芥一钱五分　木通一钱　桔梗八分　苏叶一钱五分　葛根一钱　前胡八分　加葱白三个　生姜两片　水煎服。

小柴胡汤：柴胡一钱　葛根八分　桔梗一钱二分　花粉一钱　木通一钱　黄芩八分　连翘一钱二分　广皮一钱　加砂仁（炒去衣，研末冲）五分　灯心十根　水煎服。

飞龙夺命丹：专治跌打损伤，拳头新打，远年拳伤，接骨入骱，神效。赤芍三钱　三棱四钱　麝香二钱　韭菜子三钱　五灵脂三钱　蓬术五钱　青皮三钱　硼砂八钱　川贝母三钱　五加皮八钱　归尾五钱　乌药三钱　木香六钱　地鳖虫八钱　肉桂三钱　广皮三钱　香附四钱　土狗三钱　玄胡索四钱　桂枝三钱　羌活三钱　秦艽三钱　前胡三钱　自然铜八钱　葛根三钱　枳实三钱　胎骨五钱　杜仲三钱　刘寄奴三钱　上药各为细末，称准分两，择日修合，瓷瓶收贮，勿令出气，每服陈酒送下一分五厘，重者二分，再重者三分。

膏药方：专治接骨入骱，跌打损伤，远年拳犯筋骨瘀痛，寒热湿气，泄漏肩风，周身各穴道，服之神效。骨碎补　生地各五钱　红花一钱半　桂枝二钱半　羌活五钱

杜仲三钱　赤芍三钱　木瓜一钱半　香附三钱　独活二钱　五灵脂二钱半　熟地　川乌　草乌各五钱　苏木二钱半　桃仁三十粒　丹皮二钱半　当归二钱半　防风二钱半　升麻二钱　玄胡索三钱　牛膝二钱半　荆芥一钱半　续断二钱半　威灵仙二钱　乌药一钱半　补骨脂二钱　刘寄奴二钱　虎骨五钱　每药四两，用麻油一斤煎好，后用十味细料末药　血余三钱　血竭五钱　麝香七分　肉桂（炙，研碎）五钱　丁香（不见火）五钱　附子（不见火）一大片　木香（不见火）五钱　乳香（去油）　没药（去油）各一两　东丹（淘净）七两半　苏合香（候前药煎好）再收入之。

劳伤药方： 赤芍一钱半　当归二钱　红花一钱　补骨脂一钱二分　五加皮二钱　青皮一钱　乌药一钱　续断　骨碎补（去皮毛）　枳壳　秦艽各一钱二分　酒水各半，煎服。

护心丸： 受大刑法用之。苏皮灰一钱　木耳灰一钱　自然铜（酒淬七次）一钱二分　乳香（去油）一钱　血竭一钱　胡椒一钱二分　肉桂八分　各为细末，白蜜为丸，约三钱重，临时服之。

杖下敷药方： 樟脑八钱　大黄五钱　木通三钱　黄柏五钱　血竭五钱　乳香（去油）三钱　刘寄奴三钱　青黛五分　冰片五分　防风三钱　防己五钱　各为细末，萝卜汁、韭菜汁、藕汁调敷。

洗药方： 刘寄奴二钱　木通　防风　荆芥各三钱　葱白十个　水煎浓洗。

夹棍敷药方： 酒药十丸　樟脑　大黄各一两　木香五钱　桂枝　麝香各三钱　自然铜（酒淬七次）八钱　狗油五钱　栀子　木耳灰各三钱　各为细末，用烧酒、糯米饭调敷。

跌打损伤、筋骨瘀痛，一切皆可治，妙方： 用土苏木根（其叶似牛舌草，稍带圆些，比牛舌草根红些，然土苏木叶冬季亦有红者），遇伤损时，极重者吃二钱，轻者吃八九分，验过。

跌打药酒方： 当归一两半　红花六钱　五加皮　秦艽　牛膝　荆芥皮　杜仲　川芎各一两　续断一两半　茜草　威灵仙各一两　草乌　川乌各二钱　生地　茯苓　山药各一两　虎骨一两　青木香一两半　水三七一两　核桃肉四两　上药共袋好，用生酒二十斤，煮三炷香为度，过七日听服。

劳伤药酒方： 怀生地五钱　当归六钱　红花　桃仁各三钱　乌药　五加皮　牛膝各五钱　枳壳三钱　秦艽　丹皮　泽泻　杜仲各五钱　香附　桂枝各三钱　远志肉　麦冬　黄芪　茯苓各五钱　枸杞二钱　玄胡索四钱　补骨脂三钱　虎骨六钱　加胡桃肉四两　大黑枣三两　白加皮三两　如前法袋好，用生好酒十斤，煮三炷香为度，过七日听用。

跌打损伤末药方： 江公杰先生传。归尾（酒炒）三钱　桃仁（去皮）　红花（炒）各一钱　自然铜（醋淬七次）一钱五分　乳香（去油）　没药（去油）　儿茶各二钱骨碎补（去毛皮）三钱　血竭　雄黄　加皮各二钱　麝香五分　生大黄六钱　麻皮老根灰四钱　地鳖虫（去头足，制法同前，如多更妙）六钱　古钱（醋淬七次）一个各制为末，择吉日修合，瓷瓶收贮，勿令泄气，每服四分，多则六分，陈酒送下，被盖睡片时，如临危者灌入，勿令吐，如不服药者不治，服后即思饮食，甚验。

又末药方：当归（酒炒）二两　生地　丹皮　杜仲　牛膝各二两　红花五钱　广木香一两　虎骨（醋炙）三两　自然铜（醋炙七次）　骨碎补（去毛皮）各二两　川乌　草乌（姜汁炒）各一两　乳香　没药（俱去油）各二两　苏木一两　细辛一两五钱　地鳖虫四两　麝香五分　大黄酌用　为细末，瓷瓶收贮，每服三四分，治周身瘀血疼痛，新打拳头，活血筋也。

吕祖师仙方：治刀口伤，罨上即止痛。真菜油十两　白蜡（去渣）四两　熬滴水成珠为度　腾衣（有毒不可入口，用时每药）一两　冰片二分　拌匀罨上患处。如治棒疮，先用大葱、蜜糖将此药罨上即愈。若打见肉骨，用肉汤洗去，将药罨上，数日即愈，极妙。又出外便带去，每药一两，加热麻油八两，腾衣二钱为丸，用时加冰片二分，热麻油调用。

七厘散：专治金刀跌打损伤、骨折筋断、血流不止者，先以药七厘冲烧酒服之，量伤之大小，用烧酒调敷，如金刀伤过重，或食药。割断必须鸡皮包扎，即用此药调敷。此药传自军营，凡打仗受伤，屡有起死回生之功。两粤云贵得此方者，调此治斗殴诸重伤，无不应手立痊功效，药既平淡，配制顺易，而奏功神验。视铁扇散为更捷，既救人生，且省讼端，愿同志者共宝之，以互相传济世焉。朱砂一钱二分　冰片一分二厘　乳香一钱半　没药二钱半　血竭一两　儿茶二钱四分　麝香一分二厘　共研为细末，瓷瓶收贮，黄蜡封口，以五月五日午时制合，贮久更妙。如未先备，临时制合。然不可多服，孕妇忌用。

恶疔药方：原寸（顶好）四分　乳香六分　斑蝥（去头足，糖炒黄色）四钱　前胡二分　没药四分　冰片四分　元参二分　共研细末，凡遇凶险恶疔，先将药末少许放在疮口上，然后再用银针将疮尖挑破，一七日将疔拔出，再用三仙丹，收活鲫鱼一条，活羊屎三钱，此二味炙干为细末，香油调敷。

张鸣鹗先生序

天下有文事者必有武备，古之志矣，予窃疑之。诗书戎马可并习乎，然自古迄今，用文未尝不佐之以武也。昔轩辕氏作矢端肇开，历代多有之。蚩尤征而垂制衣裳，有苗武伐而文舞，干羽汤放夏而辑，宁武克商而大定，周公讨四国而天下宁，孔子诛少正卯而鲁治。帝王师相以铁钺而臻太平者，习武佐文之明验哉，慎毋以诘戎为末，务视习练为细事也。然肆武莫先于习拳，说者曰：拳徒博者也，何如器械之坚利，不知弓矢戈矛能卫乎身，而不能使身善为用，何也？身善手不相习则器械不相，若何感乎？目为荣而心为之悸，惟拳有身法焉、手法焉、步法焉，实武艺之根，根不备不足以精器械，欲精器械必先论夫拳，何可以徒博小之哉。盖拳不一而各善其长，或善于掌焉，有顺掌、反掌、托掌、拜掌、闭掌、扫掌、单掌、双掌、鸳鸯掌之不一。或善于拳焉，有顺拳、反拳、撑拳、插拳、牵拳、横拳、俱拳、扳拳之不一。或善于肘焉，有反肘、顺肘、横肘、直肘、斜肘、顿冲肘、项肘之不同。或善于身法，有进身、退身、伸身、缩身、倚身、闪身、生身、跃身之不伦。或善于膝，有左撇膝、右撇膝、跪膝、项膝、缩膝、迎膝之不等。或善于腿，单腿、双腿、换腿、旋腿、攒腿、撇腿、跟腿、面腿、颠腿之不符。或善于步焉，有长步、短步、横步、直步、闪点步、反步、顺步、换步、纵步、实步、虚步、曲步、挺步、管步之不侔。彼有所长，此有所短，未若跌打抓拿之身大成也。跌而不打则跌轻，打而又抓则打重，抓而不拿则抓松，拿而又跌则拿硬。若四时之错行而相资，若日月之代明而互用，形势与人同，而经节与人异。所谓拳之上乘，非耶试言，其手法则凭虚而入，不攖人之力乘势而进，适中彼之疑。如僚之弄瓦循环而无端，若游刃有余地。至于身法，重如泰山之压，轻如鸿毛之飘，悠扬处花飞絮舞，变换处活虎生龙。至于步法也，且妙且玄，难以觅蹤，亦长亦短，无能把捉，进则靠山，退则倒海，雨散风消，不图为拳之至于斯也。用之习之，不必另寻堂室，别构炉钟，而仓卒应变，绰绰乎有余裕矣。予故曰：习武艺莫先于习拳，予儒业也，而僻性好武，从拳操技盖有日矣，岂以为有文事者必兼武备哉。试以身当兵乱之世，必不能端章甫而点兵卒，只谓之武能佐文也。亦宜引古之大圣人以之拨乱，而今之硕儒不以之政治哉。缘录拳经数百首，并附诸器械百法编成一帙，虽出于分袖之时，一夜之俚言实我师松泉陈翁，少负侠气，重携金资，遨游海内，遍访名家，描摹神巧而成者也，予不敢没其善，亦不敢私其美公之，同志者为登坛之一助。

少林寺玄机和尚传授身法图（略）

呆架： 大凡学拳，先贵立其根本，本者何？脚步与身法是也。脚步以稳为立，而脚之稳以贯力为先，一身之力俱要贯注两脚，而其妙处在以意会大腿与膝头之力紧贯于脚尖脚边处，而膝头略带跪势，而臀之力紧贯于脚跟，所以臀必与两脚跟一线，而不可歪斜也。其长短大小以规，大抵两脚尖不可撇开，亦不可勾进，以中平为主。两脚不可离地，须紧与臀一片，此第一要紧法也。至于身法，头颈必直竖，如顶千钧之势，下颌亦带竖起，牙根带咬紧，气带吸住胸必开，背必合，臀必夹，腰必直，而贯力之处，可以意会，不可言传，神明变化，存乎其心矣。

呆披： 呆披所以贯手力也。初学当以左手打起，然后练右手。打时须要双手，提往耳后眉尖边，尽力劈下至腰边止，其身法要下，两眼要精神，至于脚法，头颈胸臂臀皆俱遵呆势，成丝毫无差。

出步： 出步先右脚，跌半步，即以左脚点出，以左脚跟粘地要曲直，藏阴又要身法，跌下后，将右边身手一片压下而左边打，一是如此，其百法之妙俱在呆架程序。

头：头者身之魁，宜直竖而若顶千钧，不可抬高，亦不可俯视，向左则略顾右，向右则略顾左，随身法以相应。高视则有仆后之病，低视则有仆前之虞，学者宜凛之。

眼：眼者心之主，宜精神，注射破敌全凭之故，认手、认势、认腿皆赖乎眼也，兼使一身上下，相顾前后，左右相防，不可不记。

颈：颈为头目之枢，呼吸相连，以灵活为主，要直竖而不可太偏，顾左顾右，随身法以相传，学者又当领会之。

肩：肩为一身之前锋，宜带靠而走来，宜下与膝相对，不可过于膝，亦不可不及于膝，至若偏闪，更以灵活为贵也。

臂：臂乃一身之门户，宜夹而不宜开，开则身法涣散，敌人可揭可挑，而我之身难保矣。宜以气应之臂力，使上则气吸上臂力，使下则气降开，随身法以相传，不可使抓为要。

手：身之维护者手也，要轻松圆活、刚柔相济，上下前后左右相顾，左上则右下，右上则左下，亦有左则向左，右则相右，伸长短缩之玄机，总以安全为主。

胸：胸乃我身墙壁，宜开而成片，不可俯仰，要两手常将护持，毋使敌人可切可攻，苟若近身，纵有能者，亦难敌矣。

腰：身之枢轴者腰也，要灵活圆熟，直硬坚固，况力皆从腰出，气亦由腰运，一屈则气力俱闭，上下不能相通矣。

臀：下身之竖力重者俱在臀，宜与肩相对而成一片，肩过左则摆在左肩，过右则摆右，要从容相冲而带压下，故一身之精节俱紧贴敌人身上，此所谓百法收来无空闲者也。

腿：腿管脚之担力，腿亦有功焉。宜悬而缩，宜活硬，要从腰藏阴而带曲尺样，此下盘之紧密者也。

膝：下盘之门户在膝，宜平分，向里不得外开，若开则脚尖随变亦开，下盘不密矣。要在略带跪势使身坐直，若过于坐平，则腿力不坚，腰屈无力种种之弊。

足：足系一身之根，根不稳则百体虽强皆如虚器矣。妙在足指钉下，足跟坚固不可虚，前虚后进，步宜轻端，步宜稳，偷步宜速，探步宜活，其余百益步法俱遵成式运用，跟既坚固，周身俱活，随其所知，无不顾人矣。

管脚法：我家自异人袖里相传之后，日夜摹神相巧已多年矣，巧妙之法不可一言蔽之。所谓避实击虚者是也。至于管脚之法，非经口授，难以明通，且不辨之妙多差谬，其法虽要见景生情而固，其委曲不可不细细讲究。凡我子孙传之后，潜心习练，苟无心得，无不倒人，其所取胜于人者，同在此处也。但行道之时，不可传人，非系端人血亲并不可谈及。故我家子弟虽能知此法者不过艺、五、景、陶、我、弘数人而已，后学三昧识。

双管：将左脚偷在他人脚外边，或离三五寸，然后右脚缩为一球，又须悬空离地，臀与大腿脚尖从敌人腿边软处并膝腕边尽力一齐压下，则人之左脚自然离地，而我之脚已射他人右脚外边矣。我之臀、大腿、膝尖悬缩一球，从敌人适座下将人两膝头转。此法须要记清，一片而下，即肩随手、手随身、身随臀、臀随大腿、大腿随膝尖、膝尖随脚一齐而入，此双管之妙诀也。

书云窍导，窍此言何谓？盖以庖丁解牛，目无全牛故也。我谓拳法亦然，何则以我视敌人何处是软处，何处是穴道，何处不可攻，便要豁然放于心目。故一动手之时，便能击人之虚处，中人之穴道，而人亦无全矣。即如管脚之法，不从软处于穴道边，何以取人，然则人脚上之穴道在何处？腿心与腿腕是也。以我下盘一片之力，攻人下盘虚软之处，而人脚亦无全脚矣，焉有不倒之人乎。总之，以我之一身并臀、大腿、膝、脚尖，须要记清一段，则我是全人，而破处可攻矣。我既为全人，而人更不得为全矣。身法、脚步法总是由缩而伸，其妙处是偷步之时，即将身法跌下，手法脚法俱是缩在一球，倒身之时身法手法一齐弹开，此所谓由缩而伸也。

练脚法：将脚悬缩一球，其悬缩时须要会意，循腰藏阴之妙，脚膝不可撇开，脚尖不可撇开，亦不可勾脚，其用意在于一身，尤在于一手，其妙处是手一缩而脚随即跟手一缩，其力由于以手将脚扯起，然后手脚一齐压下，其形状之微妙，譬如鸟将飞，两翅一缩，而脚亦随缩也。

中管：走中盘必将左脚偷在他人左脚里边，或离三五寸，然后右脚缩起，先以脚尖射人，须是一齐压下，两臀亦要紧密，方为满盘，此中之妙，不可不知也。走外盘必将左脚跌一步离地，或四五寸，然后将右脚缩起锉下腿心，腿心、腿腕、臀与大腿亦须一片用力，又有以臀从人腰下软处坐，甚猛勇。

边管：走边盘必将左脚偷在他人左脚外边，或离三五寸，右脚缩起钻入必射过腿腕，方为满盘。脚法之妙，虽然多端，横直撇膝总要视其穴道，而人自然百发百中。今特指其要者而精切详言之。初学熟此则临敌变化无穷矣。

脚步法：如猫之捕鼠，如马之出道，如神龙之变化，如活虎之猛狠，总以缩起悬空一片射入钻入，其势是压下，不可直挺，膝头宜略带跪势，脚法带颠狂，由虚而实，由轻而坚，由浮而固，前脚必直，要与臀大腿身法一片，脚跟与臀一片，后脚要直拴前脚，更要用力，而其用力之处在一线大指头边，此为前弓后箭之妙诀也。脚法之用力，总在于膝头臀，不然何以谓之坚，脆乎。

身法步：腾步 挪步 闭步 斜步 鹊步 挨步 进步 粘步 奸步 偷步 跳步 躲步 踹步 退步 虚步 实步 醉步 之字步 玄字步 三角步 梅字步

勾脚法：勾脚之法，在手不在脚，盖以下必勾上，必推故也。妙在脚尖带起脚跟贴地，须以快为主。

踏脚法：踏脚之法，手与身俱要着力，敌人管脚之时，即以踏跌之，以身手齐为主。

提脚法：此法乃破勾脚也。敌人勾脚之时带虚悬，不必用力，勾法之时，随其倒地之时一齐压下，则其脚自折矣。

颠脚法：颠脚之法，以脚踹人节缝处，以快为主，以后跟着力。

拐脚法：此法最难，观敌人之形势，而以膝头一拐之，须要攻其穴处。

踢脚法：踢脚之法，将脚尖悬起，望人脚臁踢处，或望与膝尖节缝边，当用暗力亦可跌人。

身法操持：凡与人敌对之时，身法带缩，腰带弓，偷步宜收宜活，以脚跟贴地，两手必夹，两腿必坚竖，敌人手动，即必肩击其两胁。与人对敌要推详，身体从容不用忙，破敌全凭一双眼，躲拳须用侧身防，他拳放过须忙进，腋下轻虚难抵挡，若要短拳敌长手，跟身到腋是良方。身法总要横行直撞，即所谓偏身侧进也。

眼法：里手行拳须要活，进攻直射两分支，斜行换步真方法，不得其方手足迟，若要逞能还要熟，常将两手必支撑。

拿袖法：舒衫立势袖填拳，掌按阴阳次第掀，当势分明如躲闪，常将两手掩胸前。

站法：肘跨肩先下，伸拳膀必揸，若用右插手，必定右脚跟，转身要换步，照前如一样。

进步法：他退我进，闪他缓我，攻他忙我，急转身换步，照前如一。

打法步法：丁不丁，八不八，要进能进，要法能法，他若身动，我将脚踏。

转身法：进步靠边，拐心摘胆，拳头下低，必知挂脸，翻身促臁。

审势法：与人敌时要攻其空处，两胁腰与腋并腿窝、腿弯、腕心皆是也，能攻空处，则敌人无所用力，自能百发百中，此所谓避实击虚之法也。若对敌时，敌人一来，须要审势理清。

粘身法：与人对敌之时，须要平心静气，敌人手一动时，即以踏进，更以手脚粘住人胁边，转身一齐着力，则人难逃闪矣。

倒身法：倒身之时，身、手、肩膀、臀、大腿、膝头一齐而进，更要一齐着力，前后须要相应，前后脚亦须相应，前手用四分力，后手用六分力，前脚用四分力，后脚用六分力。后手第一要拽得紧，后脚第一要挺得直，以后脚送身法，以身法送手，又以后手拽住，须似勒马收缰。后脚挺得直是立也，后手拽得紧所谓意来也，一齐而进，所谓百骸筋骨一齐收也。煞手之时，用力须在眉尖一线，所谓一身之精力在眉尖，咬牙带皱是也，又云眉尖带蹙心最狠也。

论身法一片：以我之肩膀夹住人胁，以我之手肘抵住人腰，以我之臀贴住人臀，以我之腿、以我之膝头击往人腿腕，俱要一齐压下，一齐着力，不可稍有先后，却是饰妆此一片也。此法不可说破。

论周身用力：头如顶千钧，颈如拔树转，下颏如龙戏珠而挺出，肩膀如山压下来，前手如推石柱，后手如扯拗马，前脚如万斤之石压去，后脚如门闩之坚抵来，臀如坐箭夹大银，身如泰山无可撼。此周身用力之妙，摹神设想之巧者也。

论一线用力：一线力者见肉缝伤也，此须以意会而不可言传。譬如与人对敌之时，自己身已慌忙，皆先力出，则到身之时必无力矣。须于未敌时，平心静气，若毫不介意，待敌人动手之际，而我方一片射进，通身之力用在一时，如舞锥子钻入，牙齿带咬，眉尖带蹩，此所谓煞手之妙也。

借力法：敌人进来时凶狠难当，而我两眼必须认清，或用躲、用闪，借其势以跌之，此借力法也。

偷力法：敌人来时而我须于软处，或节缝处斗之，则彼劳而我逸矣，故谓之偷力法。

论八面肩头

第一直肩头：直肩头是一闩用法，其肩是突然相冲，与臀一片，即横行直撞之法也。

第二压下肩头：压下肩头是一披用法，其肩如山压下，要身与法一齐。

第三倒后肩头：倒后肩头是一揭用力法，其肩带从下搋起，要身与法一齐。

第四倒前肩头：倒前肩头是闭阴用法，其肩带须从上笋进，须要与身子一齐。

第五射起肩头：射起肩头，从下搋起，用法最多，须要由缩而伸。

第六陡起肩头：陡起肩头与倒后相似，用法亦多，须要连心一齐。

第七八是用挺肩头：挺肩头须用力凝挺，与直肩头相似，此通身着力法也。

论手法：扫边手　金枪手　六平手　斩洪手　押肘手　朝阳手　十字手　插花手　旗鼓手　双射手　缠金手　捧瓶手　接手　挑手

论心传六拿（张先生心传六拿）：猛虎爬山一搦喉，勇将托冠在后头，推肩拘挽眉尖蹩，金龙合口在心头，迎手初拿分左右，金丝缠绕尾梢头。

论遇难九手：一、敌人进身，或扭我胸，或箍我身，一时无法可制，我将中食二指望敌人双眼插进，又将大指鼻中勾进，往前一托，自然松放，此法名为一鹰捉兔。二、敌人拳来最狠，无可躲闪，而我须用双手往下一拨，随用伏腿钻心踢之，此法名为伏箭钻心。三、敌人掌进来，我亦不用挑，不用打，只往胸窝中一肘顿下，此法名为钉心一肘。四、敌人当前扭胸，我将手拿住他手，随心以身法倒进，用反掌往喉咙一剐，此法名为反刀揪神。五、敌人当面箍住我腰，我只用双掌往喉咙边一剐，须以手根着力，此法名为双反刀手。六、敌人背后将我箍住，我若能动，只用佛舐甲解之，若手不能动，只将后脚跟往阴囊一踢，他自然松放矣，此法名为饿虎仆羊。七、敌人一拳打来，而我即以手拿住，须要反骨筋偏后压肘，往人手肘节缝边一顿下，则敌人之手自然折矣，此法名为斧头打凿。八、敌人将我胁边箍住，我将手往喉咙一夹来，须用肩头逼他喉，他自然双手放动，此法名为夹剪封喉。九、拳家最狠肘当先，横直顿挫无逃闪，所怕六平与活捉，随身转打一无嫌，六平手、活捉手、捧瓶手俱是捉肘。

论走场切要：大凡进步，后脚从前脚跟边出，脚到务比前脚过三四寸，去时不可直挺，脚膝微弯，要循腰藏阴，两脚尖不可撇开，脚跟不可离地，两脚平分向里，似旋腿样，名曰巽风刮腿，到时一齐压下，身法要直竖而略带逼转，两目精神直望敌人，两手腕略带弯，不可直挺打下，神意必望敌人面上，直栓至胸前后，才一齐着力，所谓百体筋骨一齐。

论走盘切要：眼要意分明，认手、认势、认腿，身法活动，进退得宜，腿法务要飞腾，脚法要轻浮坚固，手法务要健利颠庄，带腿欲其迅也，披撇扯拳欲其猛也，活捉朝天欲其柔也。

论迷拳盘口：博弈有一定之盘口，不可或错，拳家亦然。譬如六节迷拳，前后左右各有一定之盘，平日未尝讲究，临敌必狐疑，虽曰拳要见景生情，而一定之理不可错乱，倘盘口不知，奚以论拳乎，谨具盘口于后：闭阴走中盘，披揭走边盘，戏珠走中盘，抱拳走边盘，展翅走边盘，压顶走散盘。散盘是边中外皆可走，所谓视敌人之形势以运用也。

论迷拳看法：歌云：一身精力在肩头则拳之妙，以肩为主而手不迎，辅之其法，若不道破，徒以两相来往，试思人之手其力果有几何，焉然能取胜于人，肩法亦非一处，或有用直肩者压下，有用压下肩头者压下，亦有倒前倒后肩头者，射起、陡起、挺起肩者焉。其中各有妙处，但所用不同耳，谨具肩法于后：披用压下肩，揭用倒后肩，闭阴倒前肩，戏珠射起肩，展翅起射肩，抱拳倒前肩，竖肘射起肩。

从上劈下：敌人当面来，我步左脚进，左脚甫其发，右脚缩相就，步儿才见行，右拳甫打去，拳打才加右，肘披及轮救，收时欲管跌，望上一揭骤，揭去怕停留，裹头左斜溜，人见我溜时，谁知闭阴后，闭阴恐空发，翻转双披计。

乌龙戏珠：敌人若打来，左抱斜仰去，斜进才到身，右拳戏珠就，敌人走左边，右抱尔左截，去披将手来，抽打手脱身，人见护己身，谁知闭阴后，闭阴当取时，反身双披骤，要知敌人长，此拳不可废。

黄龙抱拳：左肩出势立左拳，横行打去才及颐，右拳旋抱救，复起竖肘来，照心一生计，敌非不后退，管脚居其后，力雄难跌他，斜步闭阴遁，若后敢进来，双披反身骤。

凤凰展翅：左手抱头颈，右手攻将去，右手抱头颈，左手亦如是。敌披两手斜溜去，右手反披来，右手双披骤，右手甫及发，左手横挺凑，此乃敌施左敌右，节节要打熟，任我翅飞去。

闭阴扫阴：我若前打去，赶来左掌就，如知阴上翻，翻身右掌救，若身敌左行，右闭难将就，若敌朝左来，将身右边溜。总之，闭阴横竖损不去，若要打得真，撩阴于打透。

泰山压顶：欲知泰山压，左右双轮劈，他步旋风腿，横步不可歇，步若可用长，丈余管脚跌，于中要求熟，一节压一节，压之未知奇，谁知节破节，破打得其方，那管他人拨。

醉八仙引（此六节乃是拳家之祖，从此化出）：醉也醉也，号八仙也，头颅儿曾触此周颠，两肩谁敢于周传，放臂膊儿跌样，坚手肘儿如雷电，拳似砥柱，掌若风烟，膝儿起，将人掀，脚儿勾，将人损，跌打抓拿谁敢先，身范儿狂如颠，步趋儿东扯西牵，好教人难留恋，八洞仙踪打成功，今欢饮至天。

汉钟离：酒醉仙，葫芦儿肩上悬，让来让去随他便，虽只是玉山之样，也需要躲影神仙，膝儿，起撇两边，起时最忌身手硬，牵前踏步，带靠推肩。

韩湘子：酒醉仙，竹筒儿手内拈，轻敌重打随他便，随他便，虽则是里裹外裹，也须要拜掌填拳，鱼鼓儿响咚咚，打时谁知，扫阴现去，似躲影来似蹁迁。

吕洞宾：酒醉仙，背上儿双飞剑，披手披足随他便，随他便，虽则是钢手如矢，也须要直剑牵拳，反复身要偏，偏时闭左阴囊现，从上劈下，石压山颠。

曹国舅：酒醉仙，手肘儿层层变，直肘横肘随他便，随他便，虽只是身步齐进，也须要臂膊浑坚，顶肘开，顿坐殿，坐时谁知身坐莲，臂肘右下，左劈身旋。

何仙姑：酒醉仙，铁爪黎怀中现，爪上爪下随他便，随他便，虽只是鸢颠凤倒，也须要侧进身，偏指上爪胜铁鞭，鞭抓时谁知血儿现，长伸短缩，通臂如狼。

蓝采和：酒醉仙，兜的是花篮艳，上勾下挽随他便，随他便，虽只是蜻蜓点水，也须要撤开争先，眼儿紧望两边，望时那怕腿尖现，挽手挽脚，攻进填拳。

张拍板：酒醉仙，拿的是铁拍片，拿来拿去随他便，随他便，虽只是金丝缠绕，也须要骨反筋偏，身窈窕，采折坚，采时惟托人前面，拿拳拿掌，后手紧粘。

铁拐李：酒醉仙，头戴的是金刚圈，左投右撞随他便，随他便，虽只是黄莺磕耳，也须要管脚肩，先脚儿弯似钩镰，钩时郑重人后面，上推下跌，身到脚掀。

乐家短打：裹拳进攻好打，单肘进胁如风，霸王留下一张弓，箭打离弦着重。单手重劈，双拳裹进，步如风，动问君子有何能？撩阴一拳着重。进步撩阴一脚，拳来须用手托，两拳进步如风魔，溜空就使左脚。力气好刚强，打拳来须游，血胁肩业一掌，使脚踢放下，钟馗抹额。左手当先托定，右拳就下无情，左拳起去左边对，胁下填拳就进。

论一闪之法：闪乃身之法，脚步之根而实，我家之秘物也。与之对敌时，前后左右皆可攻入，而周身皆到，更无破绽可窥，此为拳中第一妙诀，但非其人不可妄传耳。

走左右闪法：与人对敌之时，敌人或左拳打来，而我即将左手往手肘边推开，更将左足偷缩一走，须离三五寸，后将身法脚步一片，由缩而入，右手自腰边打入，左脚从腿心、腿腕压入肩，须直肘，至于右盘亦如是，此打法百发百中之妙也。

走中盘闪法：敌人拳来甚急，未及偷步，而我即将左脚略摆一下，右脚由缩射入，此为平步打法，捷快无对。

走外盘闪法：敌人拳来之时，而我须用左脚略跌一步，或离三五寸，后将右边一齐坐下，此为散步打法，最能取人。

总论人身煞手猛迅精微秘诀：拳法之精微，须要功夫到十分，然有十分功夫，而拳法究不精微者，其故何也？人身之妙未讲究也，煞手之神处未传授也，猛迅之要处未推详也，所以终身不得其精微者也。然则人身之妙在何处？其法在探步上见之。假如博奕对垒，将必先用探子探其虚实，然后可以进兵，苟不用探子而妄杀人，未有不受其亏者也。又如船家往左往右，其妙不在前头，而在船舵，船头往何处，即将船舵一摆便是。今试言其妙，凡与人对垒之时，或走右盘，或走左盘，或走中盘，或走外盘，须要审定敌人之形势，形势者，譬如在右盘，其脚便要探在敌人脚边，以我脚尖对后脚尖，又不可过近过远，须离三五寸为规，过近则翻身过，无势而两相触矣，过远则翻身不满，而人必不倒矣。即中盘，其脚必要跟人里边，亦以三五寸为度。至若外盘，其探一步最要快捷，须要是跌步样，其探之妙，宜快宜活，宜轻宜浮，不可着意，不可露形，此乃人身之妙也。然则煞手之神又在何处？其人又在眉尖见之。譬如耕种之家，三岁孩童俱在田中用力，而一家大小无不用力可知矣。又试言之，大凡里手行拳未煞手之先，毫不着力，就如风吹杨柳，软弱无对。及至煞手时，正如天神下界，浑身如铁而不可犯，双眉带蹙，牙根似咬，两肩如山之耸来，一身如石之坚固，而又非若弩筋，面赤者妄用其力也。其用时在煞手一刻，其神处在眉尖一线，所谓一线之力在眉尖也，是所谓煞手之神。至于猛迅要处，总是未入身之时，须是缩在一球，即入身之际，一身俱要着力，鞭开双眉是蹙，牙根似咬，身法是直，脚法似颠狂，横身尽是一片射入，此所谓迅猛之要也。至若合此三者，更能一段神气，射进之时，更能刻入几分，如此，始可以论精微矣。刻入二字最要理会，如进身时不至满到十分，便不可言刻入，射到不至十分，亦不可言刻入，即使人射去数丈，而我之精神便正，犹不可言刻入。此刻入二字之至精微也。又文人家入才三分，亦此意也。刻入犹如我之一身，尽要射至人心肝肺里，方为快意，方是刻入。

狮子撇桩：左手推开右手，忙将右手防身，右手推开左手，忙将左手冲心，挑开有肘后攻心，狮子撇桩有准。

玄坛打恭：左手来，双手挡左手砍，右手来，双手挡右手砍，他若自右打上来，我亦从上劈下反砍，该时须用身法靠，靠时更应用脱法，若加脚下转舞，回回使人顷刻如山倒。

双插花：他人手起来到，两掌里外隔开，攻右进左，出掌分明，须将手搅弄，两手一齐起出，谁知直奔耳门，左手插拳填胸，双手插花最胜。

才拜手： 他人伸右手来，右手披出如雷，筋力如割实难挨，早被胸前拳掌害，翻身欲倒在地，填拳挪步跟来，场上君子休急他，千金难买才拜手。

张横秋授练身法秘要： 拳家秘要总在一个身法，身法者亦如用兵之主将者也。然身法道理最难得其妙处，亦甚多弊处。何则身法贵乎低，然低则腰软，而腰失其真矣。身法贵乎竖，然竖而头仰，则头失其直矣。其至有脚倒而身法不倒者有之，甚至有手到而身法不到者有之，甚至有钵芒反逼者有之，皆大弊病也。身法有三诀焉，一要直射，直接射者如箭之快；二要伸缩，伸缩者如虎之灵活；三要一片，一片者手到脚到身到之谓也。能知此三者诀，则身法备矣。

第一练力法： 两脚站定，先将右脚并身略缩一下，缩将须要右脚悬缩在左脚一堆，又须要左手放在胸前，右手缩在右胁里，通身更要会意，一片缩紧后，尽力一片射出，务要身手脚一齐俱到，若到时一齐尽力鞭开，后手比前手更要着力，此所谓百骸筋力一齐收是也。

第二练步法： 两脚站定，将左脚并身略摆一下，右边一片射入，其法俱前样。

第三练步法： 先将左脚略偷一步，以脚跟站地，只一摆身转到人后，其法仍与前无异，此练身法之秘诀，但不可轻易说破，只是拳家三昧火破敌，全在此也。拳家最难得者在身力，如不会意，虽功夫用尽，而其妙处未传，然其诀自在，其诀在何处？在于后脚上得之，射去之时，后脚不可呆死，必须要紧跟前脚，平步入地之时，更要前尽力一抵，则身力自然得矣。此眉尖一线，在此悟也。

用法： 大凡交盘之法，先用自己再他人，初学者不知上来下去，左来右去之妙。第一不犯硬，第二不犯咬架，或寒鸡步，或压进步，或雀进步，或梅花步进，或颠狂步进，或之字步进，或玄字步进，或四摆勾步进，总要配合阴阳身法，手不过眉，胸不可挺，胁下不可开，腕不可迟，身不可露，神不可惊，裹着人空处穴道，必不轻放为规则，为规矩，规矩成，百法备矣。

论之字步： 前虚后实，后脚必从前脚边跌出，略带凝如勒马状式，通身一齐着力，所谓百骸筋骨一齐收也。又：双管枪步，外管、边管，俱是之字步脱化。

论玄字步： 前脚带点屈，足指用力着地，腰带挟用力一转，亦是百骸筋骨一齐收意也。又：玄字步走中盘，用三角步、雀步，皆从此化出。

或人问答歌

问曰：势雄脚不稳何也？答曰：在势去意来也。歌云：势若去兮要执狠，意旋回时身步稳，百骸筋骨一齐收，后手顺便何须恐。

问曰：弱可以敌强何也？答曰：在偏闪腾那也。歌云：偏闪空费拔山力，腾那乘虚任意入，让中不让乃为佳，开去翻来何地立。

问曰：下盘胜上盘何也？答曰：在伸缩虚实也。歌云：由缩而伸带靠入，以实击虚易为力，下盘两足管在斯，撑拳托掌难与敌。

问曰：斜行并闪步何也？答曰：在避冲逃直也。歌云：避冲非斜势难当，逃直非闪焉能防，用横用直急赶上，步到身旁跳见伤。

问曰：里裹与外裹何也？答曰：在圈里圈外也。歌云：圈内自里裹打开，圈外自外裹入来，拳掌响处无间歇，骨节摧残山也倾。

问曰：胜长又胜短何也？答曰：在插上按下也。歌云：生长插上正相宜，身短按下一般齐，眼鼻心口肾囊上，不遭打损也昏迷。

问曰：短打胜长拳何也？答曰：在短兵易入也。歌云：长来短接惯入身，入身跌地方显能，里裹打开左右角，外裹打入窝里寻。

问曰：脚步能胜人何也？答曰：在用坚随脆也。歌云：前脚弯弓后脚箭，前脚如矢后脚线，用有推靠不能摇，随脆钩搭随人变。

问曰：身法能压人何也？答曰：在推山倒海也。歌云：一身筋力在肩头，带靠推来山也愁，翻身用个倒海势，纵有波浪也平休。

问曰：拳法能克敌何也？答曰：在披窍导窍也。歌云：一身骨节有多般，百法收来无空闲，谁能识得其中妙，恢恢避刃有何难。

问曰：掌起能自响何也？答曰：在阴阳幻化也。歌云：阴变阳兮阳变阴，反抱顺托不容情，外手缠来怀中出，内手掀开耳边明。

问曰：勾挽能进身何也？答曰：在柔能胜刚也。歌云：拳出腿来势莫挡，勾并挽兮柔弄刚，若人犯着勾挽手，进身横托不须忙。

问曰：用膝能敌人何也？答曰：在一推下击也。歌云：两手相交乱扰攘，无心是到下盘伤，横直撤膝应穴道，纵是英雄也着忙。

问曰：轻勾能倒人何也？答曰：在手不在足也。歌云：承手牵人将次颠，用脚边勾顺自然，足指妙在向身用，微微一缩跌望天。

问曰：跌去能颠人何也？答曰：在乘虚用势也。歌云：乘虚而入好用机，见势因之跌更奇，一跌不知何处去，重斤身体似蝶飞。

问曰：抓法能破敌何也？答曰：在便捷快利也。歌云：进退轻跳在便捷，伸缩活飞快利闲，衣破血流屡屡是，指头到处有抓痕。

问曰：身法能操持何也？答曰：在收放卷舒也。歌云：长收短放是操持，舒少卷多用更奇，一发难留无变计，不知长守在心头。

问曰：拳法能得精何也？答曰：在熟不在多也。歌云：拳法千般与万般，何能精透无疑难，须知秘要无差漏，一熟机关不用谈。

玄机秘授穴道拳诀（卷下）

夫金疮者，木乃春之权，金乃秋之令，春则万物发生，故曰：春属震，以为东方甲木之气。秋则万木凋零，故曰：金属兑，以为西方庚金之气也。金疮者，乃刀斧剑刃之所伤，故名金疮，其至所善者，淡红色良，万不失一，所恶者，紫红色，百无一生。金疮属金，在人肺患金疮者，则忌咳嗽、呕秽、翻胃，肺之症亦宜避风为要，盖风所属巽木，如风疮者口，肺金乃克而成破伤风，则至疮口浮肿、烘秽、溃烂，故名破伤风变生余症，患甚者急救，须有治法，宜辨疮口浅深，脉之虚实，吉凶见矣。所善者胃气盖旺，饮食如常，脾属土，胃气旺则元气壮，气血生。金疮宜亦戒怒、远色，怒则疮口迸裂，变生胬肉；欲则疮口腐烂，以损新肌。凡治金疮，用敷口之药，所主乳没竭灵，盖乳石之类，自始至终不可不用，凡服汤药，必以助胃补血为主，疮之大略，金疮虽有变易，各有治法，偶为刀箭所伤，非用圣药，安能治之。

所忌者有八焉：一曰嗔怒；二曰喜笑；三曰燥急；四曰劳力；五曰妄想；六曰炎热；七曰饮酒；八曰食酸。此八者犯之，鲜有不虞矣。夫金疮不可治有九：曰伤脑；曰伤臂中大脉；曰伤大肠、小肠；曰伤五脏。此九者皆死处。又有金疮，不可治者四焉：曰脑髓出；曰脑破而咽喉中沸声，两目直视；曰痛不在伤处者，此谓伤筋经。曰出血不止，前赤后黑，或肌肤臭冷坚实，其疮难愈，四者皆不可疗矣。除此之外，复论其脉之虚，细者生，数者死，沉细者生，浮出者死，其所伤在阳处，血亡而脉微，缓忽疾者死矣。

夫折伤者，谓为物所伤于身体，或刀斧，或坠堕险地，或伤筋挫骨皮破肉，遂致伤生有死。血出不止者，有瘀血停于脏腑，积而不散者，治之不早，则有入肠攻心之患，不可胜言。凡遇前症，当视所伤轻重，如皮未破而肉伤者，必有瘀血停积，急宜去瘀血，然后和血止痛，若肌肉破裂，流血过多者，宜调血养气兼补胃为主。

按脉法

凡看脉，先看左手寸关尺三部，洪大为内伤，可观两太阳并胸前，及两胁小腹及阴囊，若暖可救，两足脉起可治，胸前暖可治，肋动可治；凡右手寸关尺三部，微细沉滞为外感，身发大热头痛及满身疼痛为外感风寒，要避风为上，忌生冷鲜鱼肉之类，好酒亦忌，如此症即用敷药，不必服药，不宜下药，若用汤药，可过一日，最好服疏风理气散，饮之可也；凡跌伤五脏不省人事，宜通关散吹入鼻中，男左女右，有嚏者，有痰吐出为妙；凡跌伤打伤牙关紧闭，必要先用霜梅肉连擦三四次，后服药也；凡入骱接骨，先用敷药，次用膏板在外扎紧，先用接骨散，次再服煎药几剂。

行拳法分轻重论

面上为顺气，平打为塞气，倒插为逆气最凶，各样内伤，总怕倒插即逆气，即能为患矣。

五绝症

两眼白睛上血筋色肉，瘀血赤色，或视无神，难治；扳击中指甲，放手即停还原，不还者不治；或紫黑色不治；阳物缩者不治；脚指与手指甲同看，脚底伤色蜡黄难治。五绝症内如有一二不犯者，亦或可治。

穴道不治论

囟门（即天廷）骨碎随出不治；截梁（即鼻梁对直处）打断不治；太阳重不治；突（即结喉）断不治；塞（即喉下横骨空潭处）打伤不治；胸前塞（即横骨下一直至人字骨）每一节，一寸三分为一节，上一节伤，一年死；二节二年死；三节三年死；必应也；心坎（即人字骨下处）打伤之时，如昏闷久后成血症；食肚（即坎下）若打伤恐成反胃；丹田（脐下一寸三分）、气海（即丹田一寸三分内即膀胱）倒插打伤一月而亡，脉窠重不治。

背后穴道论

脑后碎（与囟门同）、天柱骨（与突骨对看）、百突劳（与塞骨对看）、两背脊（与左右脐对看）打碎，或哭或笑不治；尾宫穴打伤，当时尿出，后成脾泄，海底穴大小便二处，伤重不治。

发病穴道论

气门（左乳上动脉处）伤重，即气塞，过不得三个时辰，必要急救。痰门（右乳上属痰），血海乳下软肋三根属血，两乳（左乳发棘，右乳发吻）、心坎（人字骨下处打伤久后血仇）、食肚（坎下打伤必成反胃）、心后背后相应（久伤后要成虚弱劳病）、尾宫（打伤后成脾泄）、小膀肚（打伤后劳病无力），已上穴道更后人图在于秘诀，不可易授轻传，犹恐不肖者，借此伤人，害之不浅也。

此乃周身穴道，不可轻传与人，犹恐不肖者，故意伤人，则为害不浅矣。如打他人用拳头上冲起无事，插下者气反迎者不可受。

因打他人，他人一闪，其穴不应，先以左手打去，无不应背穴，因扯发身掩背后绷紧，故此打应，如地立不倒，再打去无有不应。

凡打他人即闪死者，将纸掌搔他鼻中，打嚏者即醒。如打他前心者，后心拍一拍即转。如打他后心者，将前心拍一拍亦转也。

用药急救经

囟门下及两太阳伤，服麻芎丸。截梁下断，服紫金丹。结喉伤，服麻芎丸。两耳打伤闷昏及脑后破伤，同服紫金丹，酒浸童便，下胜金散主之，煎剂收功。喉咙有双管，气管在外，食管在内，割喉在右手持刀易治，左手持刀难治，喉管断不治。气管断，先用麻药、生半夏研细末掺上，次用鹊毛尾下绒毛，佐以人参对药敷之，用桑白皮线缝其皮，皮上掺麻药，前后缝之，又用血竭敷其外，如无鹊毛，即用芳针花亦可，调理用甘桔汤，又可服紫金丹，酒服一次，茶匙进，缝皮禁用线，线恐其伤也。胸前下横骨三节伤，必吐血痰，服紫金丹，酒浸童便下，胜金散助之，煎剂收功矣。心坎上伤，必禁心闲，行不得饭，夺命丹。右乳上下伤，先服夺命丹，䗪虫散助之，继以煎剂收功。内引经药，左右用柴胡、青皮煎，背后络桔梗、青皮等。伤重在牙关闭，先用吹鼻散少许，以芦管吹入鼻中，男左女右，鼻无嚏，并有痰吐出者为妙，否则凶症，不可用药。左乳伤必发嗽，先服紫金丹，助以胜金散，次六味地黄丸，加上嗽药。痰门伤，必口噤目反身强，五绝症一二不犯，在七日，均先服夺命丹，七日后，要剂不和，上部行不得，先服紫金丹赶下其血，后用煎剂行药。血海伤久则成血痞，用朴硝熨法，不必吃末药，又用胡桃酒方，再贴千槌膏，其症即消，先服夺命丹，后贴膏药，再服䗪虫散一料，以愈为度。气门受伤为塞气，目反口噤身强，直如死人，遇此急症，过不得三个时辰，如救迟，其气下降，大便浊气出，必无救矣，此时不须慌张，急以我耳侧，近患人口，候其气息有无，如无气者，必为倒插拳所伤，速揪其发伏我膝上，在其背后上摩运轻扬，汗冲而出，可不用药矣。左右部位受打，皆有闷昏，俱不可服表汗药，左以紫金丹，右以夺命丹。甚有至三日后发热者，可服表汗药以去其风也。凡治新伤七日内，血未归经，只可服七厘散，七日后再服药下之。骨折，先服瓜皮散，贴蜡菉膏。又在骨止痛，用运法导之，其骨自接矣。心坎以下，小肠可行，用得行药，先服虻虫散三四服，次可服行药。如肠中不痛，不可行膀胱。伤小便见结，用灸脐法，小便即通，若喷嚏不止，知其膀胱碎，不可治。食肚伤，煎剂下之。阴囊破碎，用参末封，并青鸟毛敷之则合，或用竹条夹之，后将油线缝之，如不便，用夹亦可也，服麻芎丸。伤腿，用两头尖膏敷之。腰脊伤，用麦皮运法，用腰痛药。海底穴踢伤，血必上动，当时耳内响声大震，心闷昏，先服护心丸止痛，此症伤虽在下，为患在上，用活血煎剂，若便用熨剂法。外肾伤，与上会治外肾，恐其上身，须一人靠其背后，用两手根从小肚子两旁从上压下，不用药。如尾间穴伤，用车前子末七钱送下，或先熨服表汗药。膀胱肚子打伤，服紫金丹，次服煎剂，加茵陈等治黄病药。

上部等症以散血为主，用夺命丹，一日进三服，不效用红花当归等丸。小儿伤，以净为药。老人力怯，药宜减少。凡服药之日，忌食猫肉、鸭鸡子、羊肉发物、麦醋，亦忌当风坐卧，戒色、戒怒、戒郁三月。凡去宿伤，虻虫散。吐血，紫金丹。危急，夺命丹。发表，冬瓜散。调理连成十三方。凡有不肖之人，故意用闷药，不过是生半夏、草乌二件为末。遇此毒者，过三个时辰，药毒自解，不必用解药可也。

运熏灸倒四法去宿伤方

最轻者运法，先服瓜皮散，次用运法，其次者熏法，内宿伤皮，内外面膜浮肿，用行药，先服瓜皮散，谓恐其攻心也。重症者用灸法，瘀血久伤，非服药可疗，行不得者，或骨节痛，其法宜先服瓜皮散，次用灸法，最重者倒法，患人口不开言，药不能服，须使患人吐出恶物，先后可服虻虫散。二人倒法，患人卧在被上，或四人或六人两边牵被，滚左滚右，使其不定，自然吐出，不然不治。

运法

麦皮一升，陈黄酒半斤，酒药十丸，葱白一把，香附一两研末，共以上五味，人中白内杵，锅中炒热，加醋少许，布包运患处。

熏法

困落陈小麦、紫艾叶投入锅内，三味和水煎一锅滚，透入小口缸内，拔一片肚门坐其汗立至，虽凑着热气儿，骤然一凛，身不可动，恐其汗止，病根不尽耳。如手足落骱，即以此汤倾入瓮内，以手足浸之，棉絮裹瓮口，不可出泄热气。

灸法

用生炭火烧红地皮醋烹，即将稻柴铺上单被为席，使患人卧，上厚被盖暖，其汗如雨，胜金散三四服而安。

倒法

生硫黄一钱　麝香一分　作十服，每服一分，使患人服药后，卧在被上，或四人牵被，滚左滚右，使其不定，吐出恶物为度，后服蟅虫散而安。

灸脐法：治膀胱小便泣神效。麝香一分，先置脐中，将飞盐脐上如大小厚薄，盐上又用火灸三壮即通，通即去麝。

熨法：治血痞。用干面，量痞大小，便四围内朴硝于内，使内恶物无从逃避。若恐侧旁卸落外，以脚带缚之，又衬纸二三十重，将炭火熨之，肠腹中有响声，乃痞消之验。朴硝易烊易妙，如凶，硝不必用。

治一切金疮封药集

止痛生肌散：治刀斧伤出血不止。乳香（去油）　没药（去油）　儿茶（研）　象皮（蛤粉炒）　龙骨（盐水炒）　石膏（盐水炒）　黄丹（水飞）　三七（研）　上八味各等分，为细抹掺之。

桃花散：治血不止用，濂溪黄二两，槟榔四两，黄柏（去粗皮）二两　将风化石灰用绢筛过，合前药炒至桃花色为度，其效如神。

治一切刀斧伤：出血后可用此封，为对人服，金疮收口。丹皮五钱　寒水石（火炼）一两　乳香（去皮）二钱　没药（去油）二钱五分　辰砂二钱　血竭四钱　天灵盖一钱　共为细末，或用麻油或菜油调敷患处，立效。

人参封药：五倍子（炒黑色研）　降香末（入锅内烘出气，研）　人参（少许，研）共为细末敷之，恐血出不止，以青皮末掺之，血即止，然后用封药。

八宝丹升药：治刀伤长肉收口，用此药。冰片三分　轻粉三分　乳香（去油）五钱　没药（去油）四钱　象皮（炒黄色）　血竭各五钱　儿茶七钱　龙骨（火煅）一两　赤石脂二两　共为细末，研至无声如面方好，掺上长肉即愈。

治一切损伤敷药集

敷药方：治一切跌仆，筋骨疼痛。姜黄二钱　大黄二钱　羌活三钱　独活一钱　官桂三钱　川乌二钱　草乌二钱　乳香（去油）二钱　樟脑三钱　灵脂（醋炒）三钱　砖灰（醋炒）三钱　桃仁（去皮尖炒）　苏木各三钱　降香三钱　自然铜（醋淬）三钱　生半夏二钱　骨碎补（去毛）二钱　巴豆仁一钱　山栀三钱　赤芍二钱　酒药三钱　飞面三钱　续断二钱　以上共为细末，另加酒板糟打糊敷患处，绵纸盖上，又用旧絮盖暖扎紧，过一夜可放。

敷药：治内伤紫黑色，敷。百草霜一钱半　山栀（研末）一钱半　酒药　飞面少许　用酒板糟共捣烂，敷患处，其伤即发出，见效。

敷药：乳香（去油）二钱　没药（去油）二钱　血余五钱　麝香二分　白芥子　飞面各五钱　砂糖少许　酒板糟少许　上研细末，将樟冰洗净患处，加烧酒同前药捣烂敷上。又方：小鲫鱼（去肠捣烂）一斤　铜末（醋研）三两　桃仁（捣）三两　用老酒糟同前药捣烂敷患处，此方治法系方士秘法，殊不易得，今三代相传，屡试屡验，百发百中也。

秘传跌打丹散集

夺命丹：治接骨伤损，跌打至危，略有微气不绝者，看五绝症一二三不犯，用此药可无危矣。地鳖虫（去头足，酒浸，焙干）五钱　当归尾（炒研）三钱　红花二钱　没药（去油）二钱　桃仁（去皮尖油）一钱　大黄（晒研）一钱　古大钱（醋淬七次）十个　自然铜（醋淬七次）一钱　乳香（去油）二钱　朱砂（研）二钱　儿茶（研）二钱　骨碎补（去皮毛，酒炒）一钱　血竭（研）二钱　雄黄（要明透者）二钱　麝香五分　上为细末，磁瓶内更妙，取不泄气，每服一分二厘，老酒送下。临危者，灌入即时饮食，乃散血诸爽之验，一日内或一次，有进二三服，下药时先用吹鼻散打嚏，若牙关紧闭，必用开关，然后进药，又恐吐出，须将手指掩其唇下，以茶匙送进，倘不受药，便为凶症不治。

紫金丹：治跌打损伤接骨，吐血，如神。硼砂（研）　大黄（研）　乳香（去油）　没药（去油）　血竭　乌药　归尾（酒炒）　麻皮灰　鳖虫（去头足）　木耳灰（炒）　丁香（火研）　大眼钱（醋淬）　骨碎补（去皮毛）　加猴姜（晒）　地龙（煨炒，其蚯蚓用法与吃饱丹去泥，用明矾二块烧红，蚯蚓放在上炙灰用）各一钱　共各研细末，每服一分，其匀接吐血者一分，血崩者一分，酒浸童便送下。其余打伤只用七厘散，看病轻重服三四服，不可多吃。

七厘散：治跌打损伤。当归（酒炒洗）　乳香（去油）　血竭（研）　自然铜（火淬七次）　草乌（姜汁炒，去皮）　半两钱（火淬醋）　各等分为细末，凡人跌打损伤，先将患处用葱汤洗，如伤重者，用药一分，轻者用药七厘，用生酒调下。（其半两钱取用外面精华，尽将火煅，烧红淬入滴醋内，又烧又淬，使钱上精华尽入醋中，必见红铜本质方止，后滤去醋，用水洗过，晒干研末入药，如半两钱不足，用五铢钱合用亦可）

八厘散：治跌打接骨。乳香（去油）一钱　自然铜（酒煨七次）一钱　大黄八分　血竭　硼砂　归梢　地鳖虫（去头足）　骨碎补各一钱　共为细末，每服八厘，好酒调服送下，其骨自接矣。

冬瓜散：治跌打损伤发汗，如神。冬瓜皮（晒干）一两　牛皮胶（明净者佳）一两　二味同入勺内炒，候胶熔即断小块，再炮松状梗子大，候冷研末，每服五钱，好酒热服，再饮微醋，厚被盖暖取微汗，过一宿不痛如初，再服他药。若未醒气，用砂糖厚调，先挑在舌上，老酒送下，若凶症危急，不可用，并不可运法，须服护心散，然后用也。

胜金散：治跌仆遍身疼痛。降香末一两　归尾（酒炒）一两　地鳖虫（酒炒）二钱　共为细末，烧炒送下二分五厘。

虻虫散：治跌打瘀血者，若骨折不可，孕妇不可服也。牛虻虫（血饱者良，晒干去翅，用炒另储听用）二十个　牡丹皮一钱　二味上为细末，酒服方寸匕，血化为水，若有宿血在骨节中，二味等分为末。

吹鼻散：治闷气不省，吹鼻取嚏。猪牙皂（切碎，焙干）　白芷（炒）　细辛（炒）

千年霜（即倒头羹饭） 各等分为细末，收贮听用。

开牙散：治牙关紧闭，用此擦之。用乌梅肉口中嚼碎涂患人牙上，其牙渐开，然后进药神效。

行血散：当归（酒炒）一两　川芎（醋炒）一两　羌活一两　乳香（去油）一钱　没药（去油）五钱　地鳖（制）三个　苏木五钱　自然铜（醋淬）二两　五加皮一两　桃仁（去皮尖）一两　刘寄奴二两　广木香一钱　地骨皮一两　共为细末，每服二钱，用老酒送下，新打山楂紫苏汤下，行过五六次止。

治跌闷气散：闪腰吹鼻内。木香一钱　麝香三厘　研细吹之即愈，自用手磨患处。麝香二厘　雄黄少许　共为细末入瓶内，每遇闷气，将药点在眼潭内，睡一忽即愈。

郁金散：治跌打损伤，瘀血恐作痛，并远年心痛。阿胶五钱　五灵脂（醋炒）五钱　蒲黄一两　郁金三钱　降香末五钱　用蒲黄炒阿胶，研细末，好酒送下二分，立效。

立救极刑将死立生散：地鳖虫（研末）一钱　沉香（晒）二分　银珠五分　共为细末，刑后以热酒调服，止痛消肿，若隔夜，不宜用此药方。

治跌打接骨散：肉桂五钱　骨碎补（去皮毛）五钱　闹杨花五钱　川乌五钱　草乌五钱　地鳖虫三十个　硼砂三钱　甘草三分　上为细末，轻者三分，重者四分，好酒送下。

五劳七伤丹：赤芍药一钱五分　自然铜（醋淬七次）五钱　香附（醋炒）一钱二分　桃仁（去皮尖）一钱三分　硼砂三钱　红花三钱　归尾（酒炒）二钱　蒲黄一钱五分　虎骱骨（制炙）三钱　木香二钱　蓬术一钱　五加皮二钱　玄胡索（炒）二钱　乳香（去油）五钱　桂枝一钱五分　沉香三钱　朱砂三钱　麝香一钱　地鳖虫（去头足）五钱　各研细末，陈酒送下，忌风卧服五分。

秘传丸药集

护心丸：牛黄五分　辰砂三分　血竭一钱　乳香（去油）　没药（去油）　木耳灰各三钱　共研细末，炼蜜为丸，如芡实大，每服酒磨化下三丸，小儿一丸可也。

麻芎丸：明净天麻五钱　真川芎（面裹微火煨，收起切片）　上二味为末，炼蜜丸如弹子大，每服一丸，好温茶送下亦可。

行药丸：治跌打损伤并伤寒感气，大小便数日不行，用。朱砂一两　芦荟一两　麝香二钱　上为细末，酒酿为丸如黄豆大，每服三丸，温酒送下，孕妇忌服。

回生丹：五加皮　川牛膝各一两五钱　当归（酒炒）五钱　甘草（炙用三钱，生用）四钱　木耳（蜜炒炙）一两三钱　黄麻灰五钱　鹿角胶（面炒）一两一钱　穿山甲　自然铜（醋炒）各一两八钱　骨碎补（去皮毛）一两五钱　除自然铜另用，先将十味为细末和匀，用老米饭打糊为丸，每酒化下一丸，再无害矣。

吕洞丸： 子羊干血（拌川藤黄，摊在盘中，日晒干） 三七 儿茶 天竺黄 大黄 乳没各四钱 阿魏 雄黄各一钱半 牛黄 冰片 麝香各四分 同蜜为丸如豆大，三丸服下损伤除，酒服。

内伤丸： 治筋骨疼痛，内伤食伤，劳伤气伤，力伤，胸膈饱闷。五灵脂（醋炙）二两 五加皮（姜汁炒）一两 地鳖虫（大者酒煅）四十九个 红花七钱 牡丹皮三钱 枳壳（面炒）一两 红曲三钱 赤芍药（酒炒）一两 黄芩（炒）六钱 苍术（米泔炒）一两 香附（童便浸，姜汁炒）一两 肉桂五钱 草果（炒）五钱 小茴香（炒）五钱 木瓜五钱 山棱（蜜炒）五钱 蓬术（蜜炒）五钱 甘草（炙）五分 延胡索一两 青皮（童便浸一夜）一两 归尾（酒拌，晒干）一两 苏木（酒拌，晒干）一两 神曲（一两，炒黑另用，四两打烂） 各为细末，炼蜜为丸如梧桐子大，每服三十丸。

秘传煎药集

编成十三方： 凡服末药调理用之。归尾（酒炒）一钱五分 红花 丹皮 生地 桃仁 苏木各一钱 自然铜五分 广皮 羌活 独活 乌药各一钱 五加皮一钱五分 甘草三分 酒煎，临起加麝少许，食远服，若服七厘散，不必用麝矣。

定痛汤： 白术一钱 当归二钱 乳香一钱 没药一钱 白芷六分 羌活七分 甘草六分 升麻五分 水酒各半煎服。

清心降火饮： 麦冬（去心） 当归 知母 丹皮 山茱萸（去核） 泽泻各一钱 生地一钱五分 天花粉 黄柏（盐水炒）各一钱 白芍五分 用水煎服。

跌打吐血饮： 生地 地榆 茅根各一钱 元参 侧柏各八分 黄芩（酒炒） 山栀各七分 水煎服。

跌打后咳嗽或痰中见血汤： 川贝母 苏子（炒研） 黄芩 山栀各八分 元参六分 天花粉 地榆各一钱 阿胶（炒研） 蒲黄（炒研） 侧柏叶各一钱 水煎服。

止痛消肿即破伤风汤： 防风八分 连翘一钱 归尾八分 羌活八分 红花五分 枳壳三钱 藁本三钱 陈皮三钱 白芷三钱 续断三钱 如痛甚者加乳香 没药（俱去油）各一钱五分 水酒各半煎服（此内有内伤，必避风，忌食鲜鱼肉，好酒上，痛即破伤风，凡七日好，送下药，如肿者，不可下药）。

跌打臂及肩瘀血痛饮： 红花 丹皮 赤芍 桃仁（去皮尖） 苏梗 木瓜 姜黄 桔梗各一钱 地鳖虫五个 海桐皮一钱 骨碎补（去毛尖）一钱五分 水酒煎服。

跌打损伤，男妇或吐血，不纳饮食，治之立效： 五加皮 枳实 紫荆皮 牡丹皮 归尾 陈皮 赤芍 生地 上八味各八分 酒煎服。

跌打内伤汤： 羌活 红花 枳壳各八分 桃仁（去尖）一钱五分 归尾（酒洗）生地（酒炒） 青皮（醋炒）各一钱 五加皮二钱 五灵脂（酒洗） 芍药（炒） 续断

乌药　沉香　苏木各一钱　用酒两碗，煎八分服，凶者加童便一盅冲服（如上部加川乌，吻痛者加藿香，腰痛者加杜仲、灵仙、破故脂、沉香，脚痛加牛膝、木瓜、胡桃肉，或先用红糖童便冲服，食后煎服，食前后量服更妙。

跌打力伤腰痛汤：黄芪　当归（酒炒）　生地　桃仁（去皮尖）　杜仲（盐水炒）　破故纸　官桂　延胡（醋炒）　牛膝　青皮　红花　乳香　没药　威灵仙（酒洗）　五加皮　沉香（酒磨）　苏木　加胡桃肉四个　用酒两碗煎好，加童便一盅冲服，后用腰子酒炙服，后再用韭菜白头煎酒服，盖暖出汗为妙。

跌打散瘀血饮：红花　苏木　桃仁　当归　陈皮　续断　槟榔　乳香　没药　丹皮　木香　官桂各等分（如血滞之气加川芎，遍身作痛加子皮一钱，血凝加枳壳、香附各八分，肠中有瘀血加大黄、朴硝各三钱，下部破伤风，血出不止者加血竭、三七各一钱，牛膝八分服。肿，原书写"服肿"于理不合，故改之。）加青皮一钱，醋炒，水酒各半煎服。

跌打后泻瘀血紫黑色者饮：归尾一钱　红花八分　桃仁九个　赤芍八分　三棱六分　乌药七分　枳壳七分　青皮（醋炒）七分　香附八分　苏梗八分　水煎服。

跌打损伤远年近日痛发者即愈：归尾二钱　五加皮五钱　红花二钱　蔻仁二钱　大黄三钱　桃仁（去尖）三钱　骨碎补（去毛）　老君须　地苏木　淮生地　小接骨　紫荆皮　陈皮各二钱　青木香　十大功劳各三钱　如打前后正心者，加玄胡索二钱老酒煎服。

金疮神效方：麝香四分　樟脑八分　乳香（去油）三分　没药（去油）三分　血竭五钱　冰片四分　儿茶五钱　加黄蜡、松香、猪油熬化，将药研细末，调匀涂在布上贴患疮口，至晚复换一次，三日痊愈（见效如神，倘疮口大，先将血竭研末涂于患处，血止，然后将药敷之其患处，将次收功，再用夹纸膏贴之）。

药酒方：此方专治一身疼痛疯气，跌打损伤，应验如神。独活一钱二分　桂枝八分　虎骨五分　防风一钱五分　当归一钱五分　蚕沙二钱　秦艽一钱　灵仙八分　杜仲二钱　五加皮三钱　牛膝八分　香附二钱　续断一钱　木香八分　肉桂五分　生地三钱　赤芍八分　加鹿筋五钱　桑枝四钱　小红枣八个　圆眼十个　用好酒冲服，服陈酒送下一分五厘，重者二分，再重者三分。

膏药方：专治接骨跌打损伤入骱，远年拳泛筋骨瘀痛，寒热湿气，泄漏肩风，周身各穴道服之，神效。骨碎补　生地各五钱　红花一钱半　桂枝二钱半　羌活五钱　杜仲三钱　赤芍药三钱　木瓜一钱半　香附三钱　独活二钱　灵脂二钱半　熟地　川乌　草乌各五钱　苏木二钱半　桃仁三十粒　丹皮二钱半　当归二钱半　防风二钱半　升麻二钱　玄胡索三钱　牛膝二钱半　荆芥一钱半　续断二钱半　威灵仙二钱　乌药一钱半　补骨脂二钱　刘寄奴二钱　虎骨五钱　每药四两用麻油一斤煎好，后用十味细料末药　血余三钱　血竭五钱　麝香七分　肉桂（不炙，研碎）五钱　丁香（不见火）五钱　附子（不见火）一大片　木香（不见火）五钱　乳香　没药（俱去油）各一两　东丹（淘净）七两半　苏合香（候前药煎好）再入收之。

劳伤药方：赤芍一钱半　当归二钱　红花一钱　补骨脂一钱二分　五加皮二钱　青皮一钱　乌药一钱　续断　骨碎补（去皮毛）　枳壳　秦艽一钱二分　酒水各半煎服。

护心丸：受大刑法用之。麻皮灰一钱　木耳灰一钱　自然铜（酒淬七次）一钱二分　乳香（去油）一钱　血竭一钱　胡椒一钱二分　肉桂八分　各为细末，白蜜为丸约三钱重，临时服之。

杖下敷药方：樟脑八钱　大黄五钱　木通三钱　黄柏五钱　血竭五钱　乳香（去油）三钱　刘寄奴三钱　青黛五分　冰片五分　防风三钱　防己五钱　各为细末（罗葡汁、韭菜汁、藕汁）调敷。

洗药方：刘寄奴二钱　木通　甘草　防风　荆芥各三钱　葱白十个　水煎浓洗。

夹棍敷药方：酒药十丸　樟脑　大黄各一两　木香五钱　桂枝　麝香各三钱　自然铜（酒淬七次）八钱　狗油五钱　栀子　木耳灰各三钱　各为细末，用烧酒糯米饭调敷。

跌打损伤筋骨瘀痛，一切皆可治妙方：用土苏木根（其叶似牛舌草，稍带圆些，其比牛舌草根红些，然土苏木叶冬季亦有，红者亦有），遇伤损时（极重者，吃二钱宽止，而轻者吃八九分）验过。

跌打药酒方：当归一两半　红花六钱　五加皮　秦艽　牛膝　荆皮　杜仲　川芎各一两。

如不纳药者，难治，忌当风坐卧，并食生冷之物，与寒凉药耳。如遇重伤者，先视其病人遍身形色如何，脉调和者生，不和者不治；沉细者生；山根阴囊尚有子者可治，肾子入小腹者不治，急用佛手散入病人口，略醒可救，用凤仙花子一匙，沉香磨水吞下，随用敷药，再服药可治。凡遇气管断不可治，便门破骨不出可治，食饱受伤及打三日不死可治，耳后受伤者不治，心胸紧痛青色偏心里可治，心口受伤不治，男子两乳受伤可治，妇人两乳受伤不治，肾子受伤立死，未入小腹可治，如眼未直视须重无害，口如鱼口，小腹受伤不分阳难治，两腿受伤必然无事，囟门出髓者即死，正心口内青肿七日内死，夹脊断者不治，煎方二十八法列于下。

人之首原无回骱，亦无损折，验之则有跌膜碎症，见脑髓出者难治，骨青难治，骨碎如黍米者可取，大者不可取，如犯此症，先将敷血散救之，使其血不涌流，后将生肌散敷之，避风戒欲，患者自宜慎之。但平则以疏风理气之药五六服，可俟伤口平复，再服补气汤剂三四服而安，别有伤风，牙关紧闭，角弓反张等凶症，急投飞龙夺命汤痊愈。

有斗伤目落之症，先将收珠散敷之，用银针蘸井花水将药贴眼珠上血筋，次用旧青布绢温汤挪上，服还魂汤二三贴，得之平复，再用明目生血散服之而愈。

有鼻梁骨断，先将接骨散敷之，看骨接，次用生肌散菜油调敷，再用活血止痛散而安，然后平复而愈。

有缺唇之症，先用代痛散敷之，次用油线缝合后，将生肌散敷之，内服活血止痛散而安，然后平复痊愈。

有下颏偶落之症，言语饮食不便，或肾虚者多患此症，此骱如剪刀骰环相连扭，先用宽筋散煎汤熏洗，次以绵裹大指入口，余指抵住下边，缓缓指下推进，和肾气汤而愈。

凡天井骨急难损折，或登高倾跌多犯此症，其骨相对，次用接骨散服之，外以绵包裹连背心络之，又以顺气活血汤投之，三四剂而愈。

凡骨折头不能相对，后非吊嗽饮马能治此症，外用接骨散敷之，内服生血补髓汤，数贴而安。

凡上豚最难治，血出则伤腹内，使患者侧卧，出内手外手，随外上手衬住其腰下，手捧住豚将膝鞠其上，出左拔于右，向右拔伸而上也，出右拔于左向左伸而上也，内服生血补髓汤而安。豚骱易折，在于人之两腿，伤之则为两断。医者右于绑缚，先服宽筋散煎汤熏洗，使患者侧卧于患足处取齐，次用接骨散敷之，用绵布包裹，必用杉木板八片，每长四寸，俱以绵纸里外，以绵绳三条与杉板均齐绑缚，内服活血止痛散三四贴，用壮筋续骨丹间服而愈。

膝盖骨又名冰骨、油盖骨，在上盖之，其骱有送出于上治之，用线箍患者仰卧，一人抬起脚踝，若使出于左随左而下，出于右随右而下，医者缓缓双手扶襟，线箍至于膝下，上手把住其膝，下手把住其脚湾，出于右下手偏左使正，对膝下手，襟其下手，则抬起必上矣，先用接骨散敷之，绵布裹线箍接患处，内服生血补髓汤三四贴，次服壮筋续骨丹而安。

小膀有二骨，一大一小，跌折则偶劈断，则难治，若有骨伤皮破之凶候，则与大腿同治。犯此症必骨在皮肉，烂上则用药散去其肉，将骨封上，不可熏洗，恐伤毒入内，次将生肌散敷之，如骨折皮肉不破，可将接骨散敷之，后照绑缚法用杉板六片，每长三寸五分，上骨断上板长五分，下骨断下板长五分，取其担力，先服生血补髓汤，次服壮筋续骨丹，数服愈。

脚踝骱易出，上之亦难，一手推住脚踝，一手扳住其腕，下伸而上，必服宽筋活血散。

肩骨与膝骱相对，其膝骱送上，肩骱送下，有力可上之，先将一手上接其肩，下按住其手，缓缓转动，使其筋舒，患者坐低处，一人抱住其身，医者两手又捏其肩，抵住其骨，将膝夹住，其手各力而上也。用绵裹如鹅蛋大，络其胯下，敷用接骨散，次用生血补髓汤。

臂骱出于上，一手抬住其腕，一手按住其膝踝，先掬其上，而后抬其手腕一伸可也，敷用接骨散，棉布包裹，服生血补髓汤。

手骱送出，一手按住五指，一手按其血掌，掬手骱掬下伸而上也，乃会脉之所，必服宽筋活血散，骱出不用绑缚，先服接骨散敷之，棉布包裹用阔板一片按住患处，其用杉木四片长三寸，绑缚七日可放。

手指有三骱，惟中指节按出者有之，易出易上也。两指极伸而上，服活血止痛散。

大臂与小臂折伤，与大小腿伤同治，惟下部加牛膝，上部加桂枝。

大抵筋失舒，用宽筋散煎汤洗净为主，手足之筋皆在于指动，动者此即执此筋，用汤绑洗，微微缓动伸舒。失枕，使患人低处坐定，一手握其头，一手扳其下骸，缓缓伸之直也。

有金疮戳者，看其伤处深浅，不深者无大害，若深恐伤内脏者，难治。伤口直者，先服止血定痛散；伤深者，将绵裹药掺其口待血止，即将生肌散封其口，内服护风托里散。

有刀斧硬伤头额者，防其寒热，一见护风为上，脉沉细者可生，洪大者难治。若伤硬处，视其浅深，看其骨之伤否，骨伤先疗骨伤，内即生肌。刀斧硬砍伤，敷用生肌散为主，服护风托里为要，更详前原论内掺之。如锁骨散穿故，后将生肌散封固，内服生血补髓汤而愈，若碎骨未尽者不愈，用心看取，自然可安。

有人自勒其喉，看其刀口，平而有湾者深，无湾者浅，两刀勒看易，一刀勒者难，若破其食管，取油线缝之，麻皮亦可，用人参封口药敷之而愈。

有腹皮伤而肠出者，此症故险而亦无害，医者当去其指甲，破肠而及受伤害耳，但内脏不伤，汤药饮食如常，可保终吉，用防车一部，对患处顺摇，勿使风伤，其患将温汤搊下，取油线缝之，将生肌散封外，内服通阳活血汤而安，桑白皮线缝亦可。

人之一身十指最要紧，若使伤其一指，则连心之痛难忍，中指比余指犹甚，况易染破伤风，先将止血散敷之。

如有人咬伤并伤指者，必捏出其血用敷药，再投护心丸以安其心。如有病人咬伤者，十有九死难治之症。

有人咬碎如粉者，看其伤处，破则必多碎骨，不则用锁骨散穿故，后将生肌散封固，内服生血补髓汤而愈。若碎骨未尽者，用心看取，自然而安。

凡人含刀割其舌，将落不落者，急用鸡子皮内软衣袋舌，以破血丹蜜调敷舌断处，以蜜蜡和稀调敷鸡子衣上，故性软薄，须以药入口易溶，勤勤添敷三日，即用蜜蜡调药敷之，七日愈。学者观此变活法，妙不在师傅，如无速效，取金疮药参考治之。

此说略言，其意如后，要学必择贤者传之，使得其要，口传心授，大抵骨折在于绑缚杉板，取其轻软折伤者，皆于此药，有制度之法，煎剂在活变，不可执一而治，有执别病而得此症兼而用药，其在上骱之术，一言而可得，亦细别之，不可轻忽，外有促筋、失枕、刀斧伤碎骨，云：奇要细讲。

接骨药性，夫自然铜接骨之要药，除敷不用，其汤药内不可少，续五加皮为佐，活血当归、红花为主，枳壳、青皮理气破血，桃仁、苏木为君，血以顺气为先，足用木瓜，手用桂枝，方虽在于家传，用药在于随变，制度修合不可不精也。

接骨补要药方

止血定痛散：血如水涌，不可惜药，多敷之，再为齐者不止。白石脂一两　血竭五钱　儿茶一钱　黑豆三合　共为细末掺之。

生肌散：寒水石一两　赤石脂三钱　乳香（去油）二钱　没药（去油）二钱　血竭五钱　小鼠春石灰一两　各为细末，或干掺或菜油调敷。

疏风理气汤：防风　荆芥　独活各八分　羌活　枳壳　细辛　灵仙各七分　川芎　红花　花粉　白芷　黄芩各六分　牛蒡　当归　陈皮各一钱　甘草八分　加皮三片　水二碗煎服。

补血顺气汤：归身　生地　血竭　黄芩　陈皮各一钱　杜仲　香附　熟地各六分　枳壳　青皮　白术各七分　红花　楂肉　自然铜（煨）　加皮各八分　甘草三分　加枣二枚　水煎服。

飞龙夺命汤：羌活　独活　细辛　藁本　蔓荆各八分　防风　荆芥　蝉蜕各一钱　僵蚕　灵仙　川芎　花粉　当归　陈皮各七分　白芷　薄荷　天麻各五分　甘草三分　水煎。

收珠散：龙骨五分　血竭一钱　乳香（去油）二钱　没药（去油）六钱　冰片　共为细末，井花水调，用银针点上。

还魂汤：谷精草　生地各一钱　甘菊　柴胡　黄芩　羌活各八分　芍药　连翘各七分　枳壳六分　川芎七分　荆芥穗（煨）一钱

接骨散：羌活　独活　荆芥各一钱　续断　自然铜（醋淬七次）　马兰　白及各一两　乳香五钱　皂荚核二十个　五加皮八钱　没药（去油）三钱　共为细末，酒、酱调敷。

活血止痛散：当归　芍药　羌活　荆芥　苏木　桃仁各八分　续断　木通　乌药　川芎　陈皮各七分　甘草　水煎服。

代痛散：川乌二钱　草乌一钱　乳香（去油）一钱　没药（去油）一钱　共细末，敷患处。

喘气汤：川芎六分　白芷六分　桔梗一钱　杏仁八分　桂枝七分　甘菊七分　陈皮七分　麻黄（去根）一钱　皂荚末五分　甘草三分　加青盐　竹沥五分　水煎，临卧服之而愈。

花蕊石散：封药方，治刀斧伤，止血收口。五倍子（炒黑）三两　旧毡帽（烧灰存性）五个　降香节（研末）三两　松香五钱　共为细末，待急需掺之。